首下がり症候群の
診療マニュアル
病態・診断・治療まで

編集 石井 賢

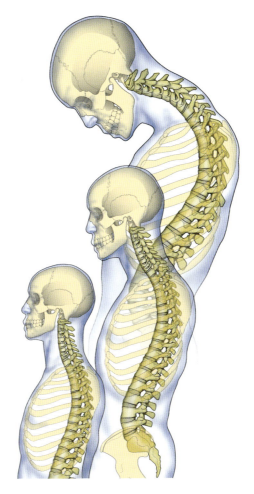

三輪書店

▶▶ 執筆者一覧

■ 編集

石井　賢　New Spine クリニック東京 総院長/慶應義塾大学医学部整形外科 前特任教授/国際医療福祉大学医学部整形外科 初代主任教授

■ 執筆（五十音順）

井川達也　国際医療福祉大学保健医療学部理学療法学科 講師

石井　賢　New Spine クリニック東京 総院長/慶應義塾大学医学部整形外科 前特任教授/国際医療福祉大学医学部整形外科 初代主任教授

磯貝宜広　国際医療福祉大学医学部整形外科 講師

岩本正実　豊田中央研究所ヒューマンサイエンス研究領域 リーディングリサーチャー

浦田龍之介　New Spine クリニック東京イノベーティブリハビリテーションセンター チーフトレーナー

遠藤健司　東京医科大学整形外科 教授

小沼博明　東京科学大学整形外科 助教

加藤修三　慶應義塾大学医学部整形外科

工藤理史　昭和医科大学医学部整形外科学講座 主任教授

藏本哲也　さいたま市立病院整形外科 科長

國府田正雄　筑波大学整形外科 特任准教授

齋藤貴徳　関西医科大学整形外科学講座 主任教授

佐藤公治　日本赤十字社愛知医療センター名古屋第二病院 院長

佐野裕基　東京医科大学病院リハビリテーションセンター

鈴木　遼　熱海所記念病院臨床検査科

関　守信　慶應義塾大学医学部神経内科 准教授/慶應義塾大学病院パーキンソン病センター 実務責任者

関口兼司　神戸大学大学院医学研究科・内科学講座脳神経内科学分野 准教授

千葉隆司　帝京大学医学部脳神経内科学講座 助教

中平祐子　豊田中央研究所ヒューマンサイエンス研究領域

畑中裕己　帝京大学医学部脳神経内科学講座 病院教授

早川周良　昭和医科大学医学部整形外科学講座 講師

日方智宏　北里大学北里研究所病院 脊椎センター長/北里大学医学部整形外科 准教授

船尾陽生　国際医療福祉大学医学部整形外科 准教授

逸見祥司　川崎医科大学神経内科学教室 准教授

星野雅洋　苑田第三病院 病院長

北國圭一　帝京大学医学部脳神経内科学講座 講師

水谷　潤　東京女子医科大学八千代医療センター整形外科 教授

宮本裕史　神戸労災病院整形外科 部長

山之内健人　川崎市立川崎病院整形外科 副医長

吉井俊貴　東京科学大学整形外科 教授

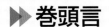
巻頭言

首下がり症候群の診療マニュアルの刊行にあたり

2007年,医師として初めて首下がり症候群の患者を診察しました.あれから約20年,日本はかつてない速度で超高齢社会へと突入し,新たな医療ニーズが次々に生まれています.その中でも首下がり症候群は,長らく見過ごされがちだった疾患ですが,この10年で患者数は増加の一途をたどっています.

本疾患は単なる加齢現象ではなく,多くのケースで神経学的または骨格的異常を背景にもちます.しかし,実臨床においては診断・治療の体系がいまだ確立されておらず,専門的な対応が求められています.世界的にみても,この疾患の概念は十分に整理されておらず,症例報告こそあるものの,確立された診断基準や治療法は存在しません.

しかし,日本の現状は異なります.世界に先駆けて超高齢社会へと突入したわが国では,首下がり症候群の患者数が増加し,それに伴い多くの臨床経験と貴重な症例データが蓄積されつつあります.この疾患に対する診療の課題は,診断と治療の両面にわたります.患者の生活の質(QOL)を向上させるためには,早期診断と適切な治療が不可欠です.しかし,明確な診療ガイドラインが整備されていないため,多くの医師が対応に苦慮しているのが現状です.こうした状況に対し,私たち脊椎外科医や内科医,理学療法士を中心として医療従事者の果たすべき役割はきわめて大きいと考えます.

このような背景のもと,2020年に旧首下がり研究会が最小侵襲脊椎治療学会(MIST学会)の分科会として設立され,2022年には第1回首下がり研究会が開催されました.そして,本疾患の体系的な理解を深めるため,本書の刊行が企画されました.この場を借りて,MIST学会の創設者および理事の先生方に深く感謝申し上げます.

今回,日本初の専門書として刊行される本書『首下がり症候群の診療マニュアル』は,診断から治療までのあらゆる側面を網羅し,第一線で活躍する専門家による臨床経験と最新の知見を結集した一冊です.本書が,日本の医療の質を向上させる指針となり,医療従事者がより適切な診療を行うための羅針盤となることを願っています.そして何よりも,この知識と経験が,患者一人ひとりの人生をより良い方向へ導く一助となることを,心より願っています.

令和7年4月

New Spineクリニック東京

石井 賢

首下がり症候群の診療マニュアル

■ 目　次

巻頭言 ··· iii

第1章　疾患概要

❶ 首下がり症候群の歴史的背景・疫学・分類 ································· 船尾陽生・工藤理史　*2*

　　歴史的背景・疫学　2／分類　4／おわりに　6

❷ 首下がり症候群の病態と症候 ································· 石井　賢・星野雅洋　*8*

　　首下がり症候群（DHS）の原因　8／DHS の臨床症状　9／DHS の経時的姿勢異常　10／
　　まとめ　13

第2章　診察と検査

❶ 診察に対する基本的な考え方 ································· 工藤理史・石井　賢　*16*

　　入室時の患者観察，視診　16／問診　16

❷ 臨床所見

▶ 理学所見と評価 ································· 石井　賢・浦田龍之介・佐藤公治　*22*

　　視診と触診　22／頸椎可動域　23／神経所見　23／既存疾患の確認　24／患者報告型ア
　　ウトカム（patient-reported outcome：PRO）の重要性　24

▶ 身体測定（身体的特徴，体組成，サルコペニアとの関連）

·· 浦田龍之介・井川達也・石井　賢　*30*

　　首下がり症候群（DHS）患者の体組成　30／DHS 患者の運動機能　33／DHS 診療におけ
　　る身体測定　34

▶ 歩行分析による動的アライメント評価 ································· 國府田正雄　*37*

　　三次元歩行解析の首下がり症候群（DHS）患者への応用　37／DHS 患者における三次元
　　歩行解析例　38／結論　41

▶ 三次元動作解析 ································· 浦田龍之介・井川達也　*42*

　　三次元動作解析を用いた首下がり症候群（DHS）患者の歩行の特徴　42

▶ DHS テスト（dropped head syndrome test） ⸺⸺⸺⸺ 佐野裕基・遠藤健司　*45*

DHS テストについて　45／DHS テストの臨床的活用方法　46

❸ 画像所見

▶ X 線 ⸺⸺⸺⸺⸺⸺⸺⸺⸺⸺⸺⸺⸺ 水谷　潤・浦田龍之介・石井　賢　*48*

各 X 線学的パラメータの評価法とその解釈　48／動態撮影　52／まとめ　52

▶ CT ⸺⸺⸺⸺⸺⸺⸺⸺⸺⸺⸺⸺⸺⸺⸺⸺⸺⸺ 工藤理史　*54*

首下がり症候群（DHS）と頸椎変性　54／DHS の CT 所見とその有用性　54

▶ MRI ⸺⸺⸺⸺⸺⸺⸺⸺⸺⸺⸺⸺⸺⸺⸺⸺⸺ 宮本裕史　*58*

単純 MRI における軟部組織の特徴的所見　58／造影 MRI における軟部組織の特徴的所見　58／MRI 水平断における頸椎周囲筋面積の評価　60

▶ 超音波検査 ⸺⸺⸺⸺⸺⸺⸺⸺⸺⸺⸺⸺⸺ 遠藤健司・鈴木　遼　*62*

超音波検査（エコー）に必要な頸部伸筋群の解剖　62／エコーによる項靱帯の観察　64／頭板状筋の筋緊張の変化〔健常者および首下がり（DHS）患者における比較〕　67／まとめ：DHS の超音波像の特徴　68

▶ 嚥下機能評価 ⸺⸺⸺⸺⸺⸺⸺⸺⸺⸺⸺⸺⸺⸺⸺⸺ 早川周良　*69*

術前後に行う嚥下機能評価　69／症例提示　72／まとめ　73

▶ 筋電図所見 ⸺⸺⸺⸺⸺⸺⸺⸺⸺⸺⸺⸺⸺⸺⸺⸺⸺ 関口兼司　*74*

首下がり症候群（DHS）の鑑別　74／筋電図所見：誘発筋電図・表面筋電図・針筋電図　75

❹ 病理所見 ⸺⸺⸺⸺⸺⸺⸺⸺⸺⸺⸺⸺⸺⸺⸺⸺⸺⸺ 遠藤健司　*82*

頸部伸筋群の解剖　82／首下がり症候群（DHS）11 例における頸部伸筋群の病理像の検討　82／病期と病理像　85／DHS の病理像の特徴のまとめ　86

第3章 | 治療

❶ 治療選択の基本的な考え方 ⸺⸺⸺⸺⸺⸺⸺⸺⸺⸺ 石井　賢・齋藤貴徳　*88*

海外における治療アルゴリズム　88／推奨される治療アルゴリズム　91／装具療法とリハビリテーションの効果　92／手術療法　93／おわりに　93

❷ 保存療法

▶ 薬物療法 ⸺⸺⸺⸺⸺⸺⸺⸺⸺⸺⸺⸺⸺⸺⸺⸺⸺⸺ 船尾陽生　*95*

原疾患に応じた薬物療法　95／首下がり症候群（DHS）の薬物療法のトピック　97

▶ リハビリテーション（SHAiR プログラム） ⸺⸺⸺ 浦田龍之介・井川達也・石井　賢　*100*

首下がり症候群（DHS）に対するリハビリテーションのエビデンス　100／DHS 患者に対する SHAiR プログラム　100／SHAiR プログラムの治療効果　103／二次性 DHS に対する SHAiR プログラムの治療例　105

▶▶ リハビリテーションと生活指導 ······················ 佐野裕基・遠藤健司 *108*

頸部伸展能力から考えるリハビリテーション（リハ）内容　108／全脊柱矢状面 X 線評
価から考えるリハ内容　111／生活指導のポイント　113／まとめ　114

▶▶ 装具療法 ··· 浦田龍之介・藏本哲也 *116*

保存療法における装具療法の役割　116／装具の種類と選択　116／頸椎装具装用患者に
対する運動・ADL 指導　118

▶▶ HAL® ロボットリハビリテーションの効果 ·· 國府田正雄 *121*

装着型ロボットスーツ HAL® とは　121／首下がり症候群（DHS）に対する HAL® を用い
た歩行ロボットリハビリテーション　122／結論　124

❸ 手術

▶▶ 手術適応 ·· 日方智宏 *126*

治療総論　126／手術適応について　126／まとめ　128

▶▶ 前後合併手術 ·· 宮本裕史 *130*

術式の決定のためのアルゴリズム　130／症例提示　131

▶▶ 頸（胸）椎前後方固定術 ·· 工藤理史 *135*

症例提示　135／前後合併矯正固定術の適応　138

▶▶ 頸椎前後方固定術 ·· 船尾陽生・石井　賢 *139*

術前評価および準備　139／手術計画　140／前方固定術　141／後方固定術　142／術
後管理　144／症例提示　144

▶▶ 頸椎前方手術 ·· 小沼博明・吉井俊貴 *146*

頸椎前方手術の適応と意義　146／術前準備　146／手術　147／術後管理　150

▶▶ 項靱帯再建・棘突起間制動術 ·· 遠藤健司 *152*

項靱帯再建・棘突起間制動術とは　152／症例提示　152／項靱帯再建・棘突起間制動術
に関する治療戦略　157

▶▶ 胸腰椎固定術 ·· 工藤理史 *159*

症例提示　159／首下がり症候群に対する胸腰椎矯正手術の注意点　160

▶▶ 後療法〔装具療法，術後リハビリテーション（離床～退院），ADL 指導など〕

··· 磯貝宜広 *162*

術後早期の後療法（術当日～術後 2 週間以内）　162／合併症に対しての後療法　163／ま
とめ　165

▶▶ 手術成績 ·· 宮本裕史 *166*

Cavagnaro らによるレビュー　166／SVA に基づく手術成績　167／SVA と PI–LL に基づ
く成績　167／全脊椎における代償・非代償の評価および T1 slope に基づく成績　167／
代表症例　169

▶▶ 手術の合併症─嚥下障害 ·· 宮本裕史 *172*

術後嚥下障害の発生機序・危険因子についてのこれまでの知見　172／症例紹介　173／
自験例における術後嚥下障害の危険因子の検討　175／最後に　176

第4章 | 疾患各論

❶ 特発性首下がり症候群

▶▶ 特発性首下がり症候群 ———————————————— 磯貝宜広・石井 賢 *180*

疾患概念 180／臨床症状 180／病態・X線学的特徴 182／治療 183／おわりに 186

❷ 症候性（二次性）首下がり症候群

▶▶ 脳神経内科疾患による首下がり

錐体外路系疾患—パーキンソン病を中心に ———————————— 関 守信 *187*

歴史 187／頻度 187／特徴 188／病態機序 188／治療 190／おわりに 192

運動ニューロン疾患—筋萎縮性側索硬化症（ALS）を中心に ———— 北國圭一 *194*

運動ニューロン疾患（MND）の概念 194／ALSとそのほかのMND 194／ALSの診断 195／ALSの電気生理学的検査 197／ALSによる首下がり症候群（DHS） 198／ALSの治療 201

神経筋接合部疾患—重症筋無力症を中心に ——————— 千葉隆司・畑中裕己 *202*

神経筋接合部疾患による首下がり 202／重症筋無力症（MG）による首下がり 202／首下がり症候群（DHS）を呈したMGの自験例の検討 203／症例提示 204／DHSにおけるMGの診断 205／ランバート・イートン症候群によるDHS 206／おわりに 207

筋疾患 ———————————————————————————— 逸見祥司 *208*

首下がり症候群（DHS）の診断手順 208／筋疾患によるDHSの自験例 213／DHSをきたしうる筋疾患 214／おわりに 215

▶▶ 外傷による首下がり ————————————————— 山之内健人・石井 賢 *217*

外傷性首下がり症候群（DHS）の臨床所見 217／外傷性DHSのX線所見 218／外傷性DHSの臨床的特徴のまとめ 219／おわりに 220

▶▶ 胸腰椎変形による首下がり ——————————————————— 工藤理史 *222*

▶▶ 頸椎手術後の後弯変形症例 ——————————————————— 水谷 潤 *226*

症例提示 226／術後後弯変形の危険因子 229

第5章 | 最新知見

❶ 有限要素解析 ————————————————— 中平祐子・岩本正実・石井 賢 *232*

人体有限要素（Finite Element：FE）モデル 232／筋コントローラ 232／筋ソリッドTHUMSの特徴 234／筋ソリッドTHUMSを用いた衝突傷害予測 234／筋ソリッドTHUMSの日常動作への応用 235／脊椎変形症に関する応用 236／人体有限要素モデルの今後 238

❷ 神経伝達物質との因果関係 ································ 船尾陽生・石井　賢 *240*

パーキンソン病患者における姿勢制御の異常　240／姿勢と歩行の制御に関与する神経
機構　240／首下がり症候群と神経伝達物質との関連　241

❸ 生活習慣と首下がり症候群発症の関連 ················ 加藤修三・磯貝宜広・石井　賢 *242*

首下がり症候群（DHS）患者へのアンケート調査と結果　242／DHS 患者の生活習
慣—アンケート調査結果からの考察　244／まとめ　245

索　引 ·· *247*

第1章

疾患概要

❶ 首下がり症候群の 歴史的背景・疫学・分類

船尾陽生・工藤理史

🔍 Key Word

†1 頭部下垂

頭部が前下方へ垂れ下がり，自力で保持できない状態.

🔍 Key Word

†2 chin-on-chest deformity

頭部が前下方に垂れ下がり，下顎が胸骨に接するような姿勢.

首下がり症候群（dropped head syndrome：DHS）は，頭部下垂[†1]により前方注視障害を呈する一連の症候群である．DHSは比較的稀な疾患であるが，高齢者での発症例が多いことから，本邦では超高齢社会を背景に診療の機会が増えている．DHSの多くは頸椎から胸椎にかけて後弯変形が生じ，頭部下垂および前方注視障害を呈するが，胸腰椎での後弯によっても前方注視障害が生じ得る．重症例ではいわゆる[†2] chin-on-chest deformity となり，顎が前胸部を圧迫するほどの頭部下垂を呈する．症状は，頭部下垂による前方注視障害が主体であるが，頸部痛や肩こり，前方注視障害による歩行困難，開口障害，食事摂取困難，嚥下障害のほか，下顎の圧迫により前胸部の皮膚びらんを生じることがある[7]．DHSにおける頭部下垂は，仰臥位や他動的な頸部伸展により矯正可能なため flexible spine であることが特徴とされるが，慢性化して頸椎の著しい変形性変化が生じると，不可逆性の後弯変形に至ることもある．

歴史的背景・疫学

頭部下垂を生じる症候については古くから報告され，1817年にパーキンソン病に伴う姿勢異常として初めて報告された[18]．1800年代後半頃は流行性の風土病として考えられており，1887年にGerlierは麻痺性めまいの流行として，発作性の四肢脱力やめまいを伴う頭部下垂現象を報告し[5]，本邦では1888年に中野が東北地方でみられた首下がり患者を報告している[17]．1897年にMiuraは眼瞼下垂と咀嚼運動障害などを伴う首下がり患者を "Ueber Kubisagari" と報告し，Kubisagari病は東北地方でみられる特有の風土病で，Gerlier病と同一疾患である可能性を指摘した[15]（**図1**）．1986年にLangeらは，頸部伸筋群の筋力低下により頭部下垂を生じた12例を "floppy head syndrome" として報告し[14]，1992年にSuarezらは，頭部下垂を呈した4例を "dropped head syndrome" と報告した[20]．1989年にQuinnは，多系統萎縮症患者の半数で頭部下垂現象がみられたと報告し，頭部下垂を "disproportionate antecollis" と表現している[19]．1996年

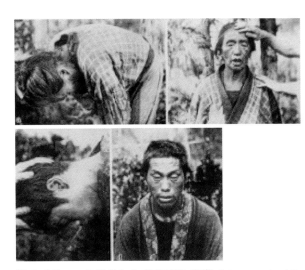

図1 Miuraの報告した首下がり患者（The Digital Public Library of America＜http://www.archive.org/details/b24764085＞より転載）

にKatzらは，頭部下垂を生じた4例の筋組織の病理所見や筋電図所見から，全身性の疾患が除外された独立した病態として，孤発性に生じる頸部伸筋群のミオパチー（isolated neck extensor myopathy：INEM）を提唱した[10]．Suarezら，Katzらともに筋組織の病理所見では非炎症性の変性や結合組織の増生を認め，筋電図所見では神経原性と筋原性の混合所見を認めたと報告しているが，原因についての詳細は不明としている．今日では原因不明のDHSを特発性（idiopathic）と総称している．このようにDHSはこれまで多くの名称が提唱されてきたが，明確な病態がいまだ不明であるため，現在では頭部下垂を表した一連の症候群として，国際的には"dropped head syndrome"が主に用いられ，本邦では中野やMiuraの功績により，"首下がり症候群"が主に用いられていると考えられる．

DHSは，70歳以降の高齢女性に多く発症すると報告されている[2,7]．しかしながら，DHSはさまざまな原因による散発的な症例報告も多いため，詳細な罹病率は不明である．以前より，脳神経内科領域では大脳基底核を病因とするDHSの鑑別が注目され，Köllenspergerらは，多系統萎縮症患者の36.8%に頭部下垂を認めたのに対し，パーキンソン病では0.8%のみで認めたため，頭部下垂が両者の疾患鑑別におけるred flagとして有用であると報告した[11]．一方で，KashiharaらはパーキンソンのうちDHS患者6.0%に頭部下垂がみられたと報告し[9]，遠藤らもDHS患者のうち7.7%にパーキンソン病を合併していたと報告しており[3]，本邦においてはパーキンソン病に合併するDHSは少なくないと考えられる．近年，石井らはDHS患者58例を解析し，発症原因として特発性が69.0%，外傷性が10.3%，頸椎術後が5.2%，パーキンソン病，自己免疫疾患，うつ病がそれぞれ3.4%，甲状腺機能低下症，筋萎縮性側索硬化症，脳梗塞後がそれぞれ1.7%と報告

表 1　首下がり症候群発症の原因

1．特発性
2．神経原性：多系統萎縮症，パーキンソン病，筋萎縮性側索硬化症など
3．神経筋接合部：重症筋無力症，ランバート・イートン症候群（Lambert Eaton myasthenic syndrome）
4．筋原性：筋ジストロフィー，ミトコンドリア病，INEM など
5．炎症性：多発筋炎，皮膚筋炎など
6．代謝性：甲状腺機能低下症，クッシング症候群，低カリウム血症など
7．頸椎症性
8．外傷性
9．医原性：頸椎術後，放射線治療後，ボツリヌス注射後など
10．腫瘍性
11．精神疾患：うつ病，薬剤性パーキンソニズムなど
12．その他

INEM：isolated neck extensor myopathy

した[8]．本邦では，近年の超高齢社会を背景に DHS 患者を診療する機会が増えており，原因の明らかでない特発例も多いことが示唆されている．

分類

1 原因による分類

DHS の原因は，多系統萎縮症やパーキンソン病などの神経原性，筋ジストロフィーや INEM などの筋原性，多発筋炎などの炎症性，そのほかにも代謝性，頸椎症性，外傷性，頸椎術後，放射線治療後，腫瘍，精神疾患など，数多くの原因が考えられている（**表 1**）．しかしながら，原因不明の特発例も少なくなく，いまだ詳細な病因は解明されていないのが現状である．

2 画像所見による分類

DHS では頸椎の可撓性の評価や，局所のみならず全脊椎アライメントの評価が有用である．外観では立位の chin-brow vertical angle（CBVA）[21]（**図 2**）[†2] を測定する．CBVA は 0～10° が正常で，DHS では一般に 30° 以上を呈する．全長脊椎 X 線では，正面像において頸椎および胸腰椎の側弯を Cobb 角で測定し，center sacral vertical line で全脊椎アライメントを評価する．側面像では，C2-7 angle（中間位，前屈位，後屈位）および可動域，C2-7 sagittal vertical axis（C2-7 SVA），thoracic kyphosis（TK），lumbar lordosis（LL），pelvic incidence（PI），sacral slope（SS），pelvic tilt（PT），T1 slope，C7 SVA などの全脊椎アライメントのパラメータを評価する（第2章「X 線」の項参照）．

画像上の分類では，石井らは頂椎が頸椎に限局する頸椎型 DHS と胸椎に限局する胸椎型 DHS とに分類することを報告した（第 1 章 11 頁，第 3

🔍 Key Word

†2　CBVA（図 2）
首下がり症候群（dropped head syndrome）の重症度を評価するために用いられる指標．顎先（chin）と眉間（brow）を結ぶ線と，垂直線とのなす角度を測定する．

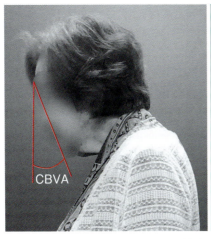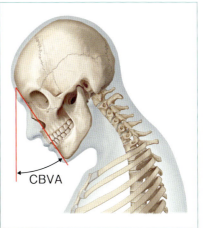

図2 chin-brow vertical angle（CBVA）の計測法

章140頁参照）．両型ともにC2-7 SVAは大きいが，頸椎型DHSでは小さなC2-7 angle（より大きな後弯）と，腰椎前弯や股関節伸展の代償によりC7 SVAはマイナスを呈することが多いのに対して，胸椎型DHSでは大きなC2-7 angle（軽度の後弯から前弯），C7 SVAは頭部のanterior translationにより大きな値を示すことが多く，胸椎の後弯変形やpelvic incidence-lumbar lordosis（PI-LL）mismatchを伴うことがあるとしている．

　Hashimotoらは，DHSにおける全脊椎矢状面アライメントに着目し，SVA－群では平均C7 SVAが－44.5 mm，T1 slopeが18.4°，LLが44.2°であったのに対し，SVA＋群ではC7 SVAが80.2 mm，T1 slopeが42.1°，LLが21.1°と特徴的な差があったことを報告している[6]．Kudoらは，手術治療を施行したDHS患者15例を解析し，SVAとPI-LLに基づいて3つの群に分類した．Type 1はSVA≦0 mmかつPI-LL≦10°，Type 2はSVA＞0 mmかつPI-LL≦10°，Type 3はPI-LL＞10°に分類した．Type 1では再手術例が少なく手術成績が良好であったが，Type 2では再手術を要した例が多く，さらにType 3では腰椎後弯に対する腰椎手術の追加が必要であったと報告している[12]．Miyamotoらは，手術治療を施行したDHS患者40例を解析し，術後のC2-7 angleがT1 slope－20°以下となるようなT1 slopeが比較的小さい例に対しては，頸椎部のみでのshort fusionで治療成績が良好であると報告し，一方でT1 slopeが大きく頸椎前弯を20°以上獲得するような例では合併症が多かったと報告している[16]．また，鐙は胸腰椎の代償がないDHSでは上位胸椎までの固定では不十分で，胸椎後弯の頂椎を超えるlong fusionの必要性を提案している[1]．

　そのほか，分類とは直接関与がないものの，DHS患者におけるX線学的な頸椎変性の特徴として，Kudoらは41例のDHS患者を解析し，下位頸椎では椎間狭小など変性所見が多く，それより上位では椎体すべりが多くみられることを報告した[13]．Yamanouchiらは，92例のDHS患者を外傷が

きっかけで発症した外傷群と非外傷群の2群に分けて比較し，外傷群では有意に罹病期間が短く，頸椎可動域が小さく，またより severe な頸椎の変形性変化がみられたと報告した[22]．変形が進行した頸椎では頸椎可動性が低く，柔軟性がないため外傷性ストレスに弱く，軽微な外傷でも後方支持組織の損傷を生じて外傷性の DHS を発症した可能性を示唆している．また，Endo らは DHS 群34例とコントロール群32例における頸部の造影 MRI を比較し，DHS 群では頸部伸筋群の造影効果が認められたことを報告した．頭板状筋は DHS の全例で，菱形筋は23例，頸半棘筋は7例，肩甲挙筋は3例で造影効果が認められたのに対し，コントロール群では頸部伸筋群に造影効果を認めなかったと報告した．また，DHS 群の全例で C6 もしくは C7 棘突起にも造影効果を認めたとしている[4]．これら最新の知見は，今後 DHS の病態解明や治療戦略に有用となると考えられる．

おわりに

DHS の歴史的背景や疫学，また分類に関して過去の文献をもとに述べた．DHS は比較的稀な疾患であり，原因や病態もいまだ不明な点が多いため，明確な罹病率の把握や分類は難しい．個々の病態に応じた診断や治療のアプローチが望ましいと考えられ，病態解明や治療戦略に有用となる最新知見や今後の研究に期待したい．

文献

1) 鑓　邦芳：首下がり症候群の矯正手術—変形の病態と手術治療戦略．脊椎脊髄 **28**：963-967, 2015
2) Endo K, et al：Overview of dropped head syndrome（Combined survey report of three facilities）．*J Orthop Sci* **24**：1033-1036, 2019
3) 遠藤健司, 他：パーキンソン病を合併した首下がり症候群．*J Spine Res* **14**：767-772, 2023
4) Endo K, et al：Contrast-enhanced magnetic resonance imaging in patients with dropped head syndrome. *Spine*（*Phila Pa 1976*）**49**：385-389, 2024
5) Gerlier E：Une epidemie de vertige paralysant. *Rev Med Suisse Rom* **7**：5-29, 1887
6) Hashimoto K, et al：Radiologic features of dropped head syndrome in the overall sagittal alignment of the spine. *EUR Spine J* **27**：467-474, 2018
7) 石井　賢, 他：首下がり症候群の病態と治療．脊椎脊髄 **30**：569-572, 2017
8) 石井　賢, 他：首下がり症候群の病態と治療．Orthopaedics **35**：81-89, 2022
9) Kashihara K, et al：Dropped head syndrome in Parkinson's disease. *Mov Disord* **21**：1213-1216, 2006
10) Katz JS, et al：Isolated neck extensor myopathy：a common cause of dropped head syndrome. *Neurology* **46**：917-921, 1996
11) Köllensperger M, et al：Red flags for multiple system atrophy. *Mov Disord* **23**：1093-1099, 2008
12) Kudo Y, et al：Impact of Spinopelvic sagittal alignment on the surgical outcomes of dropped head syndrome：a multi-center study. *BMC Musculoskelet Disord* **21**：382, 2020
13) Kudo Y, et al：Radiological features of cervical spine in dropped head syndrome：a matched case-control study. *Eur Spine J* **30**：3600-3606, 2021

14) Lange DJ, et al：The floppy head syndrome［abstract］. *Ann Neurol* **20**：133, 1986

15) Miura K：Ueber Kubisagari, eine in den nordlichen Provinzen Japans endemische Krankheit（Gerlier'sche Krankheit, vertige paralysant, vertige protique）. *Mittheil Med Fac Kaiserl Japan Univ Tokio* **3**：259-319, 1897

16) Miyamoto H, et al：Dropped head syndrome：a treatment strategy and surgical intervention. *Eur Spine J* **32**：1275-1281, 2023

17) 中野健隆：首下リ病經驗. 東京醫事新誌 **521**：423-433，1888

18) Parkinson J：An essay on the shaking palsy. 1817. *J Neuropsychiatry Clin Neurosci* **14**：223-236, 2002

19) Quinn N：Disproportionate antecollis in multiple system atrophy. *Lancet* **1**：844, 1989

20) Suarez GA, et al：The dropped head syndrome. *Neurology* **42**：1625-1627, 1992

21) Suk KS, et al：Significance of chin-brow vertical angle in correction of kyphotic deformity of ankylosing spondylitis patients. *Spine*（Phila Pa 1976）**28**：2001-2005, 2003

22) Yamanouchi K, et al：The clinical features of posttraumatic dropped head syndrome. 13th Annual Meeting of Cervical Spine Research Society Asia Pacific Section Yokohama, Japan, 2023

❷ 首下がり症候群の病態と症候

石井　賢・星野雅洋

首下がり症候群（dropped head syndrome：DHS）は，頸椎から胸椎における過度の後弯変形により，特徴的な頭部下垂による前方注視障害を呈する神経・骨格筋疾患である．近年，わが国の超高齢社会を背景に，本邦からのDHSに関する報告が多く散見される．DHSの病因は多岐にわたり，神経筋疾患[6,9]，変性疾患，炎症性疾患，内分泌疾患など，多様な背景が報告されているものの[1]，その病態生理および症候学的特徴についてはいまだ不明な点が多い．筆者は約20年前に初めてDHS患者の治療を経験して以来，現在までに650例を超える症例の診療に携わってきた．本項では，DHSの病態と臨床像について，自験例の知見を交えて包括的に概説する．

首下がり症候群（DHS）の原因

1992年に，SuarezとKellyが重度の頸部伸筋群の機能不全を呈する一連の症候群をDHSと命名した[7]．DHSはさまざまな要因で発症すると報告されている（4頁「表1　首下がり症候群発症の原因」参照）．筆者らは，一定期間に受診した頸椎疾患患者423症例のうち連続するDHS患者を抽出し，その病態と症候について調査した[5,10]．対象となったDHS患者は計148症例で，平均年齢76.7歳，性別は女性122例，男性26例，平均身長152±7.0 cm，平均体重49.7±8.7 kg，平均body mass index（BMI）22.4±3.5 kg/m²で，高齢の女性に多かった．頸椎疾患患者423症例のうち，脊椎骨折，脊髄損傷，後縦靱帯骨化症（ossification of posterior longitudinal ligament：OPLL），強直性脊椎炎（ankylosis spondylitis：AS），脊椎脊髄腫瘍，上位頸椎病変は除外した．DHS患者全例に対して既存疾患を精査し，神経筋疾患を含む内科疾患の精査を実施した．最終的にDHS発症の原因を同定した（**表1**）．その結果，DHSの要因は特発性100例（67.6％），外傷性15例（10.1％），頸椎術後7例（4.7％），パーキンソン病7例（4.7％），自己免疫疾患6例（4.1％），うつ病3例（2.0％），甲状腺機能低下症5例（3.4％），筋萎縮性側索硬化症（amyotrophic lateral sclerosis：ALS）1例（0.7％），脳梗塞後2例（1.4％）等であった．最も多い要因は原因不明の特

表1 首下がり症候群の原因（N=148）

首下がり症候群の原因	症例数（例）	%
特発性	100	67.6
外傷性	15	10.1
パーキンソン病	7	4.7
頸椎術後	7	4.7
甲状腺機能低下症	5	3.4
自己免疫疾患（関節リウマチ，皮膚筋炎，多発筋炎）	6	4.1
うつ病	3	2.0
脳梗塞後	2	1.4
筋萎縮性側索硬化症	1	0.7
重症筋無力症	1	0.7
放射線照射後	1	0.7

表2 首下がり症候群の初発症状（N=148）

初発症状	症例数（例）	%
頸部痛	108	73.0
首下がり	17	11.5
肩こり	6	4.1
上肢のしびれ	3	2.0
上肢痛	3	2.0

発性67.6%，それに続き外傷性10.1%であった．

　実際に特発性と診断されたDHSの中には，介護やパソコン作業や引っ越し作業などで頭を下げている時間が長い例も少なくなく，これらは広い意味での外傷，いわゆるminor traumaに含まれるかもしれない．そのような観点から，DHSの原因は外傷を含む特発性が約8割を占めていたことは興味深い点である．

　本研究におけるDHS症例の特徴として高齢者が多く，臨床的な特徴が自然の老化現象と一致している場面もあり[3]，現時点で筆者らは特発性DHSの発症には加齢性変化や老化現象が深く関与していると推察している．

DHSの臨床症状

　DHSの臨床症状は，首下がりによる前方注視障害が主体である．それに伴い一部の症例は，顎が胸部に接する姿勢である"chin-on-chest deformity"を呈すると報告されている[2]．さらに，頸部痛や肩こり，首下がりに起因する歩行困難，開口障害，食事摂取困難，嚥下障害などが報告されている．また，脊髄症状を呈する例も少なくない．

　われわれは，DHS 148連続症例の臨床的特徴について調査した[5,10]．初発

首下がり症候群の病態と症候　**9**

表3 首下がり症候群の初診時主訴（N＝148）

初診時主訴	症例数 （例）	％
脊髄症状	3	2.0
上肢痛	17	11.5
前方注視障害	148	100.0
頸部痛	87	58.8
肩こり	100	67.6
首下がりによる歩行障害	125	84.5
首下がりによるうがい障害	87	58.8
開口障害	22	14.9
首下がりによる食べ物の取りこぼし	35	23.6
首下がりによる嚥下困難	41	27.7
首下がりによる深呼吸障害	27	18.2
首下がりの増悪（reading, cooking, or walking）	118	79.7
起床時の首下がり	81	54.7
腰痛	49	33.1
不安な気持ち	121	81.8

症状として，頸部痛108例（73.0％），首下がり（11.5％），肩こり6例（4.1％），上肢のしびれと痛みがそれぞれ3例（2.0％）であった（**表2**）．初発症状から首下がり発症までの期間は平均9.0日（0.5～150日）であった．さらに興味深い点は，半数の74例（50％）において初発症状から首下がりまでの発症は24時間以内であった．DHSは長期間かけて頸椎の加齢性変化などが原因で発症すると考えられていたが，われわれの研究結果では，急性発症が予想外に多かった．つまり，最も典型的な発症形態は，比較的急激に頸部痛が現れ，その後，頸部痛が軽減してくると同時に首下がり症状が現れるというパターンである．初診時の患者は発症が1～2年以内であれば多くの場合，発症日時をかなり正確に記憶していることからも，このような比較的急性の発症形態は少なくないといえる．

　一方，初診時主訴は前方注視障害148例（100％），頸部痛87例（58.8％），肩こり100例（67.6％），首下がりによる歩行障害125例（84.5％），首下がりによる嚥下困難41例（27.7％）などであった（**表3**）[5,10]．全患者が首下がりによる前方注視障害を示し，その多くがそれによる歩行障害を呈していた．過去の教科書に記載のある顎が胸部にのる，いわゆる"chin-on-chest deformity"は実際には少数であった．また，前方注視障害は多くの場合，日内変動があり，起床時の朝方は首下がり症状を呈さない症例は少なくなかった．

DHSの経時的姿勢異常

　　DHS患者の姿勢異常は立位の外観やX線学的な様々なパラメータで示

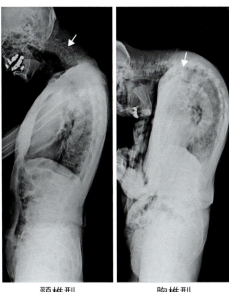

頸椎型　　　　胸椎型

図1　首下がり症候群の分類
脊柱アライメントによるDHSの分類を示す．立位脊柱全長X線側面像の上位頸椎から中位胸椎までの高位において，頂椎が頸椎高位にある頸椎型と胸椎高位にある胸椎型の2つに分類する．頸椎型ではC5/6高位に頂椎（矢印）があり，sagittal vertical axis（SVA）−である．胸椎型ではT1/2高位に頂椎（矢印）があり，SVA＋である．

されている．われわれは過去にDHS患者に対して三次元動作解析装置を用いた歩行解析を行い，姿勢異常の特徴を解析してきた（第2章「三次元動作解析」の項参照）[4,8]．そこで，われわれの解析結果から得られたDHSにおける姿勢異常について言及する．

われわれは，立位の脊柱全長X線側面像において後弯の頂椎の高位に注目し，上位頸椎から中位胸椎までの高位において，頂椎が頸椎高位にある頸椎型と胸椎高位にある胸椎型の2つに分類して，治療戦略を立てている（図1）．DHS患者の経時的な姿勢異常の特徴は，頸椎型では①頸椎に過度の後弯が生じる（図2a），②前方注視障害による頭部下垂を改善するために腰椎を前弯位とする（図2b），③前方注視ができない場合は腰椎を過前弯位とする（図2c）．一方，胸椎型では，①頸胸移行部，上位胸椎あるいは中位胸椎に過度の後弯が生じる（図2d），②前方注視障害による頭部下垂を改善するために腰椎の過前弯位が困難である場合，膝関節と股関節を屈曲位とする（図2e, f）．③歩行においては杖やストックを使用するDHS患者も少なくない．腰椎の過前弯位が困難である理由としては，胸腰椎の脊柱変形やびまん性特発性骨増殖症（diffuse idiopathic skeletal hyperostosis：DISH）などによる脊柱不撓性が挙げられる．

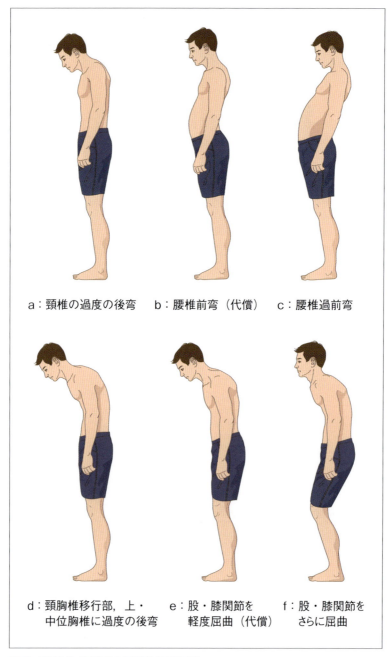

a：頸椎の過度の後弯　　b：腰椎前弯（代償）　　c：腰椎過前弯

d：頸胸椎移行部，上・　　e：股・膝関節を　　f：股・膝関節を
　　中位胸椎に過度の後弯　　　軽度屈曲（代償）　　　さらに屈曲

図2 首下がり症候群の経時的姿勢異常
頸椎型（a，b，c）と胸椎型（d，e，f）の経時的姿勢変化を示す．頸椎型は，頸椎に過度の後弯が生じ（a），前方注視障害による頭部下垂を改善するために腰椎が徐々に前弯位となる（b，c）．一方，胸椎型は，頸胸移行部から上位胸椎部に過度の後弯が生じ（d），前方注視障害による頭部下垂を改善するために，膝関節と股関節が屈曲位となる（e，f）．

　　一般に立位脊柱全長X線側面像のさまざまなパラメータによる指標は，再現性に乏しく煩雑である．一方，本分類はいたってシンプルであり，保存療法あるいは手術療法の治療戦略が立てやすい．結果的に，<u>頸椎型</u>は

SVA−，胸椎型は SVA＋となることが多い．ただし，手術療法の固定範囲の決定には，過矯正による組織の伸長や浮腫，ならびに嚥下障害なども十分に考慮し，治療戦略を立てるべきである．

まとめ

　DHS の病態と症候を含む臨床的特徴について自験例の知見を交えて包括的に解説した．DHS 患者の病態はなお未知な部分が多く，今後のさらなる研究が重要である．

文　献

1) Brodell JD, Jr., et al：Dropped head syndrome：an update on etiology and surgical management. *JBJS Rev* **8**：e0068, 2020
2) Drain JP, et al：Dropped head syndrome：a systematic review. *Clin Spine Surg* **32**：423–429, 2019
3) Igawa T, et al：Prevalence of sarcopenia in idiopathic dropped head syndrome patients is similar to healthy volunteers. *Sci Rep* **11**：16213, 2021
4) Igawa T, et al：Dynamic alignment changes during level walking in patients with dropped head syndrome：analyses using a three–dimensional motion analysis system. *Sci Rep* **11**：18254, 2021
5) Ishii K：Characteristic clinical manifestation and new disease–specific patient–based questionnaire of dropped head syndrome：a prospective observational study. In press, 2025
6) Savica R, et al：Parkinsonism and dropped head：dystonia, myopathy or both? *Parkinsonism Related Disord* **18**：30–34, 2012
7) Suarez GA, et al：The dropped head syndrome. *Neurology* **42**：1625–1627, 1992
8) Suzuki A, et al：Effect of the short and intensive rehabilitation（SHAiR）program on dynamic alignment in patients with dropped head syndrome during level walking. *J Clin Neurosci* **91**：93–98, 2021
9) Urata R, et al：The short and intensive rehabilitation（SHAiR）program improves dropped head syndrome caused by amyotrophic lateral sclerosis：a case report. *Medicina*（*Kaunas*）**58**：452, 2022
10) 石井　賢，他：首下がり症候群の臨床的特徴（第 1 報）．*J Spine Research* **13**：491, 2022

第2章
診察と検査

① 診察に対する基本的な考え方

工藤理史・石井　賢

首下がり症候群（dropped head syndrome：DHS）の患者は基本的に頸部痛と前方注視障害を訴えるが，そのほかにも歩きにくさや腰痛，神経根症状など多彩な症状を呈することがあり，これらについて診察のなかでしっかりと聞き出し，患者が何に困っているのかを見極めることが重要である．ほかの疾患と同様に，医師側が具体的に聞き出さないかぎりすべての症状を患者が自ら伝えることは稀である．また，併存疾患の可能性にも注意を払う必要がある．本項では，診察の最初の場である初診時の患者観察や問診のポイントについて主に述べる．

入室時の患者観察，視診

多くの患者は入室時に下を向いており，目線が合うことはない．また，歩行に関して非常に不安定な患者もいるため，時に介助を要する．椅子に座った際には体幹を大きく後方にそらしてなんとかして視線を合わせようとしたり（図1），手を顎に当てて前方注視を保持しようとすることが多い（図2）．パーキンソン病を合併している場合には，小刻み歩行や仮面様顔貌，振戦などがみられることがあり，注意を要する．DHS患者の頸部後方筋群は萎縮していることが多く，棘突起が容易に観察できる（図3）．また，頭板状筋のレリーフも観察できることが多い．

問診

1 主訴

まずは，患者の主訴をくまなく聞き出すことが重要である．上記のように多彩な症状があり，その一つひとつを具体的に聞く必要がある．以下に主訴の代表的なものを列挙する．

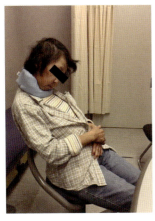

図1 首下がり患者にみられる視診①
体幹を後方にそらして，視線を合わせようとする．

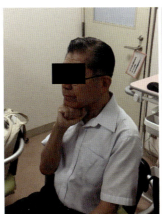

図2 首下がり患者にみられる視診②
手を顎に当てて前方注視を保持しようとする．

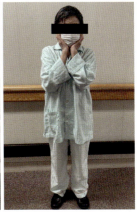

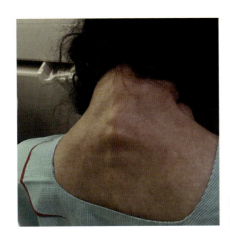

図3 首下がり患者にみられる視診③
筋萎縮により棘突起が容易に観察される．

①頸部痛

過去の調査では，DHS 患者の約9割に頸部痛を認めていたとする報告[2]や首下がりの発症急性期では約7割で，急性期を過ぎると約5割に減少するという報告[3]がある．主に後頸部痛を訴える患者が多いが，なかには肩甲骨周囲や上肢にも放散する疼痛を訴える場合もあり，神経根症状を呈する患者もみられる．また，痙性が強い症例では，胸鎖乳突筋などの前方筋群の疼痛を訴える場合もある．姿勢による疼痛の有無や運動時の疼痛に関して確認する．

②前方注視障害

すべての患者にみられる訴えであるが，罹病期間や疼痛の程度によって重症度は異なる．軽症の場合や発症早期であれば，座位や短時間立位では前方注視が可能な症例も存在するが，その場合でも連続歩行時には前方注視障害を認める．一見診察時に明確な首下がり症状を呈していなくても，「歩いている時に前が見にくいですか？ 人にぶ

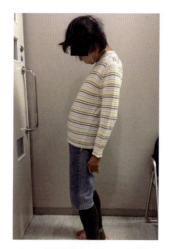

図4 首下がりに対する体幹での代償機能の例
腰椎を過前弯にしている.

表1 首下がりを合併する疾患 (文献1より改変)

分類	疾患名
神経原性	筋萎縮性側索硬化症 パーキンソン病 多系統萎縮症 ジストニア ポリオ後症候群
神経筋原性	重症筋無力症 硬化性筋炎
筋原性	多発性筋炎 ミトコンドリア筋炎 先天性筋炎
代謝性	クッシング症候群 橋本病 副甲状腺機能亢進症
その他	悪性腫瘍 術後

つかりそうになりませんか？」などと具体的に聞くことで，障害がはっきりしてくることも多い．また，朝の起床時には比較的前を見るのが楽だが，午後や夕方になると前方注視が困難になるなど，症状の日内変動を訴える場合もある．

③嚥下障害

DHS患者は頭部挙上を保持できないため，手を額や顎に添えるなどして姿勢を補助しながら食事をしていることが多い．また，頸椎前屈での咀嚼・嚥下動作は当然ながら行いにくく，食事の際の不自由さや飲み込みにくさを自覚している患者は少なくない．「飲み込みの際にむせやすいですか？」「何度も飲み込み動作をしないとうまく飲み込めませんか？」などと具体的に聞くことが重要である．もし患者が明確な嚥下困難感を訴えるようであれば耳鼻咽喉科や神経内科にコンサルテーションし，併存疾患の有無や嚥下機能の評価を行うべきである．特に頸椎矯正手術を検討する場合には非常に重篤な合併症につながる恐れがあり，術前の詳細な評価が必要となる．

④腰痛

DHS患者の多くは高齢者であり，頸部痛だけでなく変性に伴う腰痛や下肢神経症状を呈することも少なくない．また，首下がりに対する体幹での代償機能として腰椎を過前弯にしていることも多く(図4)，それに伴い腰痛や下肢神経症状が出ている場合もある[4]．また，なかには腰椎後弯がある症例や，胸腰椎圧迫骨折を起因としたDHSも存在するため，確認が必要である[5,6]．

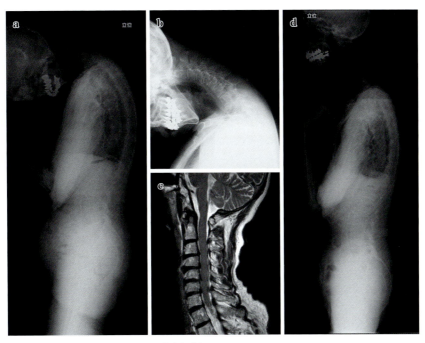

図5 首下がりが改善した症例（橋本病）
a：治療前．立位全脊椎X線側面像
b：治療前．頸椎X線側面像（前屈位）
c：治療前．頸椎MRI矢状断像（臥位）
d：治療後．立位全脊椎X線側面像

2 発症形態・全身疾患（症状）

次に，発症形態や全身疾患（症状）についても確認する．

①急性発症か慢性発症か？

DHS患者のなかには，頸部痛や首下がり症状の発症時期に関して明確に覚えている患者も多く存在する．そのきっかけは，下を向いて長時間の作業をした，頭部を軽くぶつけたなど，ごく軽微な外傷などをきっかけに頸部痛に続き，首下がりが発症していることも多い．一方で，特別な誘引なく緩徐に発症することもある．過去の報告では，外傷に伴う急性発症では自然回復する可能性は低いというデータもあり，予後や治療方針を検討するにあたり重要な要素となり得る[7]．

②全身疾患との関連

DHSはパーキンソン病などの神経疾患や，橋本病，クッシング症候群などの代謝性疾患，多発筋炎など筋原性疾患に合併することが知られている（**表1**）[1,8]．また，首下がり症状がきっかけでこれらの疾患が見つかることもあり，疑わしい病歴や症状がないかを確認する．筆者らも首下がりの精査で橋本病が見つかり，治療によりすみやかに首下がりが改善した症例を経験している（**図5**）．また，薬物療法の変更によって急激に首下がり症状を呈する場合もあり，問診時には注意する．

③罹病期間

　DHS患者は一般的に保存治療に抵抗性であり，過去の報告では自然回復した症例は約20％であった[2]．いくつかの医療機関をすでに受診し，装具やリハビリテーションなどの保存治療を受けていることも多く，同様の治療を行っても無効となる可能性が高いため，治療歴についても確認する．筆者らのデータによると，長期罹患例において頸椎の変性は経時的に進行し拘縮が進むことがわかっており，罹病期間は治療方針の検討に重要となる因子である．

③ 家族形態，生活様式，認知面 ────────────

　手術適応についての検討のため，以下の点についても確認する．
①患者の多くは高齢者であり，手術などの積極的治療が適応とならない患者も少なくない．身体的には元気であっても，認知面の問題が隠れているケースもある．認知面の問題がある場合には，基本的には手術適応外となる．
②手術を検討する場合には，術式によって生活様式を変更する必要性があり，術前の確認が必要である．家族のサポートが得られるか同居者の有無など確認が必要である．
③術後の安静度や装具療法，日常生活動作（activities of daily living：ADL）制限への理解が得られるかが重要である．手術が特にトラブルなく終了し急性期を過ぎても，隣接椎体骨折やスクリューの緩みなどのインプラント関連合併症のリスクは存在するため，患者教育は治療成績向上において大きな要素となる．

　以上，初診時の視診や問診におけるポイントについて解説した．大まかな病態を把握することや，治療の選択肢を検討するにあたって細かい観察や問診は非常に重要である．少しでも日々の診療の役に立てれば幸いである．

文 献

1） Allan RM, et al：Dropped head syndrome：diagnosis and management. *Evid Based Spine Care J* **2**：41-47, 2011
2） Endo K, et al：Overview of dropped head syndrome（Combined survey report of three facilities）. *J Orthop Sci* **24**：1033-1036, 2019
3） Ishii K, et al：Characteristic clinical manifestation of dropped head syndrome：a prospective observational study. In press, 2025
4） Koda M, et al：Resolution of low back symptoms after corrective surgery for dropped-head syndrome：a report of two cases. *BMC Res Notes* **8**：545, 2015
5） Kudo Y, et al：Impact of spinopelvic sagittal alignment on the surgical outcomes of dropped head syndrome：a multi-center study. *BMC Musculoskelet Disord* **21**：382, 2020
6） Kudo Y, et al：Dropped head syndrome caused by thoracolumbar deformity：a report of 3 cases. *JBJS Case Connect* **12**：doi：10.2106/JBJS.CC.22.00280, 2022
7） Kusakabe T, et al：Mode of onset of dropped head syndrome and efficacy of conservative treatment. *J Orthop Surg*（*Hong Kong*）**28**：2309499020938882, 2020

8) Sharan AD, et al：Dropped head syndrome：etiology and management. *J Am Acad Orthop Surg* **20**：766-774, 2012

❷ 臨床所見

▶▶ 理学所見と評価

石井　賢・浦田龍之介・佐藤公治

　　首下がり症候群（dropped head syndrome：DHS）は，頭部下垂という特徴的な外観から診断は比較的容易である．ただし，DHS の要因となる疾患が多岐にわたること，ならびに脊柱変形のタイプの多様性から，十分な理学所見を得ることは，DHS の治療戦略の選択において重要である．

　　本項では，DHS の視診，触診，神経学的所見，関節可動域を含む理学所見などを中心に自験例も含めて概説する．

視診と触診

　　DHS の外観は，座位，立位あるいは歩行時に頭部下垂を示し，前方注視が困難な特徴的な姿勢を示す[3,5]（第 1 章，第 2 章①参照）．DHS が進行すると，顎が胸部にのる，いわゆる "chin-on-chest deformity" を呈す[8]．同時に頸椎項部では伸筋群の萎縮により棘突起の突出が観察できる（17 頁「図 3 首下がり患者にみられる視診③」参照）．首下がり症状は日内変動がある場合があり，特に朝方は無症状のことも少なくない．したがって，外来診察時には，首下がり症状を呈していないこともあるため，患者の話を注意深く聞く必要がある．立位において chin-brow vertical angle（CBVA）が大きい重度の首下がりを呈する場合は，頸椎の側弯も呈することがある（図1）．また，高齢者に好発する DHS では，胸腰椎後側弯症や既存の脊椎圧迫骨折を伴っている場合もあるため，全脊柱の変形の観察も重要である．

　　頸部の筋群は一般に頭板状筋と僧帽筋の萎縮と緊張，ならびに肩甲挙筋の緊張を認めることが多い．また，時に胸鎖乳突筋の緊張をみとめる（図2）．そのため，過緊張した筋群に圧痛を生じることは，よくみられる臨床所見である．また，歩行に関しては，多くの場合，重心が後方へシフトし，歩幅が狭くなる特徴的な歩容を示す[1]（第 2 章「三次元動作解析」参照）．

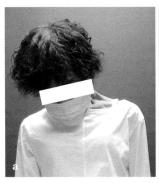
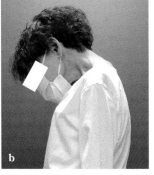

図1 頸椎側弯を合併した首下がり症候群
a：外観正面，b：外観側面

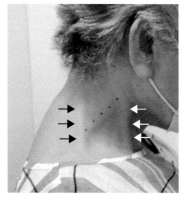

図2 首下がり症候群の頸部筋群
黒矢印：緊張した頭板状筋と僧帽筋
白矢印：緊張した胸鎖乳突筋
黒点線：緊張した肩甲挙筋

頸椎可動域

過去には，本来のDHSは頸椎の動きがflexibleな症例のみを指し，頸椎の動きがrigidである症例は頸椎後弯症として扱われてきた．しかし，今日ではrigidな頸椎においても前方注視障害をきたす症例はすべてDHSに含めて考えることが多い[3]．

一般にDHSでは，頸椎の伸展可動域が制限されるが，椎体間の動きと頸部伸筋群の機能性が維持されている症例，すなわちflexibleの症例ではゆっくり時間をかければ十分な伸展ができる場合もある．また，伸展のみならず左右の回旋と側屈も制限されることが多い．椎間孔狭窄をきたしている症例では，受動的頸椎伸展により，JacksonテストやSpurlingテストが陽性となることがある．

神経所見

DHS患者では頸椎症性神経根症あるいは頸椎症性脊髄症を呈しているケースが時にある．痙性歩行の有無，上下肢の筋萎縮の有無，徒手筋力テスト（manual muscle test：MMT），握力，巧緻運動障害の有無，深部腱反射（deep tendon reflex：DTR），病的反射（Hoffmann反射，Trömner反射，Babinski反射など），感覚障害，錐体路障害の有無などを確認すべきである．また，多系統萎縮症，パーキンソン病，進行性核上性麻痺などの錐体外路系疾患も少なくないことから，振戦（tremor），固縮（rigidity），無動（akinesia）の有無もしっかり観察する．

既存疾患の確認

　DHSはさまざまな要因によって生じるため，各種神経筋疾患，パーキンソン病（症候群），甲状腺機能障害，自己免疫疾患，過剰コルチゾールなどによって生じる症候なども十分に注意して診察する必要がある．また，脊柱後弯変形合併例では骨粗鬆症性椎体骨折を伴っている症例も少なくなく，新規椎体骨折がさらなる脊柱後弯によるDHSの進行を招くことがある．したがって，dual-energy X-ray absorptiometry（DXA）法や各種骨代謝マーカーにより骨粗鬆症の診断のもと，必要に応じて可及的早期に骨粗鬆症の治療を開始することは重要である．

患者報告型アウトカム（patient-reported outcome：PRO）の重要性

　DHS患者に用いられるPRO尺度として，visual analog scale（VAS）やnumerical rating scale（NRS），neck disability index（NDI）[9]などがある．ただし，DHS患者では頸部痛を訴えない患者も少なくないため[2,4]，DHSの重症度はNDIで評価しづらい点が問題である[4]．そこで，2023年にはDHS重症度を包括的に評価する，dropped head syndromeスコア（DHSスコア）が開発・報告されている[6]．各PRO尺度の測定・採点方法について以下に示す．

1 VAS，NRS（図3）

　VASは白紙に100 mmの線を引き，左を「全く痛くない状態」，右を「これまでに想像できる最高の痛み」としたときに，現在感じる痛みを反映する部分に線を引いて評価する．スコアは0〜100の範囲をとり，単位はmmである．NRSはVASと同様に，「全く痛くない状態」から「これまでに想像できる最高の痛み」の範囲で評価するが，VASとは異なり，等間隔に等級付けされた線を用いる．範囲は0〜10である．

2 NDI（表1）

　NDIは頸部の痛みや機能障害の程度を評価する[9]．合計10の質問で構成され，各質問の得点は0〜5点の範囲をとる．スコアは，各質問の合計得点を回答した質問の上限得点で除した値に100をかけて算出する．すべての質問に回答した場合，スコアは0〜100の範囲をとる．筋骨格系機能障害に伴う頸部痛やむち打ち症関連障害，頸椎症性神経根症に罹患した患者をはじめ，急性および慢性疾患の患者を含む多くの疾患にて，高い信頼性を有することが報告されている[7]．

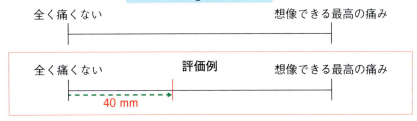

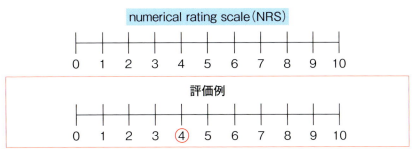

図3 VASおよびNRSとその評価例

表1 日本語版NDIの質問項目と計算方法

1 痛みの強さ 0 現在，首は痛くない 1 非常に軽い痛みがある 2 中程度の痛みがある 3 強い痛みがある 4 非常に強い痛みがある 5 考えられる中で一番強い痛みがある	**6 集中力** 0 問題なく十分に集中することができる 1 多少の問題があるが，十分に集中することができる 2 集中するのが難しい 3 集中するのがかなり難しい 4 集中するのが非常に難しい 5 全く集中できない
2 身の回りのこと 0 首は痛くなく，身の回りのことは自分でできる 1 首は痛くなるが，身の回りのことは自分でできる 2 身の回りのことをすると首が痛くなるので，ゆっくりと気を付けて行っている 3 多少手伝ってもらうが，ほとんど身の回りのことはなんとか自分でできる 4 ほとんどの身の回りのことは，毎日手伝ってもらう必要がある 5 着替えや洗髪をすることが難しく，ベッドに寝ている	**7 仕事** 0 思う存分仕事ができる 1 通常の仕事はできる 2 通常の仕事のほとんどはできる 3 通常の仕事ができない 4 ほとんど仕事ができない 5 全く仕事ができない
3 物の持ち上げ 0 首は痛くなく，重い物を持ち上げることができる 1 首は痛くなるが，重い物を持ち上げることができる	**8 運転** 0 首の痛みなく，車の運転ができる 1 軽い首の痛みはあるが，運転できる

理学所見と評価 25

表1 つづき

2 首の痛みのため，床から重い物を持ち上げられないが，テーブルの上などにあれば持ち上げることができる	2 中等度の首の痛みはあるが，運転できる
3 首の痛みのため，床から重い物を持ち上げられないが，持ち上げやすい場所にあれば，軽いものなら持ち上げることができる	3 中等度の首の痛みのため，長時間の運転はできない
4 非常に軽いものなら持ち上げることができる	4 強い首の痛みのため，ほとんど運転できない
5 持ち上げたり，運んだりすることが全くできない	5 首の痛みのため，全く運転できない

4 読書

- 0 首は痛くなく，好きなだけ読書ができる
- 1 軽い首の痛みはあるが，好きなだけ読書ができる
- 2 中等度の首の痛みはあるが，好きなだけ読書ができる
- 3 中等度の首の痛みのため，長時間の読書ができない
- 4 強い首の痛みのため，長時間の読書ができない
- 5 まったく読書ができない

9 睡眠

- 0 眠るのは問題ない
- 1 睡眠障害はわずかで，眠れない時間は1時間未満である
- 2 睡眠時間は軽く，眠れない時間は1〜2時間である
- 3 睡眠障害は中等度で，眠れない時間は2〜3時間である
- 4 睡眠障害は重く，眠れない時間は3〜5時間である
- 5 睡眠障害は非常に重く，眠れない時間は5〜7時間でほとんど眠れない

5 頭痛

- 0 頭痛は全くない
- 1 たまに軽い頭痛がする
- 2 たまに中等度の頭痛がする
- 3 頻繁に中等度の頭痛がする
- 4 頻繁に強い頭痛がする
- 5 ほとんど常に頭痛がする

10 レクリエーション

- 0 首の痛みなく，すべての余暇活動を行える
- 1 首は少し痛いが，すべての余暇活動を行える
- 2 ほとんどの余暇活動を行えるが，首の痛みのため，すべては行えない
- 3 首の痛みのため，わずかな余暇活動しか行えない
- 4 首の痛みのため，ほとんどの余暇活動が行えない
- 5 首の痛みのため，まったく余暇活動が行えない

【NDI スコアの計算方法】各質問の合計得点/回答した質問の上限得点×100＝%
・全10の質問に回答した場合：各質問の合計得点（例：16点）/回答した質問の上限得点（50）×100＝32%
・全9の質問に回答した場合：各質問の合計得点（例：16点）/回答した質問の上限得点（45）×100＝35.5%

表2 DHS スコアの質問項目

1	くびの痛み			
	0 いつもある	1 しばしばある	2 ときどきある	3 全くない

2	肩こり			
	0 いつもある	1 しばしばある	2 ときどきある	3 全くない

3	頭が下がり前を見にくく，歩きづらい			
	0 いつもつらい	1 しばしばつらい	2 ときどきつらい	3 全くつらくない

4	上を向いて目薬をさす			
	0 いつもできない	1 大抵できない	2 たまにできない	3 いつもできる

5	口を大きく開く			
	0 いつもできない	1 大抵できない	2 たまにできない	3 いつもできる

6	食べ物が口からこぼれる			
	0 いつもある	1 しばしばある	2 ときどきある	3 全くない

7	飲み込みづらい			
	0 いつもつらい	1 しばしばつらい	2 ときどきつらい	3 全くつらくない

8	深呼吸がつらい			
	0 いつもつらい	1 しばしばつらい	2 ときどきつらい	3 全くつらくない

9	読書，炊事，歩行で悪化する			
	0 いつもある	1 しばしばある	2 ときどきある	3 全くない

10	起床時すぐに顔が下がる			
	0 いつも下がる	1 しばしば下がる	2 ときどき下がる	3 全く下がらない

11	腰の痛みがある			
	0 いつもある	1 しばしばある	2 ときどきある	3 全くない

12	頭が下がることによる不安			
	0 いつもある	1 しばしばある	2 ときどきある	3 全くない

【DHS スコアの計算方法】
各スコアリングの頻度を％で示す．

　　　0 いつも（100％）　　1 しばしば（70％程度）　2 ときどき（30％程度）　3 全く（0％）

各質問の点数を合計し，36 点満点で評価する．

3 DHS スコア（表2）

DHS スコアは DHS 患者の臨床所見を基に開発され，高い妥当性と反応性，信頼性を有すると報告されている．具体的には，頸部痛，肩こり，歩行，頸椎伸展，開口，食べこぼし，嚥下，深呼吸，首下がりの悪化，起床時の姿勢，腰痛，首下がりによる不安の 12 にわたる設問で構成されている．各設問は0〜3点の4件法で評価し，合計スコアは36点満点で示される[2,6]．

1. DHS スコア測定の例

図4の症例は，特発性 DHS と診断された 79 歳の女性である．主訴は前方注視障害，頸部痛，歩行障害，嚥下障害であった．本症例における DHS スコアの得点は，各質問の点数の合計を算出し，36 点満点中 10 点と採点される（表3）.

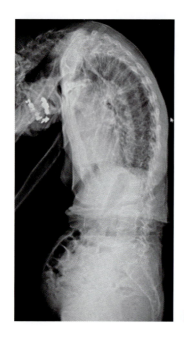

図4 特発性首下がり症候群の症例のX線画像（79歳，女性）

表3 症例のDHSスコア得点

1	くびの痛み							
	0 いつもある	1	しばしばある	2	ときどきある	3	全くない	
2	肩こり							
	0 いつもある	1	しばしばある	2	ときどきある	3	全くない	
3	頭が下がり前を見にくく，歩きづらい							
	0 いつもつらい	1	しばしばつらい	2	ときどきつらい	3	全くつらくない	
4	上を向いて目薬をさす							
	0 いつもできない	1	大抵できない	2	たまにできない	3	いつもできる	
5	口を大きく開く							
	0 いつもできない	1	大抵できない	2	たまにできない	**3** いつもできる		
6	食べ物が口からこぼれる							
	0 いつもある	**1** しばしばある		2	ときどきある	3	全くない	
7	飲み込みづらい							
	0 いつもつらい	**1** しばしばつらい		2	ときどきつらい	3	全くつらくない	
8	深呼吸がつらい							
	0 いつもつらい	**1** しばしばつらい		2	ときどきつらい	3	全くつらくない	
9	読書，炊事，歩行で悪化する							
	0 いつもある	1	しばしばある	2	ときどきある	3	全くない	
10	起床時すぐに顔が下がる							
	0 いつも下がる	1	しばしば下がる	**2** ときどき下がる		3	全く下がらない	
11	腰の痛みがある							
	0 いつもある	**1** しばしばある		2	ときどきある	3	全くない	
12	頭が下がることによる不安							
	0 いつもある	**1** しばしばある		2	ときどきある	3	全くない	
	DHSスコア ＝ 0＋0＋0＋0＋3＋1＋1＋1＋0＋2＋1＋1 ＝ **10**/36点							

文献

1) Igawa T, et al：Dynamic alignment changes during level walking in patients with dropped head syndrome：analyses using a three-dimensional motion analysis system. *Sci Rep* **11**：18254, 2021

2) Ishii K：Characteristic clinical manifestation and new disease-specific patient-based questionnaire of dropped head syndrome：a prospective observational study. In press, 2025

3) 石井　賢, 他：首下がり症候群の病態と治療. 脊椎脊髄　**30**：569-572, 2017

4) 石井　賢, 他：首下がり症候群の臨床的特徴（第1報）. *J Spine Res* **13**：491, 2022

5) 石井　賢, 他：首下がり症候群の病態と治療. *MB Orthopaedics* **35**：81-89, 2022

6) 石井　賢, 他：首下がり症候群の新たな患者立脚型評価スケール DHS スコア. *J Spine Res* **14**：335, 2023

7) MacDermid JC, et al：Measurement properties of the neck disability index：a systematic review. *J Orthop Sports Phys Ther* **39**：400-417, 2009

8) Sharan AD, et al：Dropped head syndrome：etiology and management. *J Am Acad Orthop Surg* **20**：766-774, 2012

9) Vernon H, et al：The neck disability index：a study of reliability and validity. *J Manipulative Physiol Ther* **14**：409-415, 1991

❷ 臨床所見

▶ 身体測定（身体的特徴，体組成，サルコペニアとの関連）

浦田龍之介・井川達也・石井　賢

首下がり症候群（DHS）患者の体組成

1 首下がり症候群の体組成の特徴

　首下がり症候群（dropped head syndrome：DHS）患者は日常生活動作（activities of daily living：ADL）が制限され，活動量・活動範囲に悪影響を及ぼすため，体組成（骨格筋や脂肪，水分など）に異常をきたすと考えられている．

　2020年に，Igawaら[5,7]は60〜80歳代の特発性DHSの女性患者と同年代の健常女性の体組成を比較した研究を発表している．この研究では，DHS患者の下肢の骨格筋量は健常者と同等であったが，体幹の骨格筋量は顕著に低下していることが明らかとなった．また，健常者の場合，四肢骨格筋指数（skeletal muscle index：SMI）（体幹を除く，四肢の骨格筋量を身長の二乗で除した値）が低い人ほど体幹筋量が有意に少ないが，DHS患者では，SMIが高い人でも体幹筋量が低下している人がいるという結果も示されている（図1）．脊椎疾患における痛みや姿勢の悪化には体幹筋量が関係

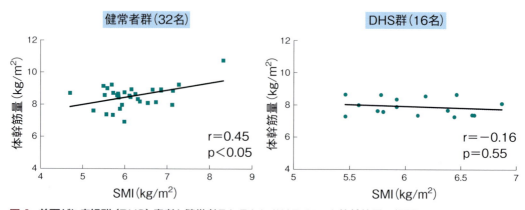

図1　首下がり症候群（DHS）患者と健常者それぞれにおけるSMIと体幹筋量の相関図（文献5より改変引用）

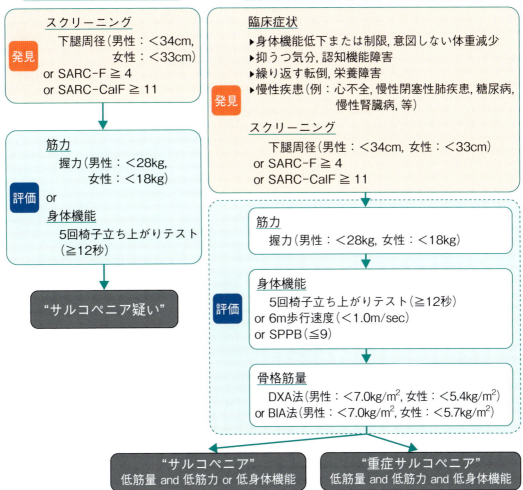

図2 AWGS 2019のサルコペニア診断基準（文献3より改変引用）
SPPB：short physical performance battery，DXA：dual-energy X-ray absorptiometry，BIA：bioelectrical impedance analysis

するという報告もあることから，SMI値に見合わない体幹筋量の低下はDHS患者に特異的な身体所見である可能性が高いと考えられる．

2 DHSはサルコペニアを引き起こすのか？

　高齢者における骨格筋量の減少といえば，サルコペニアという言葉を想像する人が多いのではないだろうか．

　サルコペニアは1989年にRosenberg[11]）によって提唱された，「加齢による骨格筋量の減少に加え，筋力および身体機能の低下」を呈する老年症候群[3]）である．サルコペニアの診断には，一般的にアジアサルコペニアワーキンググループ（Asian Working Group for Sarcopenia：AWGS）が推奨する基準が用いられており（図2），骨格筋量，筋力，身体機能という3つの

指標によって判定される.

　ここで, DHS とサルコペニアの関係を調査した 2 つの研究を紹介する. 1 つめは 2017 年に発表された Eguchi ら[4]の研究である. この研究では, 50〜80 歳代の特発性 DHS の女性患者グループと同年代の健常女性グループでサルコペニア有病者の割合を調査した結果, DHS グループで有病者の割合が高かったことを報告している. しかし, この研究では, サルコペニアの診断に SMI の値しか使用されていなかったため, サルコペニアを正確に診断できていないという問題点があった. その後に Igawa らによって行われた 2 つめの研究では, サルコペニアの診断に前述の AWGS 2019 の基準が用いられている[5,7]. この研究では, 1 つめの研究結果とは異なり, サルコペニア有病者の割合は DHS のグループと健常グループの間で統計学的に有意な差がないと報告されている. したがって, 少なくとも現時点においては DHS のサルコペニアの有病率は健常者と同等であると考えられる. ただし, 2 つの研究結果は共通して少ない患者グループを扱っているため, 今後さらなる大規模な調査が望まれる. また, サルコペニアを合併した DHS 患者を診察する際には, 医療従事者は骨格筋量減少を引き起こす併存疾患の有無を慎重に評価することが重要である.

3　首下がり症状と位相角との関係

　上記に紹介した体組成に関する研究では, 骨格筋量や脂肪量を推定するために, 生体電気インピーダンス法(bioelectrical impedance analysis：BIA)という手法が用いられている. インピーダンスとは, 生体内における電流への抵抗である, 容量成分（リアクタンス）(Xc) と抵抗成分（レジスタンス）(R) の関係性を示しており, この電気回路に電流を印加した時に生じる電位差を位相角（phase angle）という[9](図 3). 近年では, この BIA で算出できる位相角という指標に注目が寄せられている.

　位相角は, 生体組織（細胞内液, 細胞外液, 細胞膜）の質と量を表す評価指標として認識されている. 健康な被検者の場合, 5〜7°の範囲をとり, 通常は男性より女性のほうが低い[2]. 位相角と体組成との関係性としては, 健常高齢者における骨格筋量や, 筋肉の質（最大筋力を骨格筋量で除した推定値）との関連性が報告されている[1,8]. また, 位相角は健常な高齢者の歩行能力, 有酸素運動能力, 総合的なフィットネススコアと関連する[13]ことも報告されている. 興味深いことに, がんや慢性腎臓病などの疾病の予後を予測するバイオマーカーとして位相角が利用可能であることを示す研究も多数発表されている[10]. このように, 位相角は高齢者の筋機能や疾病の予後を予測する指標として高い有用性をもつと期待されている.

　2023 年に, 筆者らは DHS 患者の位相角を調査した研究を発表した[12]. この研究では, 特発性 DHS の女性グループと同年代の健常女性グループの位相角を比較した結果, DHS グループの下肢の位相角は健常グループよりも低いことが明らかとなった. 加えて, DHS 患者の全身の位相角は除脂

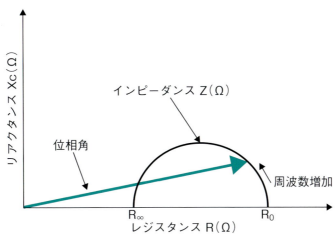

図3 レジスタンス，リアクタンス，インピーダンス，位相角，印加電流の周波数との関係（文献9より改変引用）

肪指数（脂肪を除いた推定値）と相関関係にあることも明らかとなった．すなわち，DHS患者は全身や下肢の筋機能低下をきたしている可能性が示唆された．また，興味深いことに，DHS患者は位相角が低いほど前方注視障害が重症化していた．このような研究報告を鑑みると，DHS患者の機能障害は頸部だけでなく，体幹や下肢，全身に波及していることが疑われる．したがって，医療従事者は頸部に限局した機能評価だけでなく，全身的な身体測定を行うことで，DHS患者の病態をより正確に観察できると考えられる．

DHS患者の運動機能

　DHS患者の体組成に関する前述の知見を鑑みると，症状の重症化は全身的な運動機能低下を引き起こすことが推察される．ここで，2022年に発表されたIgawaらの研究を紹介する[6,7]．60〜80歳代のDHS患者96名を対象としたこの研究では，X線画像で評価した前方注視障害の重症度と患者の身体機能との関連性を評価している．測定された身体機能の項目は，頸部伸筋の筋持久力（図4a）および深層頸部屈筋の筋力（図4b），背筋力，膝関節伸展筋力，握力，10m歩行速度などであり，網羅的に評価されている．驚くべきことに，DHSの前方注視障害の重症度は，頸部の筋力や背筋力との関連性を認められず，歩行速度にのみ統計学的に有意な関連が認められた．

　以上の結果を踏まえると，DHS患者の身体機能を評価・測定するうえで頸部筋力の評価は意味をもたないということになりかねないが，やはり研究には限界を伴う．まず，X線の測定姿勢には患者によって制御不可能な

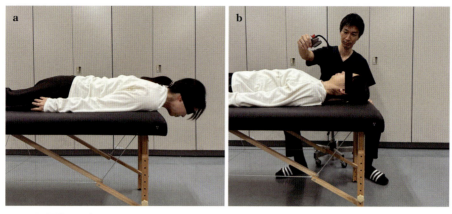

図4 頸部筋の評価
a：頸部伸筋の筋持久力検査，b：深層頸部屈筋の筋力検査

ズレが生じる．DHS患者は前方注視障害を代償するために，頸椎以外の脊柱アライメントを多様に変化させる．厳密にいえば，頸椎の後弯が顕著な患者でも腰椎の前弯を強めて体幹を後傾させ，前方を注視しようとするため，前方注視障害と頸部機能が関連しなかった可能性が考えられる．2つめに，測定された項目には頸部の可動域や体幹の筋持久力が含まれていない．頸部の高度な関節拘縮や体幹の顕著な持久力低下を有する患者は，頸部の筋力が維持されていても視線を維持することが難しい．

　これまで紹介した体組成と身体機能に関する知見から，DHS患者は，頸部だけでなく全身に波及する筋機能・運動機能低下を有している可能性が十分に高いことが推察できる．医療従事者にはこうした病態の特徴を理解したうえで，治療とリハビリテーションの計画を立案することが求められる．

DHS診療における身体測定

　筆者らの経験に基づき，DHS患者の臨床所見として必要性が高いと思われる身体測定項目を提示する（表1）．

　頸部可動域・柔軟性の評価については，患者によってゴニオメーターを用いた関節可動域検査が難しい場合がある．治療・リハビリテーションやADL指導などを目的とする場合には，患者に背臥位をとってもらい，後頭部を床またはベッドにつけることができるかなど，比較的簡便な評価法でも十分に意味があると思われる（図5）．DHS患者の病態は複雑であるため，目的に応じ，細やかな検査・測定を選定していく必要がある．

表1 首下がり症候群の患者に対する身体測定項目

頸部可動域・柔軟性	関節可動域検査 背臥位検査（図5）
頸部筋機能	頸部伸筋の持久力検査（図4a） 深層頸部屈筋の筋力検査（図4b）
体幹・四肢運動機能	背筋力 体幹伸展筋持久力検査 膝関節伸展筋力 握力
歩行能力	10m歩行速度

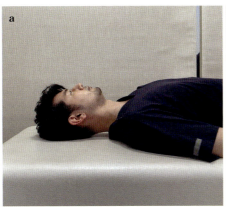 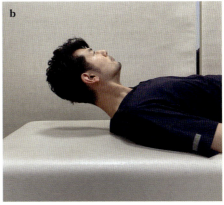

図5 首下がり症候群の患者に対する頸部柔軟性評価（背臥位検査）
a：頸部または胸部の伸展可動域に制限がない場合は，後頭部を床またはベッドに接地できる．
b：頸部または胸部の伸展可動域に制限がある場合は，床またはベッドに頭部を接地できない．

文献

1) Akamatsu Y, et al：Phase angle from bioelectrical impedance analysis is a useful indicator of muscle quality. *J Cachexia Sarcopenia Muscle* **13**：180–189, 2022
2) Barbosa-Silva MCG, et al：Bioelectrical impedance analysis：population reference values for phase angle by age and sex. *Am J Clin Nutr* **82**：49–52, 2005
3) Chen LK, et al：Asian Working Group for Sarcopenia：2019 consensus update on sarcopenia diagnosis and treatment. *J Am Med Dir Assoc* **21**：300–307, 2020
4) Eguchi Y, et al：The influence of sarcopenia in dropped head syndrome in older women. *Scoliosis Spinal Disord* **12**：5, 2017
5) Igawa T, et al：Prevalence of sarcopenia in idiopathic dropped head syndrome patients is similar to healthy volunteers. *Sci Rep* **11**：16213, 2021
6) Igawa T, et al：Association between the horizontal gaze ability and physical characteristics of patients with dropped head syndrome. *Medicina*（*Kaunas*） **58**：465, 2022
7) 石井 賢，他：首下がり症候群の病態と治療．*MB Orthopaedics* **35**：81–89, 2022
8) Kołodziej M, et al：Annual changes in appendicular skeletal muscle mass and quality in adults over 50y of age, assessed using bioelectrical impedance analysis. *Nutrition* **90**：111342, 2021

9) Kyle UG, et al：Bioelectrical impedance analysis—part Ⅰ：review of principles and methods. *Clin Nutr* **23**：1226-1243, 2004

10) Norman K, et al：Bioelectrical phase angle and impedance vector analysis：clinical relevance and applicability of impedance parameters. *Clin Nutr* **31**：854-861, 2012

11) Rosenberg IH：Sarcopenia：origins and clinical relevance. *J Nutr* **127**：990S-991S, 1997

12) Urata R, et al：Association between the phase angle and the severity of horizontal gaze disorder in patients with idiopathic dropped head syndrome：a cross-sectional study. *Medicina*（*Kaunas*）**59**：526, 2023

13) Yamada Y, et al：Association of bioelectrical phase angle with aerobic capacity, complex gait ability and total fitness score in older adults. *Exp Gerontol* **150**：111350, 2021

❷ 臨床所見

▶▶ 歩行解析による動的アライメント評価

國府田正雄

　首下がり症候群（dropped head syndrome：DHS）は，頸部伸筋の機能不全を主因とする可逆性の chin-on-chest deformity をきたすもので，立位保持・歩行時に症状が悪化することが報告されている．全脊柱 X 線学的パラメータ計測に代表される従来の静的評価法では，DHS の病態を十分に理解することは困難であり，動的評価の必要性が指摘されている．当科では DHS 患者の歩行中の脊椎アライメント変化を評価し，病態の動的側面を明らかにすることを目的として三次元歩行解析を試みている．

三次元歩行解析の首下がり症候群（DHS）患者への応用

　DHS は，さまざまな原因によって頸部伸筋群の筋力が著明に低下し，他動的に矯正可能な chin-on-chest deformity をきたす病態であり，前方注視障害や頸部痛などを主な症状とする[8]．DHS は，筋萎縮性側索硬化症（amyotrophic lateral sclerosis：ALS），重症筋無力症，パーキンソン病などの神経筋疾患や代謝性疾患などに合併することが多いが，原因疾患を特定できない，いわゆる特発性 DHS も報告されている[1]．

　近年，DHS の診断に際して，頸椎のみではなく全脊椎アライメントの評価が重要という報告が増加している[2]．全脊椎アライメントを立位全脊椎 X 線側面像にて評価することで，首下がりの程度や他高位での代償の有無を明らかにできる[7]．頸椎前弯角（cervical lordosis：CL），C2-7 SVA（sagittal vertical axis：頸椎の前傾の程度），C7 SVA（胸腰椎の矢状面アライメント不全の有無），T1 slope（胸腰椎の後弯変形の程度），胸椎後弯角（thoracic kyphosis：TK），腰椎前弯角（lumbar lordosis：LL），骨盤傾斜角（pelvic incidence：PI）など，種々の矢状面アライメントパラメータを計測し，どの高位が変形の主因なのか，他部位で代償されているか，非代償の高位はどこなのかなどを把握することが，病態把握および治療方針立案に重要である．

　しかし，立位全脊柱 X 線はあくまでも静的な評価法であり，立位保持や歩行時などの動的変化を評価することができないため，DHS 患者が訴える

歩行解析による動的アライメント評価　　**37**

「歩行時に頸部前傾が悪化する」症状をわかりやすくとらえることが困難であった.

　三次元歩行解析は種々の脊椎疾患で動的評価のために用いられてきたが,近年この問題を解決するためにDHS患者に対する応用が報告されている[3,5,6,9].当科では現在,DHS患者の歩行時の脊椎アライメント変化と筋活動の関連を評価し,病態把握および診断精度の向上を目指すことを目的として,表面筋電図(electromyography:EMG)同期三次元歩行解析を試みている[4,5].本項ではこの結果の一部を紹介したい.

DHS患者における三次元歩行解析例

1 対象と方法

対象患者

　本研究は,当院で三次元歩行解析を実施したDHS患者を対象とした.組み入れ基準は頸部痛または前方注視困難を主訴とするDHS患者とし,除外基準は重度の脊髄症や下肢変形性関節症による歩行障害を有する症例とした.

静的アライメント評価

　立位全脊椎X線側面像撮影を行い,各指標(C2-7 SVA,C7 SVA,T1 slope,CL,TK,LL,PT,PI)を計測した.C7 SVAが正の値をとる症例をSVA+,負の値をとる症例をSVA−とした.すなわちSVA+症例は胸腰椎の矢状面アライメント不全がある症例,SVA−症例は頸椎後弯に対する胸腰椎での代償が起こっている症例を示す.

三次元歩行解析

　対象者の体表にマーカーを貼付し,Vicon Nexus(Vicon,Oxford,UK)を用いた三次元歩行解析を行った.一周25 mの平坦な楕円状コースを患者ごとに快適な速度で歩行してもらい,周回する間の脊椎アライメントを評価した(図1).歩行は対象者が疲労を感じて歩行継続に困難を覚えるまで行ってもらうこととした.脊椎アライメントは指定のマーカー間の角度と骨盤マーカー間(上前腸骨棘と上後腸骨棘を結ぶ線)のなす角として表現され,それぞれ頸椎(C2-7)-骨盤角,胸椎(C7-T12)-骨盤角,腰椎(T12-S1)-骨盤角とした.また,骨盤の前後に付けたマーカーの水平面となす角を骨盤前後傾角とした.

筋電図(EMG)解析

　ワイヤレス表面筋電図(Trigno Lab system, Delsys Inc, USA)を用い,頸部・背部・腰部傍脊柱筋,僧帽筋,広背筋,大殿筋,大腿四頭筋などの筋群の歩行中の筋活動を測定した.

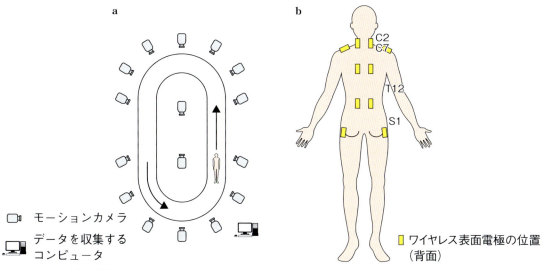

図1 三次元歩行解析（文献5を改変引用）
天井に計16台のモーションカメラを設置し（a），マーカーを貼付した対象者（b）に楕円状のコースを歩行してもらう．
マーカーの位置：頭部，C2棘突起，C7棘突起，肩峰，T6棘突起，T12棘突起，S1棘突起，前上腸骨棘，後上腸骨棘，上腕骨外側上顆，橈骨舌骨突起，大腿骨大転子，大腿骨外側顆，外側踝骨，第2中足骨，踵
EMG分析用ワイヤレス表面電極の位置：頸部傍脊柱筋，僧帽筋，広背筋，腰部脊柱起立筋，大殿筋，大腿四頭筋

データ解析

①三次元歩行解析で得られた動的アライメント指標と，X線で計測した静的アライメント指標の相関を解析した．EMGデータを歩行開始時および最終周回時で比較し，筋活動の変化と動的脊椎アライメント変化の相関を解析した．

②SVA−症例とSVA＋症例との間で動的アライメント指標の違いを比較した．EMGデータと動的脊椎アライメント変化の相関を解析した．

2 結果

①骨盤前後傾角は歩行開始時・終了時で有意な差はなかった．歩行終了時に頸椎-骨盤角および胸椎-骨盤角が有意に増加していた，すなわち首下がり症状の悪化が明らかであった．C7 SVAと胸椎-骨盤角の増加の程度は有意な正の相関を，逆にLLと胸椎-骨盤角の増加の程度は有意な負の相関を示していた．EMG解析の結果，頸椎-骨盤角増大と頸部傍脊柱筋・広背筋の筋活動の間に有意な負の相関を認めた．

②SVA−症例では歩行時頸椎-骨盤角と胸椎-骨盤角が有意に増大していたが，腰椎-骨盤角は不変であった．反対に，SVA＋症例では歩行時に腰椎-骨盤角と胸椎-骨盤角が有意に増大していたが，頸椎-骨盤角は不変であった（図2）．EMG解析の結果，SVA−症例では歩行負荷により頸椎-骨盤角が増大するにもかかわらず，頸部傍脊柱筋の筋活動が減弱し，SVA＋症例では歩行負荷に伴う腰椎-骨盤角増大に対して，腰部傍脊柱

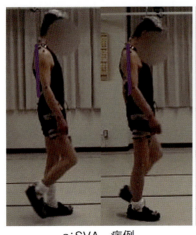 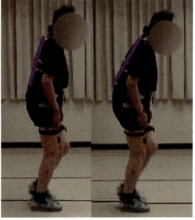

　　　　a：SVA－症例　　　　　　　　b：SVA＋症例

図2　SVA－症例とSVA＋症例の歩行時の動的アライメントの違い
歩行負荷にて両者とも首下がり症状が増悪するが，SVA－症例（a）では胸腰椎の傾き（紫の線を参照）は不変で，頸椎の傾きのみが増大する．対してSVA＋症例（b）では胸腰椎の増大（紫の線を参照）に伴って頸椎の傾きの増大が起こる．

筋の筋活動が増強しないことが明らかとなった．

3 考察

　本研究により，DHS患者では歩行負荷による動的アライメント評価の胸椎前傾増大とX線学的パラメータのC7 SVA（腰椎後弯変形による脊柱全体の前傾）が正の相関を，LL（腰椎前弯）は負の相関を示した．この結果は，胸腰椎後弯変形に起因する脊柱全体の前傾がある症例や，腰椎前弯が不足している症例においては，歩行負荷により胸椎前傾が有意に増大することで，頸椎の前傾悪化すなわち首下がり症状の悪化をきたすことを示している．逆にC7 SVAが大きな値を示さない症例や，LLが減少していない症例（正常に近いアライメントまたは前弯が増大している例）では，歩行負荷による胸椎前傾の増大なしに頸椎前傾だけが増大（＝首下がり症状の悪化）することを示す．

　データ解析②では，症例をSVA－とSVA＋の二群に分けた．この結果，SVA－症例では歩行時頸椎・胸椎の前傾が増大し，SVA＋症例では腰椎・胸椎前傾が有意に増大していた．EMG解析の結果，SVA－症例では頸椎前傾増大に対して頸部傍脊柱筋活動が十分に増強せず，SVA＋症例では腰椎前傾増大に対して腰部傍脊柱筋活動が増強しないことが明らかとなった．X線学的解析によりSVA－症例は頸椎が変形の首座であり，逆にSVA＋症例は胸腰椎が後弯変形をきたして二次的に首下がり症状が起こるとされているが，本研究の結果もこれを裏付けている．SVA－症例でみられた頸部傍脊柱筋活動増強不全およびSVA＋症例における腰部傍脊柱筋活動増強不全が，それぞれの首下がり症状の原因なのか結果なのかは現時点で不明で

あり，さらなる解析が望まれる．

結論

　三次元歩行解析により，DHS患者では歩行中に頸椎・胸椎の前傾が悪化
し，筋活動の低下が関与していることが示された．また，C7 SVAおよび
LLはDHSの治療戦略において重要な指標である可能性がある．

文　献

1）Brodell JD Jr, et al：Dropped head syndrome：an update on etiology and surgical management. *JBJS Rev* **8**：e0068, 2020
2）Hashimoto K, et al：Radiologic features of dropped head syndrome in the overall sagittal alignment of the spine. *Eur Spine J* **27**：467-474, 2018
3）Igawa T, et al：Dynamic alignment changes during level walking in patients with dropped head syndrome：analyses using a three-dimensional motion analysis system. *Sci Rep* **11**：18254, 2021
4）Lee CR, et al：Determinants of the center of mass trajectory in human walking and running. *J Exp Biol* **201**：2935-2944, 1998
5）Miura K, et al：Evaluation of dynamic spinal alignment changes and compensation using three-dimensional gait motion analysis for dropped head syndrome. *Spine J* **22**：1974-1982, 2022
6）Miura K, et al：Three-dimensional gait analysis reveals dynamic alignment change in a patient with dropped head syndrome：a case report. *J Clin Neurosci* **48**：106-108, 2018
7）Miyamoto H：Radiological features of dropped head syndrome. *Eur Spine J* **33**：3941-3948, 2024
8）Suarez GA, et al：The dropped head syndrome. *Neurology* **42**：1625-1627, 1992
9）Suzuki A, et al：Effect of the short and intensive rehabilitation（SHAiR）program on dynamic alignment in patients with dropped head syndrome during level walking. *J Clin Neurosci* **91**：93-98, 2021

❷ 臨床所見

▶▶ 三次元動作解析

浦田龍之介・井川達也

三次元動作解析を用いた首下がり症候群（DHS）患者の歩行の特徴

　首下がり症候群（dropped head syndrome：DHS）は，頸部の後弯によって生じる前方注視障害を呈する．歩行中における頸部のアライメント変化は，体幹や下肢関節の角度・筋活動に影響を与えるため，DHS患者の歩行姿勢は健常者と異なると考えられる．筆者らは三次元動作解析装置を用いて，DHS患者における歩行中の運動学・運動力学的特徴を明らかにした[1]．

　対象者は，特発性DHS患者12名（DHS群：年齢73.5±4.1歳，男性10名，女性2名［連続症例］）と，年齢と性別を一致させた健常高齢者12名（コントロール群：年齢72.6±3.8歳）である．歩行計測には6枚の床反力計（BP400600-2K，AMTI，USA：1,000 Hz）と10台の赤外線カメラ（MX camera，VICON，UK：100 Hz）を含む三次元動作解析装置を用いた．すべての対象者は，43個の赤外線反射マーカーを貼付したまま，快適速度で

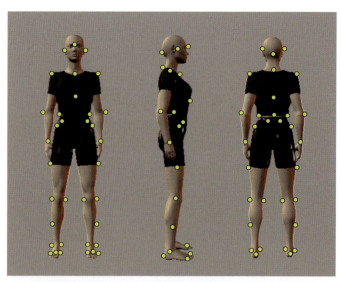

図1 対象者に貼付された43個の赤外線反射マーカー（文献1より改変引用）

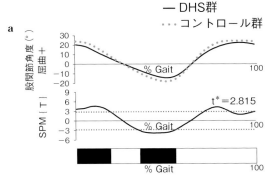
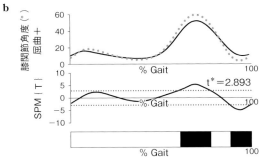
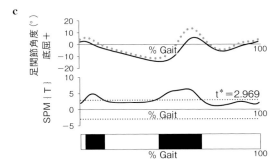

図2 2群における1歩行周期中の関節角度（文献1より改変引用）
a：股関節角度，b：膝関節角度，c：足関節角度
t*：臨界値t

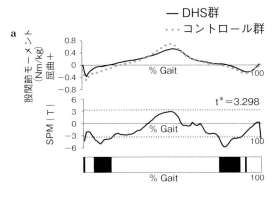
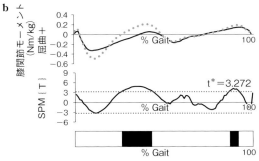
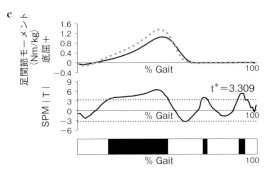

図3 2群における1歩行周期中の関節モーメント（文献1より改変引用）
a：股関節モーメント，b：膝関節モーメント，c：足関節モーメント
t*：臨界値t

裸足歩行を行った（**図1**）．解析には動作解析ソフトウェア（Visual3D Professional v2020.05.1, HAS-Motion, USA）を用いて時間距離因子（歩行速度や歩幅など）と運動学・運動力学パラメータ（体幹・下肢の関節角度や関節モーメント）を算出し，2群の値を比較した．

解析の結果，DHS群の歩行速度と歩幅はコントロール群よりも有意に低下しており，両脚支持時間（歩行中に両足が地面についている時間）が有意に延長していることが明らかとなった．また，DHS群の胸郭の角度はコントロール群よりも有意に後傾しており，骨盤の角度は2群間で有意差こそ認めなかったが，DHS群で後傾する傾向にあった（**図2**）．

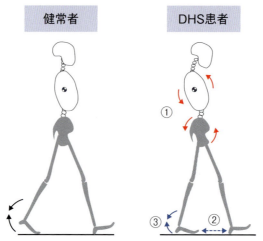

図4 首下がり症候群（DHS）患者の歩行の特徴（文献1より改変引用）
①：胸郭・骨盤後傾角度の増加，②：股関節角度の低下・歩幅の低下，③：足関節による蹴り出し機能の低下

　DHS群の股関節伸展モーメントはコントロール群よりも早期に屈曲モーメントへ変化し，片脚支持期間中の股関節伸展モーメントピーク値はコントロール群よりも有意に小さかった．また，DHS群の片脚支持および振り出し前期間中の足関節背屈角度はコントロール群より有意に大きく，背屈モーメントは有意に小さかった（図3）．

　DHS患者の歩行中の運動学・運動力学的パラメータを解析した結果，DHS患者は①胸郭・骨盤の後傾角度が増加している，②股関節伸展角度の低下により歩幅が低下している，③足関節による蹴り出しの機能が低下している，という特徴をもつことが明らかとなった（図4）．筆者らの報告から考えられることは，DHS患者の歩行姿勢は頸部のみならず，体幹・下肢に異常が生じているということである．したがって，DHS患者の治療には，体幹・下肢の運動機能改善が必要となると推察される．

文献

1) Igawa T, et al：Dynamic alignment changes during level walking in patients with dropped head syndrome：analyses using a three-dimensional motion analysis system. *Sci Rep* **11**：18254, 2021

❷ 臨床所見

▶▶ DHS テスト（dropped head syndrome test）

佐野裕基・遠藤健司

▌DHS テストについて

　首下がり症候群（dropped head syndrome：DHS）の定義は，①頸椎後弯が大きく chin-on-chest deformity を呈する，②立位にて前方注視の保持が困難である，③頸椎変形は仰臥位にて矯正可能である，と報告されている[1,5,9]．しかし，前方注視の保持は，短時間であれば可能な症例も多く，症状が重症化した後に DHS と診断される症例も少なくなかった．これまで DHS の病態は，頸部深層伸筋群の退行変性に伴う頸部中間位保持障害として考えられてきたが[9]，最近の知見では，頸胸椎移行部を起点とする頸部伸筋群の機能不全として推測されている[2,3]．そこでわれわれは，従来の立位における頸部伸展評価に加えて，頸胸椎移行部に対する伸展負荷を増強させることを目的とした腹臥位（sphinx prone position・四つ這い）の頸部伸展評価を取り入れた DHS テストを考案した[7]．

　DHS テストでは，頸部の自動伸展運動によって，立位で天井注視が可能か，sphinx prone position・四つ這いで前方注視が可能か否かを評価している．各姿勢の X 線所見では，立位から四つ這いにかけて，頸胸椎移行部角度（T1 slope）が増強していることが確認できる（図1）．これまで DHS テストを用いて，DHS 診断に対する感度・特異度を検討した結果，天井注視が可能であった者は DHS 37%，コントロール群 100%，sphinx prone position が可能であった者は DHS 27%，コントロール群 93.5%，四つ這いが可能であった者は DHS 9%，コントロール群 100% であった．この結果から，DHS テスト（特に四つ這いでの前方注視評価）は，DHS 診断に対する評価方法として有用であることが示唆された[7]．なお，DHS テスト前には，頸部自動伸展と他動伸展における最大可動域の差を評価し，頸部伸展制限の原因が関節性ではなく，筋力低下に起因した状態であること，頸部伸展制限が脊柱全体の後弯に伴う体幹伸展制限に関連した影響でないこと，神経筋疾患の有無を把握し，頸部屈筋群の過緊張に伴って，頸部伸展運動が阻害されていないかを確認することが必要である．

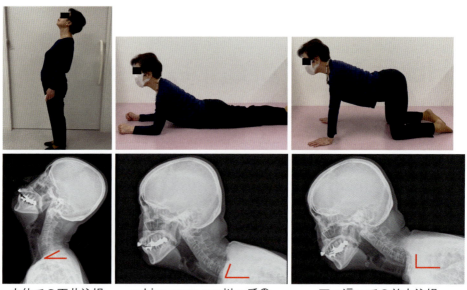

| 立位での天井注視 | sphinx prone positionでの前方注視 | 四つ這いでの前方注視 |

図1 DHSテストの例（各姿勢の外観と頸部X線所見）
赤線：頸胸椎移行部角度（T1 slope）を示す．

DHSテストの臨床的活用方法

　DHSに対する改善指標は確立されておらず，一般的には立位における前方注視角の拡大を改善指標として評価されてきた[4,6]．しかし，治療経過の中で前方注視が可能となった患者については，その後の改善度を定量的に評価することが難しかった．

　そこで，当院ではDHSテストの結果を改善指標として取り入れている．具体的には，立位での天井注視が可能となれば，次にsphinx prone position，そして，四つ這いでの前方注視と段階的に評価していき，頸部伸展筋力の改善が得られているか効果判定している．臨床上においては，sphinx prone positionにおける前方注視が可能となっても，四つ這いでは困難な症例を経験する[8]．その要因は，sphinx prone positionと四つ這いにおける姿勢の違いが影響していると考えられる．sphinx prone positionは，両前腕と骨盤帯が床に接地した姿勢であり，肩甲帯・腰部の安定性が得られることから，頸部伸展時は胸腰部に付着する傍脊柱筋の共同作用も得られていると推測している．すなわち，sphinx prone positionでの前方注視は，頸部伸筋群と傍脊柱筋の共同作用によって遂行されると予測できるが，四つ這いでの前方注視は，頸部伸筋群の単独作用が求められることによって，遂行困難な症例が多いと考えている（図2）．

　また，DHSは前述のとおり，前方注視が数秒でも困難な者から，歩行な

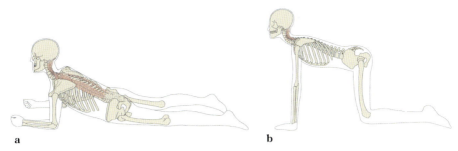

図2 sphinx prone position（a）と四つ這い（b）での前方注視時における頸部伸筋群の作用の違い

表1 DHSテストを指標としたGrade分類

	天井注視	sphinx prone position	四つ這い
Grade Ⅰ：Early-DHS	可能	可能	可能
Grade Ⅱ：Mild-DHS	可能	可能	不可能
Grade Ⅲ：Moderate-DHS	可能	不可能	不可能
Grade Ⅳ：Severe-DHS	不可能	不可能	不可能

どの動作を契機に前方注視の保持が困難になる者までさまざまであるが，重症度を示す基準は定まっていない．DHSテストでは，各姿勢における可否判定を組み合わせることでGrade区分ができるため，患者の重症度（頸部伸展能力の程度）を医療者間で共有することが可能であると考えられる（表1）．

文献

1) Brodell Jr JD, et al：Dropped head syndrome：an update on etiology and surgical management. *JBJS Rev* **8**：e0068, 2020
2) Endo K, et al：Histopathological characteristics of cervical extensor tissue in patients with dropped head syndrome. *Eur J Med Res* **26**：135, 2021
3) Endo K, et al：Contrast-enhanced magnetic resonance imaging in patients with dropped head syndrome. *Spine*（*Phila Pa 1976*）**49**：385-389, 2024
4) Igawa T, et al：Establishment of a novel rehabilitation program for patients with dropped head syndrome：short and intensive rehabilitation（SHAiR）program. *J Clin Neurosci* **73**：57-61, 2020
5) Katz JS, et al："Isolated neck extensor myopathy：a common cause of dropped head syndrome. *Neurology* **46**：917-921, 1996
6) Mori T, et al：Dropped head syndrome treated with physical therapy based on the concept of athletic rehabilitation. *Case Rep Orthop* **2020**：8811148, 2020
7) Sano H, et al：A novel diagnostic examination for dropped head syndrome（DHS）（prone position cervical extension test；DHS test）. *J Orthop Sci* **29**：1179-1182, 2024
8) 佐野裕基，他：腹臥位前方注視テストが有用であった首下がり症候群の4例．運動器リハ **34**：81-86, 2023
9) Sharan AD, et al：Dropped head syndrome：etiology and management. *J Am Acad Orthop Surg* **20**：766-774, 2012

❸ 画像所見

▶▶ X 線

水谷　潤・浦田龍之介・石井　賢

　首下がり症候群（dropped head syndrome：DHS）における X 線画像検査は，全脊柱アライメント，頸椎の可動性・不安定性，DHS のタイプ分類の把握などを目的に行われ，一般に立位全長 2 方向，頸椎 6 方向を撮影する．本項では，DHS 診療で用いられる X 線学的パラメータについて概説する．

各 X 線学的パラメータの評価法とその解釈

1 前方注視障害の重症度を評価する X 線学的パラメータ

　DHS の主たる症状は前方注視障害である．前方注視の客観的指標は chin-brow vertical angle（CBVA）であり，これは外観写真と X 線画像の両方で評価することができる[6]．しかし，X 線画像を用いて CBVA を測定する場合，額が投影されるように頭部全体を撮影する必要があり，重度の DHS 患者においてはしばしば撮影が困難となる．CBVA に代わる前方注視障害の客観的指標として，McGregor's slope（McGS）がある[12]．これは硬口蓋と後頭骨が投影されていれば測定できるため，比較的容易に評価できる．先行研究では，CBVA と McGS は高い相関関係を示すことが報告されている．図 1 に，CBVA と McGS の測定方法を示す．

2 頭部および頸椎の sagittal imbalance（矢状面インバランス）を評価する X 線学的パラメータ

　頭部および頸椎の sagittal imbalance を評価する X 線学的パラメータとして，以下の指標を示す．また測定方法を図 2 に示す．

頭部重心線（center of gravity plumb line：COG PL）・C2 plumb line（C2 PL）・C7 plumb line（C7 PL）：

　これらの指標は，頭部および頸椎の sagittal imbalance を評価する際のランドマークとして重要である．COG PL と C7 PL は，頸椎後弯変形の治療において，姿勢アライメントの改善や再建のための指標として扱われている[11]．COG PL は頭蓋重心線であるとともに，真の重心線であることがわ

48　第 2 章　診察と検査

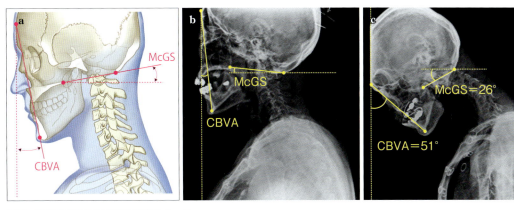

図1 前方注視のX線学的パラメータ
a：イラスト（正常），b：70歳代，女性（正常），c：70歳代，女性（首下がり症候群の患者）
CBVA：垂線と，額と下顎を結んだ線の成す角度
McGS：水平線と，硬口蓋と後頭骨を結んだ線の成す角度

かっている．C7 PLは体幹重心を表している[10,14]．

C2-7 sagittal vertical axis（C2-7 SVA）：

頸椎sagittal imbalanceの指標として扱われる．DHS患者のC2-7 SVAは大きな値を示す傾向にある[7,10]．また，C2-7 SVAが40 mm以上の場合，頸椎固定後の健康関連指標（health-related quality of life：HR-QOL）が悪くなると報告されている[13]．

COG-C7 SVA：

COG-C7 SVAは健常者の場合30 mm以内と報告されている[14]．このことを，「occiput-trunk（OT）concordance（後頭骨と体幹の一致）」といい，頭部と体幹の位置関係が良好であることを示唆している．言い換えれば，正常では頸椎は大きな可動域を有しているため，頸椎を動かすことで頭蓋重心と体幹重心を一致させることができているのである．しかし，頸椎の後弯が強まると，頸椎可動域が減少し，COG-C7 SVAの増大が生じる．COG-C7 SVAが30 mmを超える場合，「OT discordance（後頭骨と体幹の不一致）」とよばれる[10]．

C2-7 angle：

頸椎前弯を示すパラメータである．頸椎が前弯位の場合に＋，後弯位の場合に－と表記する．cervical lordosis（CL）として使用されることもある．

T1 slope：

T1 slopeは胸腰椎変形を類推する重要なX線学的パラメータであり，DHS診療においても，T1 slopeの計測とその解釈は非常に重要となる．首下がりによって頸椎後弯が増大した場合，COG-C7 SVAが増大するとともに，DHS患者は頭部を骨盤の上へ乗せるためにC7 PLが後方へ偏位し，T1 slopeの減少が生じる．この場合，PI（pelvic incidence）に対してLL（lumber lordosis）が大きくなり，腰椎の過前弯が生じることとなる[3,10]．対照

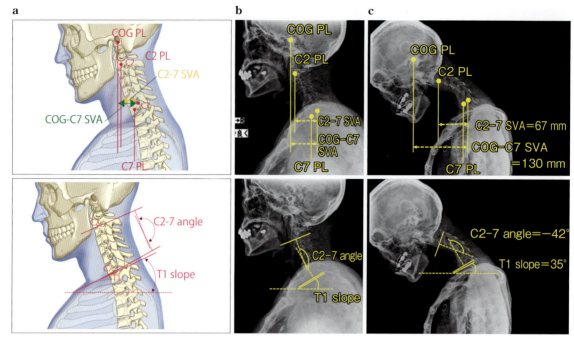

図2 頭部および頸椎の sagittal imbalance 指標としての X 線学的パラメータ
a：イラスト，b：70 歳代，女性（正常），c：70 歳代，女性（首下がり症候群の患者）
COG PL：外耳道から下ろした鉛直線
C2 PL：C2 椎体中心から下ろした鉛直線
C7 PL：C7 椎体中心から下ろした鉛直線
C2-7 SVA：C2 PL と第 7 頸椎上位終板後縁との距離
COG-C7 SVA：COG PL と第 7 頸椎上位終板後縁との距離
CL（C2-7 angle）：C2 下位終板と C7 下位終板との成す角度
T1 slope：T1 上位終板と水平線との成す角度
注）COG-C7 SVA と C2-7 SVA は重なるが，図2ではわかりやすいようにずらして示している．

的に，T1 slope が比較的大きい場合には，頸椎後弯に対する胸腰椎による代償が機能していない可能性を疑う[3]．このような場合には，DHS といえども胸腰椎に対する外科的処置を考慮する必要があると考えられる．

また，近年の研究では，T1S-CL（T1 slope 値と C2-7 angle 値の差）が，胸腰椎変形における PI-LL と同様に，頸胸椎の調和を示すパラメータであることが示唆されている[1,4]．この指標は DHS 患者における疾患特異的な X 線パラメータであると報告されている[9]．

3 脊柱の global alignment を評価する X 線学的パラメータ

脊椎の global alignment を評価する X 線学的パラメータとして，以下の指標を示す．また測定方法を図3に示す．

C7 sagittal vertical axis（C7 SVA）：
C7 SVA は全脊柱の sagittal imbalance を評価する重要なパラメータである．DHS 患者の場合，SVA プラス（＋）と SVA マイナス（−）の2つに大別でき，それぞれのタイプで胸椎と腰椎の X 線パラメータの特徴が異な

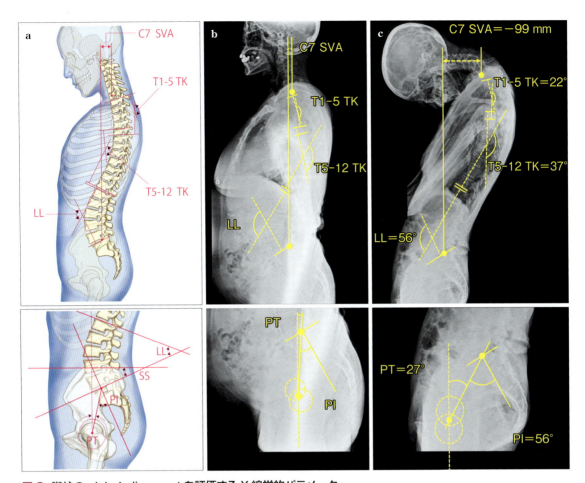

図3 脊柱の global alignment を評価する X 線学的パラメータ
a：イラスト，**b**：70歳代，女性（正常），**c**：60歳代，女性（首下がり症候群の患者）
C7 SVA：C7 PL と仙骨終板後縁の鉛直線との距離
T1-5 TK：第1胸椎上位終板と第5胸椎下位終板の成す角度
T5-12 TK：第5胸椎上位終板と第12胸椎下位終板の成す角度
LL：第1腰椎上位終板と仙骨上位終板との成す角度
PI：両大腿骨頭の中心から仙骨上縁中心に引いた線と仙骨垂線が成す角度
PT：第1仙椎上上縁中央と両大腿骨頭の中心を通る鉛直線の成す角度
SS：第1仙椎上縁と水平線とのなす角度

る[7,10]．C2-7 SVA と合わせて評価を行うことで，頸椎と体幹との位置関係を評価できるため，重要な指標として認識されている．

thoracic kyphosis（T1–12 TK）・lumbar lordosis（LL）：

　TK と LL はそれぞれ胸椎後弯，腰椎前弯を示すパラメータである．TK と LL が正常から大きく外れている際には，胸腰椎変形が生じている，あるいは flexible な胸腰椎であれば，首下がりを胸腰椎で代償していると解釈できる．また，TK は T1-5 thoracic kyphosis（T1-5 TK）と T5-12 thoracic kyphosis（T5-12 TK）の2つに分けて評価することで，いわゆる上位胸椎と中・下位胸椎を区別して評価できる．先行研究では，リハビリテーションが奏効した症例は T1-5 TK の減少，すなわち上位胸椎の後弯が改善

すると報告されている[8].

pelvic incidence（PI）：

PI は各個人の固有の骨盤形態角である．DHS 患者においても，PI-LL mismatch のいわゆる胸腰椎の脊柱変形を伴う場合がある[7].

pelvic tilt（PT）：

PT は骨盤前後傾の指標である．DHS 患者の場合，正常より大きいと，胸腰椎の脊柱変形を骨盤後傾によって代償していると解釈できる．

sacral slope（SS）：

仙骨の傾きを示す指標で，SS が小さいと腰椎前弯が少なくなる．

動態撮影

頸椎の動態撮影によって，各椎体間における不安定性の有無や頸椎全体の可動域を評価できる．近年，頸椎屈曲位と頸椎伸展位における C2-7 angle の差（gROM）が，椎弓形成術後の後弯変形を予測する因子となりうることが報告されている[2].

まとめ

DHS は頸椎後弯位を呈する疾患であるが，多くの先行研究によって，全身に波及する異常脊椎アライメントを呈することが示唆されている．したがって，X 線画像を用いて頸椎の変形の程度や可動域を評価することに加え，頸椎以外のさまざまな X 線パラメータを用いて重心線やアライメント，代償機構の程度など，多角的な評価を行うことが重要であると考えられる．

文献

1) Chen HY, et al：Impact of cervical sagittal parameters and spinal cord morphology in cervical spondylotic myelopathy status post spinous process–splitting laminoplasty. *Eur Spine J* **29**：1052–1060, 2020

2) Fujishiro T, et al：Gap between flexion and extension ranges of motion：a novel indicator to predict the loss of cervical lordosis after laminoplasty in patients with cervical spondylotic myelopathy. *J Neurosurg Spine* **35**：8–17, 2021

3) Hashimoto K et al：Radiologic features of dropped head syndrome in the overall sagittal alignment of the spine. *Eur Spine J* **27**：467–474, 2018

4) Hyun SJ, et al：Clinical impact of T1 slope minus cervical lordosis after multilevel posterior cervical fusion surgery：a minimum 2–year follow up data. *Spine（Phila Pa 1976）* **42**：1859–1864, 2017

5) Igawa T, et al：Establishment of a novel rehabilitation program for patients with dropped head syndrome：Short and intensive rehabilitation（SHAiR）program. *J Clin Neurosci* **73**：57–61, 2020

6) Igawa T, et al：Association between the horizontal gaze ability and physical charac-

teristics of patients with dropped head syndrome. *Medicina*（*Kaunas*） **58**：465, 2022

7）石井 賢, 他：首下がり症候群の病態と治療. *MB Orthopaedics* **35**：81-89, 2022

8）Isogai N, et al：Radiographic outcomes of the Short and intensive rehabilitation（SHAiR）program in patients with dropped head syndrome. *JB JS Open Access* **8**：e23. 00016, 2023

9）Miyamoto, H：Radiological features of dropped head syndrome. *Eur Spine J* **33**：3941-3948, 2024

10）Mizutani J, et al：Global spinal alignment in cervical kyphotic deformity：the importance of head position and thoracolumbar alignment in the compensatory mechanism. *Neurosurgery* **82**：686-694, 2018

11）Mizutani J, et al：How cervical reconstruction surgery affects global spinal alignment. *Neurosurgery* **84**：898-907, 2019

12）Moses MJ, et al：McGregor's slope and slope of line of sight：two surrogate markers for Chin-Brow vertical angle in the setting of cervical spine pathology. *Spine J* **19**：1512-1517, 2019

13）Tang JA, et al：The impact of standing regional cervical sagittal alignment on outcomes in posterior cervical fusion surgery. *Neurosurgery* **71**：662-669, 2012

14）Yagi M, et al：Discordance of gravity line and C7PL in patient with adult spinal deformity—factors affecting the occiput-trunk sagittal discordance. *Spine J* **15**：213-221, 2015

❸ 画像所見

▶ CT

工藤理史

　首下がり症候群（dropped head syndrome：DHS）の病態評価や治療方針（主に手術治療）の検討に，CT所見は非常に重要である．本項ではDHS患者の頸椎変性と，手術治療を前提とした注意点などを主に述べる．

首下がり症候群（DHS）と頸椎変性

　DHSは頸椎後方伸筋群の障害によって引き起こされる病態であり，孤立性の頸椎伸筋群の筋炎（isolated neck extensor myopathy：INEM）が病因であると考えられている[1,6]．しかし，患者の多くは高齢者であり，骨関節にも加齢性変化が起きていることが多く，これらがその病態の一因となっている可能性がある．過去に筆者ら[2]は，DHS患者と年齢・性別をマッチさせた頸髄症患者の単純X線上の頸椎変性やアライメント，頸椎の可動域の特徴について詳細な比較検討を行っている．その結果，椎間狭小化，骨硬化，骨棘所見に関しては両群とも下位頸椎にいくほど変性が強くなるが，DHSは頸髄症に比較して有意に変性が強いという結果であった．反対に，すべりに関しては頸髄症ではほとんど認めないのに対し，DHS患者では97.5％に認め，80％が上中位C3/4，C4/5の多椎間すべりであった（図1）．このように，DHSの頸椎はたんに後弯しているだけではなく，下位頸椎を中心とした非常に高度な変性を伴っていることがわかっている．

DHSのCT所見とその有用性

　DHS患者では頸部痛を強く訴える患者が多く，単純X線での動態撮影では，ほとんど後屈できない症例も散見される．しかし，CTは通常仰臥位で撮影されるため，ほぼ最大伸展位に近い状態を評価することが可能である（図2）．DHS患者のCT所見においても，単純X線と同様に非常に高度な変性が存在する．多くの症例では，頸椎前方の骨棘やLuschka関節や椎間関節の強い変性を認めており，長期経過例では一部癒合傾向を認める

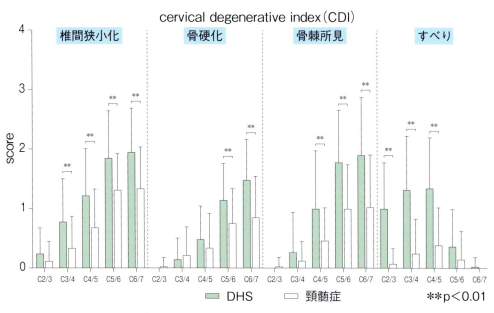

図1 首下がり症候群（DHS）と頚髄症の cervical degenerative index の比較

cervical degenerative index[5]を用いた頚椎変性の評価では，DHS，頚髄症ともに下位頚椎にいくほど椎間狭小化，骨硬化，骨棘所見は強くなり，DHSで優位に変性が強いという結果であった．逆にすべりは上位に優位に多く，DHSの97.5%にみられ，80%は多椎間すべりであった．

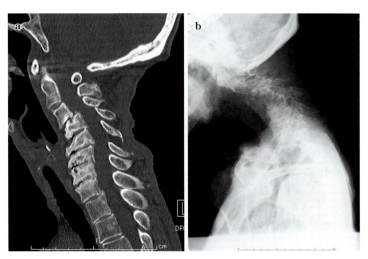

図2 首下がり症候群の症例（72歳，女性）の頚椎単純CT像と頚椎単純X線像

a：術前．頚椎単純CT矢状断．
b：術前．頚椎単純X線側面像（後屈位）．
X線像では拘縮を強く認めている．CTは仰臥位での撮影であり，頚椎の最大伸展位の可動域を確認できる．変性は非常に高度だが，可動性は残存していることがわかる．

症例も存在する（図3）．

　術前評価やプランニングにおけるCTの有用性は非常に高い．矯正に必要な椎弓根スクリューや外側塊スクリューの設置が可能かどうかの検討，

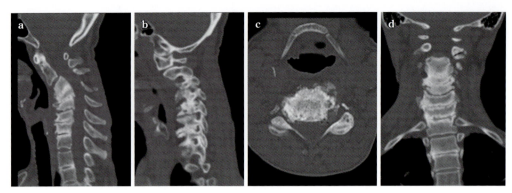

図3 首下がり症候群の症例（71歳，女性）の頸椎単純CT
a：矢状断像（正中），b：矢状断像（椎間孔断），c：水平断像，d：冠状断像
非常に高度な変性があり，C2，C3，C4ではほぼ癒合している．椎間関節やLuschka関節にも変性を強く認め，画像上の椎間孔狭窄がある．

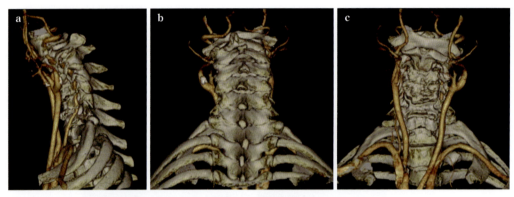

図4 首下がり症候群の症例（図3と同一症例）の造影3D-CT
a：側方，b：後方，c：前方
3D-CT（three dimensional-computed tomography）は手術時のイメージがつきやすく術前プランニングに有用である．前方椎間・後方椎間関節の癒合状況や椎骨動脈の走行を確認しやすく，筆者らは全例に施行している．

またサイズ決定には主にCTを用いる．変性が高度な場合には安全なアンカー設置が困難であり，スキップせざるを得ない頸椎高位も存在する．また，臨床症状を伴わない場合でもCT上では椎間孔狭窄を認める症例は多く，矯正手術を行う際には医原性の椎間孔狭窄や麻痺に注意を要する[3,4]．筆者らは頸椎インストゥルメンテーション手術の際には，必ず造影CTにて椎骨動脈の走行の評価を行い，安全なアンカー設置を心掛けている（図4）．

文献

1) Katz JS, et al：Isolated neck extensor myopathy：a common cause of dropped head syndrome. *Neurology* 46：917-921, 1996
2) Kudo Y, et al：Radiological features of cervical spine in dropped head syndrome：a matched case-control study. *Eur Spine J* 30：3600-3606, 2021

3）Lim CH, et al：Clinical analysis of C5 palsy after cervical decompression surgery：relationship between recovery duration and clinical and radiological factors. *Eur Spine J* **26**：1101-1110, 2017

4）Nakashima H, et al：Multivariate analysis of C-5 palsy incidence after cervical posterior fusion with instrumentation. *J Neurosurg Spine* **17**：103-110, 2012

5）Ofiram E, et al：Cervical degenerative index：a new quantitative radiographic scoring system for cervical spondylosis with interobserver and intraobserver reliability testing. *J Orthop Traumatol* **10**：21-26, 2009

6）Suarez GA, et al：The dropped head syndrome. *Neurology* **42**：1625-1627, 1992

❸ 画像所見

▶▶ MRI

宮本裕史

　首下がり症候群（dropped head syndrome：DHS）の病態を理解するうえで，magnetic resonance imaging（MRI）の有用性が報告されている．まずは一般的に脊髄圧迫の有無やその高位および程度，T2強調画像における髄内高輝度変化の有無，あるいは椎間孔狭窄の有無やその程度を確認しておくことは，手術の際に，はたして脊髄除圧や椎間孔拡大術が必要かどうかを決定するうえで大変有用である．

単純MRIにおける軟部組織の特徴的所見

　DHSに特異的な病態を理解するために，頸椎周辺の軟部組織の特徴について論じた報告がある．UeshimaらはDHSにおける軟部組織の特徴を明らかにするために，発症後6カ月以内にDHSと診断された35人の患者と，コントロールとして頸椎症患者32名を対象として，MRIにおけるDHSの特徴的な信号変化を調査した[5]．頸椎伸筋の評価はT2強調画像およびSTIR（short tau inversion recovery）像にて行い，棘間組織，前縦靱帯（anterior longitudinal ligament：ALL）および椎間板終板のModic変化の評価はT1，T2強調画像およびSTIRにて行った．頸椎伸筋の信号変化はDHS群とコントロール群でそれぞれ51.4％と6.3％，棘間組織では85.7％と18.8％，ALLでは80.0％と21.9％であり，頸椎伸筋，棘間靱帯，ALLにおける信号変化の頻度はDHS群で有意に高かった（$p<0.05$）（図1）．また，急性期のModic変化（I型）の発生頻度も，DHS群で有意に高かった（$p<0.001$）（図1）．

造影MRIにおける軟部組織の特徴的所見

　Endoらは，発症後7カ月以内に造影MRIを撮影したDHS患者34名と，コントロール群として年齢が一致した頸椎症患者32名について，頸椎伸筋の造影効果とその発生レベル，および筋肉の特徴的な増強形状について2

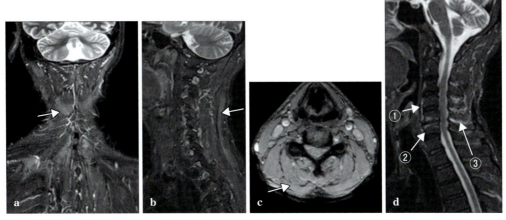

図1 首下がり症候群の患者のMRI（文献1から引用）
a〜c：T2強調像〔前額断（a），矢状断（b），水平断（c）〕における伸筋内部の高輝度変化を示す（矢印）．
d：T2強調STIR像（矢状断）における前縦靱帯（図中①），終板（図中②），棘間組織（図中③）の高輝度変化を示す（矢印）．

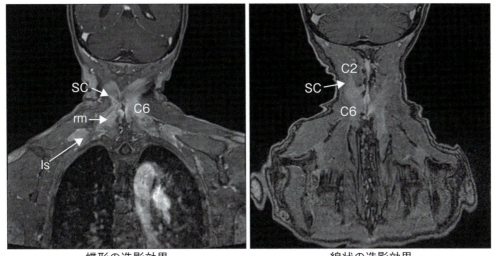

蝶形の造影効果　　　　　　　　　　線状の造影効果

図2 首下がり症候群の患者における頸椎伸筋群の造影MRI（前額断）（文献2から引用）
sc：頭板状筋　　rm：菱形筋　　ls：肩甲挙筋

群間で比較検討した[1]．DHS群で造影されたのは，頭板状筋が34例，菱形筋が23例，頸半棘筋が7例，肩甲挙筋が3例であった．コントロール群では，これらの伸筋はいずれも造影されなかった．造影パターンとしては，29例（85.3％）で蝶形，5例（14.7％）で線状の造影効果を認めた．造影効果はC6またはC7の棘突起付着部で発生していた（図2）．

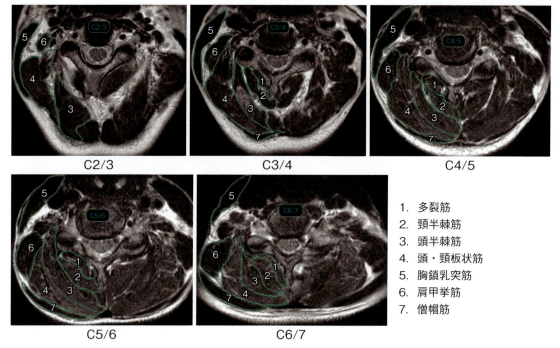

図3 MRI T2強調像水平断における頸椎周囲筋断面積の計測
頭板状筋と頸板状筋の区別をつけることは困難なため，同一面積として計測している．
C2/3高位では多裂筋，頸半棘筋，および僧帽筋は検出されない．

MRI水平断における頸椎周囲筋面積の評価

　　　　DHSは一般に頸椎の伸筋群の筋力低下が原因で頭部を保持できなくなると考えられているが，頸部を後方から観察した際に伸筋群が萎縮しているようにみえる．逆に，DHSの病態として，頸椎屈筋群が伸筋群よりも筋力や筋トーヌスが強いという仮説についても言及されている．しかし，MRIの水平断において頸椎周囲筋の断面積を測定した報告は希少である．
　　われわれは，DHS患者36名と頸椎症性脊髄症25名（コントロール群）の頸椎単純MRIを撮影し，T2強調像の水平断を用いて，C2/3からC6/7までの各レベルにおいて傍脊柱筋の断面積を測定した[4]（図3）．また，ヒストグラムにおけるピクセル強度を用いて頸椎伸筋の脂肪浸潤を測定した．データを2群間で比較検討したところ，DHS患者の頭・頸半棘筋と頭板状筋の断面積は，ほぼすべての高位においてコントロール群よりも有意に大きかった．ほかの伸筋の断面積はコントロール群と同等であった．一方，頸椎屈筋群の一つである胸鎖乳突筋の断面積は，C4/5/6/7高位においてDHS群でコントロール群よりも有意に小さかった．
　　DHS群を罹病期間別で比較すると，下位頸椎高位において慢性群（罹病期間1年以上）では急性群（罹病期間1年未満）より頸椎伸筋の断面積は

有意に小さく，廃用が原因であると推測された．C2-7 angle を＞30°と＜30°で分けて比較したが，頸椎後弯の重症度と傍脊柱筋面積の間に有意差はみられなかった．脂肪浸潤の割合も2群間で有意差は認めなかった．

結論として，本研究のMRI解析により，DHSの伸筋は萎縮しておらず，また屈筋も肥大していないことが明らかになった．さらに，伸筋の脂肪浸潤は，DHS患者における伸筋の筋力低下の原因ではないと考えられた．

DHS患者のX線学的特徴として，前方注視を得るために，頭蓋頸椎間では豊富な代償がはたらき，過前弯位をとる一方で[2]，C2 slopeは対象群と比べると有意に急峻であると報告されている[3]．われわれの行ったMRIでの伸筋群の断面積評価において，頭板状筋や頭半棘筋が肥大していることがわかり，これは頭蓋頸椎間での代償機構を反映している可能性がある．中・下位頸椎部での伸筋群の機能不全がDHS発生の一因である可能性があり，今後，病理学的検討や電気生理学的検査を加えて，さらなる検討が必要である．

文 献

1) Endo K, et al：Contrast-enhanced magnetic resonance imaging in patients with dropped head syndrome. *Spine*（*Phila Pa 1976*）**49**：385-389, 2024
2) Miyamoto H：Radiological features of dropped head syndrome. *Eur Spine J* **33**：3941-3948, 2024
3) Murata K, et al：Spinal sagittal alignment in patients with dropped head syndrome. *Spine*（*Phila Pa 1976*）**43**：E1267-E1273, 2018
4) Toriumi K, et al：Magnetic resonance imaging evaluation of cervical paraspinal muscles in dropped head syndrome. *Eur Spine J* 2025, doi：10.1007/s00586-025-08651-0
5) Ueshima T, et al：Magnetic resonance imaging findings in patients with dropped head syndrome. *J Orthop Sci*, S0949-2658（24）00062-9, 2024

❸ 画像所見

▶▶ 超音波検査

遠藤健司・鈴木 遼

　首下がり症候群（dropped head syndrome：DHS）の病態は，頸部伸筋群の脆弱化による頭頸部伸展障害である．しばしばX線像で棘突起間が頸椎屈曲動作で開大し（図1a），MRIで同部の棘突起間に輝度変化が生じている（図1b）．また，頸部超音波検査（エコー）にて棘突起間の病的開大（図1c，▶動画2-1）と棘突起間の血管増生を観察することができる．

　近年，われわれはDHSに対して，項靱帯再建・棘突起間制動術を行っており（第3章の「項靱帯再建・棘突起間制動術」の項参照），人工靱帯でC7-T2まで棘突起間を制動すると，棘突起間の弛緩が改善し，頭板状筋の筋硬度が低下することがエコーで観察される．

▶ 動画2-1
超音波検査：棘突起間の開大

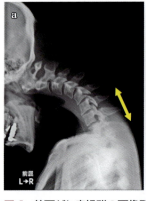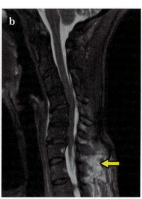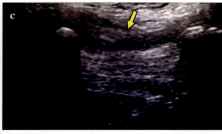

図1 首下がり症候群の画像所見
a：頸部X線側面像．頸部屈曲動作で棘突起間が開大している（矢印）．
b：頸部MRI矢状断像．同棘突起間に輝度変化が認められる（矢印）．
c：頸部エコー像．同棘突起間に病的開大（矢印）と血管増生が観察される．

超音波検査（エコー）に必要な頸部伸筋群の解剖

　頸部伸筋群は，存在する部位から頸椎と頭蓋骨を連結する筋肉，上肢と脊椎を連結する筋肉，そして肩甲骨と上腕骨を連結する筋肉の3つの筋群に分けられる（図2）．深層には多裂筋，頸半棘筋，頭半棘筋など，中間層

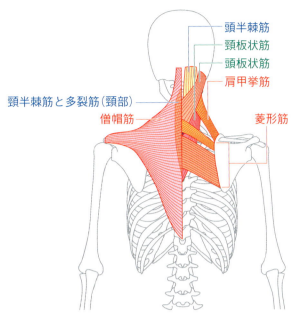

図2 頸部伸筋群の例
青字：ローカル筋（深層）；姿勢維持に働く筋肉
緑字：グローバル筋（中間層）；頭頸部の伸展・回旋運動に関わる筋肉
赤字：肩甲骨連結筋（浅層）；肩甲骨との連結に関与する筋肉

には，頭板状筋，頸板状筋など，浅層には，肩甲挙筋，僧帽筋などが存在する．深層筋である頸半棘筋はT3-5の横突起から起始してC2-5頸椎棘突起に付着し，頭半棘筋はT7から頭部にかけて存在して頭頸部伸展位起立筋であり姿勢保持に働く．中間層筋の頭・頸板状筋は，頭頸部の伸展運動，頸部の回旋運動に対する役割を担い，浅層筋の肩甲挙筋，僧帽筋は肩甲骨の動作に関与している[3]．

項靱帯は後頭骨から起始しC7棘突起に終止する．同靱帯は背側に存在するfunicular portionと腹側に存在するlaminar portionから構成される．funicular portionは，C6，C7高位では僧帽筋，小菱形筋，後鋸筋，頭板状筋筋膜から構成され，左右の共通筋の集合した強力な線維束となって棘突起と付着する．laminar portionはC1-7棘突起の深層に達し，棘間靱帯と分離することが困難な状態で接している脂肪組織を含む疎性結合組織から構成される．左右の伸筋群をfunicular portionで束ねて靱帯組織を形成し，下位頸椎の伸展機能を安定化させる働きがある[4]（図3）．頸椎前屈時の項靱帯の動きは伸展方向とともに前方移動するため靱帯にかかる力は強くなく，その付着部（C7）に大きな力が加わる．

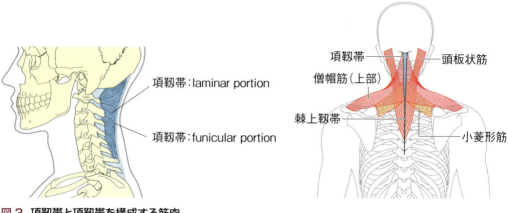

図3 項靱帯と項靱帯を構成する筋肉

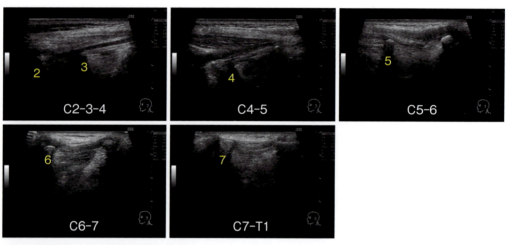

図4 頸部エコーによる棘突起間の観察
図中番号は頸椎高位を示す．

エコーによる項靱帯の観察

▶ **動画 2-2**
超音波検査による棘突起間の観察

▶ **動画 2-3**
超音波検査による頸椎前後屈での棘突起間の観察（正常例）

　エコー検査ではまず，C2からT1まで体軸に沿って項靱帯を観察する（図4，▶動画2-2）．棘突起間の弛緩と血管新生がみられないか確認する．
　DHSのエコー所見の確認では，頸椎前後屈の状態を観察する（▶動画2-3）．多くの症例では，C6-7，C7-T1の棘突起間が前屈位から後屈で大きく変化するのが観察される（図5，▶動画2-4）．発症急性期ではカラードップラー法で同部位に新生血管の発生が確認される（図6，▶動画2-5）．手術中に摘出した病理標本では，C6-7の項靱帯周囲の筋組織は変性壊死し，筋組織は膠原線維に置換され，血管新生も認めた[1,2]（図7）．

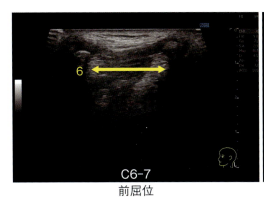

図5 頸部エコー像.
前屈位にて項靱帯の弛緩がみられる.

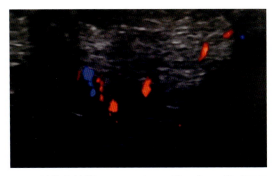

図6 発生急性期のエコーカラードップラー像（図5と同症例）
C6-7の棘突起間に血管新生が認められる.

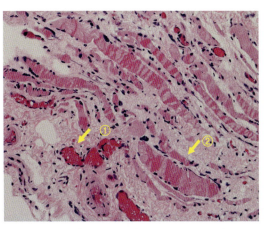

図7 C7項靱帯付着部の伸筋群の病理所見（図5と同症例）
筋組織の変性壊死（①）と血管新生（②）を認める.

代表症例

患者：74歳，女性．調理をしていて首が痛くなり，3カ月後に頭が上がらなくなった．

頸椎X線前屈像でC6-7棘突起間の開大（図8a）と，造影MRIでC6棘突起を中心とした造影効果を認めた（図8b）．エコーにて，前屈でC6-7棘突起間に開大と項靱帯の弛緩を認め（図9），同部の弛緩が主病変であると推察された．また，カラードップラーで血管新生の存在を認め，同部に筋損傷に対する反応性変化が存在していることが疑われた（図10）．

動画 2-4
超音波検査による項靱帯の弛緩の観察

動画 2-5
超音波（カラードップラー）検査による棘突起間の血管新生の観察

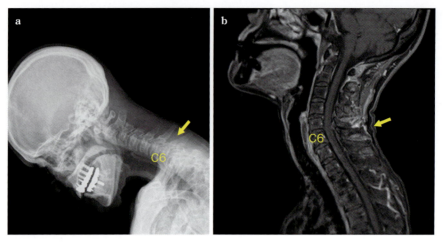

図8 症例（74歳，女性）
調理をしていて首が痛くなり，3カ月後に頭が上がらなくなった．
a：頸椎 X 線像（前屈位）にて棘突起間の開大が認められる（矢印）．
b：頸部造影 MRI 像にて造影効果を認める（矢印）．

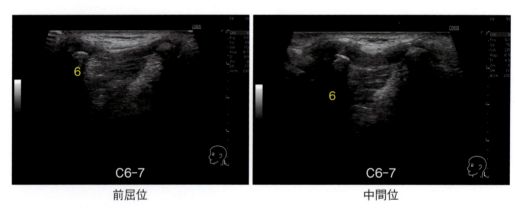

図9 図8の症例の頸部エコー所見
前屈位にて項靱帯の弛緩が認められる．

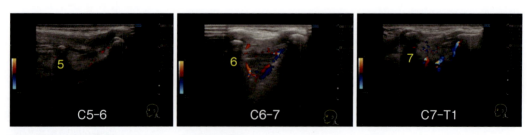

図10 図8の症例のエコーカラードップラー像
棘突起間の血管新生が認められる．

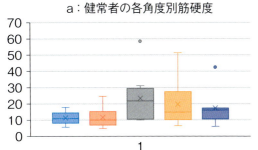
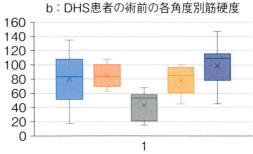
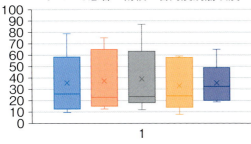
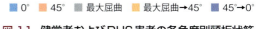

図11 健常者およびDHS患者の各角度別頭板状筋の筋硬度

頭板状筋の筋緊張の変化〔健常者および首下がり（DHS）患者における比較〕

1 健常者における各角度別筋硬度

まず初めに，健常者（n＝10）の各角度による頭板状筋の筋硬度変化のグラフを示す（図11a）．

同グラフより健常者における頭板状筋の筋硬度は首を前屈させていくにつれて上昇し，元に戻していくと筋硬度は低下していくことがわかる．0°（中間位）から45°，45°から最大屈曲にむかうにつれての頭板状筋の筋硬度と，最大屈曲から45°，45°から0°に戻していくときの頭板状筋の筋硬度で違いがあることについては，首が0°（中間位）の状態では姿勢維持のために頭板状筋以外に多裂筋，頭半棘筋，頸半棘筋などが首を支えているため[3]，頭板状筋の筋硬度は高くはならないが，最大屈曲から首を起こす動作に関しては主に頭板状筋と頸板状筋に依存しているため[3]，筋硬度の上昇がみられると考えられる．

2 DHS患者の各角度別筋硬度─項靱帯再建・棘突起間制動術前後の比較

次に，項靱帯再建・棘突起間制動術を受ける重症例のDHS患者（n＝5）の術前の各角度による頭板状筋の筋硬度変化のグラフを示す（図11b）．

同グラフより重症首下がり患者の筋硬度は，0°（中間位）で最も筋硬度

超音波検査　**67**

が高く，首を屈曲していくにつれて低下し，首を元に戻そうとすると筋硬度は上昇する．個人差はあるが，重症の DHS 患者では 0°（中間位）で筋硬度の水位が最も高く，最大屈曲では筋緊張が失われて頭が垂れてしまい，筋硬度は低値を示していた．

次に重症 DHS 患者（n＝5）の術後の各角度別頭板状筋の筋硬度変化のグラフを示す（**図11c**）．

手術により頭板状筋を中心とした頸部伸筋群の緊張が回復したため，中間位にて過剰な筋緊張がかかることはなくなり，最大屈曲で筋緊張を保つことができるようになった．

まとめ：DHS の超音波像の特徴

①C6，C7 棘突起の項靱帯付着部で棘突起間の弛緩を認めた．
②C6，C7 棘突起の項靱帯付着部で棘突起間に血管新生を認めた．
③重症例では中間位で頭板状筋の筋緊張が高く，最大屈曲で脱力位となって筋緊張は低下した．

文 献

1) Endo K, et al：Histopathological characteristics of cervical extensor tissue in patients with dropped head syndrome. *Eur J Med Res* **26**：135, 2021
2) Endo K, et al：Case report：histological and imaging findings of cervical extensor muscles in a patient with poor outcome of dropped head syndrome after conservative treatment. *JOS Case Reports* **3**：136–140, 2024
3) 遠藤健司, 他（編）：解剖から理解する頚椎診療. 日本医事新報社, 2023
4) Johnson GM, et al：The fine connective tissue architecture of the human ligamentum nuchae. *Spine*（*Phila Pa 1976*） **25**, 5–9, 2000

❸ 画像所見

▶▶ 嚥下機能評価

早川周良

　首下がり症候群（dropped head syndrome：DHS）に対する頸椎の矯正手術は，①広範囲固定による頸椎の生理的な運動の消失，②前方手術による頸椎前方および周囲組織への侵襲，③アライメントの変化とそれに付随した軟部組織の状態変化などにより，稀に術後の嚥下障害が問題となることがある．われわれは DHS に対して頸椎の矯正手術を行い，術後に重篤かつ永続的な嚥下障害をきたした症例を経験し，報告した[2]．この経験を通して当科では耳鼻科医やリハビリテーション科医との協力のもと，DHS に対する手術前後で嚥下機能評価を行っており，本項ではその方法について紹介する．

術前後に行う嚥下機能評価

1 嚥下評価ツール（EAT-10）[1,4]（表1）

　Eating Assessment Tool-10（EAT-10）は 10 問の質問からなる嚥下障害のスクリーニングツールである．各質問に対して 0〜4 点のスコアがつき，最大（最も悪いスコア）で 40 点となる．合計点数が 3 点以上で嚥下障害の可能性が示唆される（感度 0.758%，特異度 0.749%）．「自覚所見の評価」として有用であり，どの程度飲み込みに不自由を感じているかを評価することができる．

2 嚥下内視鏡検査（VE）

　嚥下内視鏡検査（videoendoscopic evaluation of swallowing：VE）は経鼻的に内視鏡を挿入し，主に咽頭期の機能的異常の評価に適している．検査食を用いた実際の食物摂取の観察や唾液貯留の有無の観察，咽頭や喉頭の感覚の評価も可能である．内視鏡とモニターがあれば，ベットサイドでも実施することができるため，時間や場所の制約がない．一方で，観察できるのは主に咽頭と喉頭であり，嚥下の全体像の把握には，次に述べる嚥下造影検査に比べて劣る．「他覚的評価」として有用であり，兵頭スコア[3]（表2）

表1 EAT-10（文献4より筆者作成）

以下の質問に対してあてはまる点数に○をつけてください	0＝問題なし		4＝ひどく問題		
1．飲み込みの問題で体重が減少した	0	1	2	3	4
2．飲み込みの問題があるために外食に行けない	0	1	2	3	4
3．液体を嚥下するときに余分な努力が必要だ	0	1	2	3	4
4．固形物を嚥下するときに余分な努力が必要だ	0	1	2	3	4
5．錠剤を飲み込むときに余分な努力が必要だ	0	1	2	3	4
6．飲み込むことが苦痛だ	0	1	2	3	4
7．食べる楽しみが飲み込みによって影響を受けている	0	1	2	3	4
8．飲み込むときに食べ物が喉にひっかかる	0	1	2	3	4
9．食べるときに咳がでる	0	1	2	3	4
10．飲み込むことはストレスだ	0	1	2	3	4
				合計点数	

表2 兵頭スコア（嚥下内視鏡所見のスコア評価基準）（文献3より引用）

①喉頭蓋谷や梨状陥凹の唾液貯留

0．唾液貯留がない
1．軽度唾液貯留あり
2．中等度の唾液貯留があるが，喉頭腔への流入はない
3．唾液貯留が高度で，吸気時に喉頭腔へ流入する

②声門閉鎖反射や咳反射の惹起性

0．喉頭蓋や披裂部に少し触れるだけで容易に反射が惹起される
1．反射は惹起されるが弱い
2．反射が惹起されないことがある
3．反射の惹起が極めて不良

③嚥下反射の惹起性

0．着色水の咽頭流入がわずかに観察できるのみ
1．着色水が喉頭蓋谷に達するのが観察できる
2．着色水が梨状陥凹に達するのが観察できる
3．着色水が梨状陥凹に達してもしばらくは嚥下反射が起きない

④着色水嚥下による咽頭クリアランス

0．嚥下後に着色水残留なし
1．着色水残留が軽度あるが，2～3回の空嚥下で wash out される
2．着色水残留があり，複数回嚥下を行っても wash out されない
3．着色水残留が高度で，喉頭腔に流入する

を用いて定量的に評価することができる．最大（最も悪いスコア）は12点で，7点以下であれば経口摂取可能，9点以上は経口摂取困難と判断される．

表3 嚥下造影検査評価表（昭和大学病院耳鼻咽喉科作成）

正面像				側面像		良		悪
声帯可動性	□右低下	□左低下		認知期	口腔内のためこみ	□3		□1
喉頭蓋谷残留	□右	□左		口腔期	口唇閉鎖	□3	□2	□1
					咀嚼運動	□3	□2	□1
梨状陥凹残留	□右	□左			舌の送り込み	□3	□2	□1
通過経路	□右	□左		咽頭期	軟口蓋挙上（鼻咽腔閉鎖）	□3	□2	□1
					舌根と咽頭後壁の接触	□3	□2	□1
器質的疾患	□あり				舌骨の動き	□3	□2	□1
梨状陥凹開大	□右不良	□左不良			喉頭挙上	□3	□2	□1
					食道入口部開大	□3	□2	□1
食道相	□異常狭窄	□アカラシア			喉頭閉鎖	□3	□2	□1
	□食道内逆流	□胃食道逆流			喉頭蓋の動き	□3		□1
					食道蠕動	□3	□2	□1
					食道括約筋開大	□3	□2	□1

3 嚥下造影検査（VF）

　嚥下造影検査（videofluoroscopic examination of swallowing：VF）は透視室で行う検査である．使用する造影剤の種類や量は施設によって異なる．この検査では，口腔，口蓋，咽頭，食道期の嚥下を総合的に評価（嚥下全体像の評価）することが可能である．患者には椅子に座ってもらい，自然な姿勢で造影剤の飲み込みを行う（DHS の患者では普段の食事の姿勢をとってもらうため，努力姿勢になる場合がある）．適量のバリウムをいったん口腔内に保持してもらい，「一気に飲み込んでください」という指示に合わせて，透視画像の正面像と側面像をビデオ撮影する．当院では1秒間に4フレーム（fps）で録画して電子カルテに記録している．記録したものを検査後にスロー再生することで詳細な評価が可能となる．側面像では頸椎の運動と連動した嚥下の一連の流れが捉えやすい．正面像では側面像で捉えにくい咽頭通過の左右差や咽頭残留を評価することができる．

　当院では耳鼻咽喉科で独自に作成した評価方法を使用している（**表3**）．この評価法では，嚥下のどのフェーズのどの動きに異常があるのかを詳細に評価することができる．筆者らは側面像でみられる嚥下時の頸椎の運動（生理的前弯を消失する動きや chin down する動作など）が大きい場合には，広範囲な固定術は術後嚥下障害のリスクがあるため，注意が必要であると考えている．

嚥下機能評価　**71**

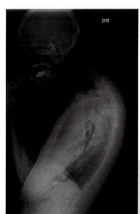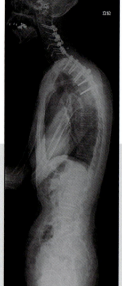

C2-7 SVA	88mm
C7 SVA	−106mm
CL	−30°
T1 slope	28°
TK	26°
LL	55°
PI	38°
PT	15°
PT-LL	−17°

術前

C2-7 SVA	72mm
C7 SVA	24mm
CL	22°
T1 slope	53°
TK	48°
LL	47°
PI	41°
PT	8°
PT-LL	6°

術後

図1 首下がり症候群の全脊椎矢状面像での手術前後の比較(70歳,男性)
SVA:sagittal vertical axis　　CL:cervical lordosis　　TK:thoracic kyphosis　　LL:lumbar lordosis
PI:pelvic incidence　　PT:pelvic tilt

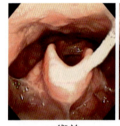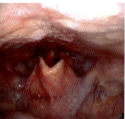

a:術前　　　　　　b:術後

兵頭スコア

	術前	術後
唾液貯留	1	2
咳嗽反射惹起性	2	2
嚥下反射惹起性	0	3
咽頭クリアランス	0	2
合計	3	9

図2 手術前後の嚥下内視鏡検査(動画2-6参照)
a:術前から咳嗽反射惹起性の低下はあったが,嚥下自体はスムースに行えていた.
b:術後は嚥下反射の惹起性が低下して,咽頭クリアランスも悪化している.

症例提示

動画2-6
嚥下内視鏡検査(頸椎矯正手術後に嚥下機能障害が生じた例)

　患者は70歳,男性.DHSに対して頸椎矯正手術を施行した(図1).術後に嚥下機能障害が生じ,経口摂取が困難となった.実際の術前後のVE(図2)とVF(図3)を動画付きで紹介する.

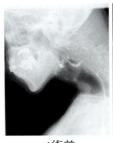 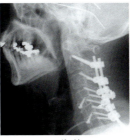

a：術前　　　　　b：術後

嚥下機能検査評価（側面像）		
	術前	術後
認知期	3	3
口腔期	9	8
咽頭期	27	17
合計	39	28

図3　手術前後の嚥下造影検査（▶動画2-7参照）
a：術前の姿勢は不良だが，バリウムが食道まで流れる様子はスムースで，咽頭での貯留もない．
b：術後は姿勢は改善しているが，嚥下の反射が困難で，咽頭でのバリウム残渣があり，複数回の嚥下運動が必要な状態．

▶**動画 2-7**
嚥下造影検査（頸椎矯正手術後に嚥下機能障害が生じた例）

まとめ

本稿では，DHSに対する手術症例において，当教室で行っている嚥下機能評価方法について述べた．提示したような症例は非常に稀なケースであるが，回避すべき合併症である．術後の嚥下障害を防ぐためには，適切な手術手技，術式選択，そして適切な術前評価を踏まえた症例選択が重要である．今後はどのような症例で術後嚥下障害のリスクが高いかを見極めることが重要な課題といえる．

文献

1) Belafsky PC, et al：Validity and reliability of the Eating Assessment Tool (EAT-10). *Ann Otol Rhinol Laryngol* **117**：919-924, 2008
2) 早川周良，他：首下がり症候群術後に重篤な嚥下障害を生じた一例．第29回日本脊椎・脊髄神経手術手技学会抄録集，p396, 2022
3) 兵頭政光，他：嚥下内視鏡検査におけるスコア評価基準（試案）の作成とその臨床的意義．日耳鼻会報 **113**：670-678, 2010
4) 若林秀隆，他：摂食嚥下障害スクリーニング質問紙票EAT-10の日本語版作成と信頼性・妥当性の検証．静脈経腸栄養 **29**：871-876, 2014

❸ 画像所見

▶▶ 筋電図所見

関口兼司

首下がり症候群（DHS）の鑑別

　首下がり症候群（dropped head syndrome：DHS）は，体軸に対して頭部が前屈した状態が持続し，前方注視が障害される状態であり，高齢者に多いことから近年注目されている[21]．症候としての「頭部下垂」において，骨性の要素が少ない，あるいは一義的要因とは考えにくい"機能性"の頭部挙上位保持困難である病態を本項の対象とする．すなわち，他動的に頭部を正中位まで修正可能であるが自力では修正できない，または長時間維持できないために，頸部前屈位が持続し前方視が障害されている状態，とする．おのずから原因が首の伸筋の衰弱によるものと，それ以外の中枢神経疾患を含む姿勢異常に大別される．前者も後者もさまざまな疾患が含まれるため，DHSの原因疾患はきわめて多彩である．

　頸部伸筋群の筋力低下（神経筋疾患など）が原因であるのか，錐体外路性などの中枢性の異常姿勢（ジストニアなど）が原因であるのかを鑑別することは容易ではない．診察では，まず他動的に頸部を正中に戻すことを試み，容易に可能であれば神経筋疾患を疑い，頸部伸筋群の筋力評価を行う．ただし後頸部筋の疲労を呈するだけの場合や，一時的にでも自力で正中位まで頭部を挙上できる程度の軽度の筋力低下を示す患者においては，頸部伸筋群の徒手筋力テストは信頼性に乏しい．視診においては，患者を側方から観察すると多くの場合，膨隆した肩甲挙筋と，過剰に伸展され木のように硬くなった僧帽筋と板状筋[†1]が確認できる[6]．肩甲挙筋の膨隆は比較的よくみられる所見で，代償性収縮であるといわれており，この筋群が主体となって前屈位を作っているわけではない．

　錐体外路性疾患の場合は，仰臥位で胸鎖乳突筋や広頸筋などの浅層の前頸部筋が過剰収縮していることもあるが，立位時にこれら表在の前頸部の筋肉の膨隆を観察できることは少なく，中枢神経の関与による姿勢異常であったとしても，椎前筋などの深部筋の過剰収縮か，本来収縮すべき頸部伸筋群が無収縮であるためと考えられる[8]．実際には四肢に明らかなパーキンソニズムや筋力低下などの手がかりがない場合，頸部の診察のみで診

> ### 🔑 Key Word
>
> **†1 （頭）板状筋（sple-nius capitis）**
>
> C7棘突起および項靱帯に起始し，後頭骨および乳様突起に終止する僧帽筋の一つ下の層にある筋で，頭頸部の後方伸展に強く作用する．

断に至らないことが多い．特に首下がり状態が長期にわたり，二次的に頸椎アライメントが変化し，頸椎後弯の固定化と疼痛のため可動域制限をきたしている場合は所見がさらに複雑になる．そのため，診療時点での理学所見は一義的な原因を必ずしも反映していない可能性がある．筋電図による生理学的評価はそのような場合の鑑別診断に有用である．

筋電図所見：誘発筋電図・表面筋電図・針筋電図

臨床において診断目的で用いられる筋電図検査は，大きく誘発筋電図，表面筋電図，針筋電図に分けられる．誘発筋電図はさらに，神経伝導検査と反復神経刺激試験に分けられる．DHSの診断におけるそれぞれの検査の役割を以下に述べる．

1 神経伝導検査（nerve conduction study：NCS）

神経伝導検査（NCS）は最も一般的に行われる筋電図検査の一つで，末梢神経を体表から電気刺激して，その遠位に存在する神経や筋肉の直上の皮膚に配置した電極から複合活動電位を記録するものである．主に末梢神経障害の診断に用いられるが，導出部位が四肢遠位部である場合が多く，体幹部の情報は得られにくい．DHSの鑑別の一つである運動ニューロン疾患では，複合筋活動電位[†2]振幅の低下と感覚神経電位の保持が特徴であるものの，診断における寄与度は低い．また，一般的にミオパチーでも複合筋活動電位振幅の低下はみられることがあるが，近位筋を評価しないかぎり所見が得られない場合もある．そのためDHSの鑑別診断においては必須の検査項目ではない．ほかの筋電図検査と比較して，神経伝導検査では感覚神経の異常を検出することができる．多彩な鑑別診断に挙がる疾患の多くは感覚神経の障害がみられないため，きわめて頻度は低いが，chronic inflammatory demyelinating polyneuropathy（CIDP）やシャルコー・マリー・トゥース病（Charcot-Marie-Tooth：CMT）といった一部の末梢神経障害による症例を除外するためには有用かもしれない[1,4,10)]

2 反復神経刺激試験
（repetitive nerve stimulation test：RNST）

反復神経刺激試験（RNST）は重症筋無力症をはじめとした神経筋接合部疾患の診断に用いられる検査で，神経伝導検査で行う神経刺激を短い時間間隔で繰り返し行うものである．神経伝導検査は，直下にあるすべての神経線維を脱分極させるために，被刺激神経の発火閾値を十分上回る強度の刺激である「最大上刺激」を行う．健常であれば，何度繰り返し最大上刺激をしても複合筋活動電位振幅に変化はみられない．一方で，神経筋接合部疾患においては2〜5 Hz程度の周波数で繰り返し刺激すると，複合筋

Key Word

†2 複 合 筋 活 動 電 位（compound muscle action potential：CMAP）

複数の運動神経軸索を同時に興奮させたときに，表面電極で測定できる筋活動電位が組み合わさったもの．その振幅の大小は一つひとつの運動単位電位の大きさと直接は相関しない．

筋電図所見 75

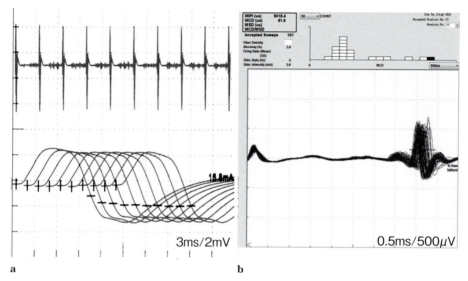

図 1 首下がりを呈した自己抗体陰性全身型重症筋無力症の反復神経刺激試験（a：3 Hz 副神経刺激僧帽筋導出）と単線維筋電図所見（b：顔面神経軸索刺激前頭筋導出）
反復神経刺激試験での減衰現象は基準以下（4%）であるが，単一筋線維活動電位の連続差平均値（mean consecutive difference）は 81.6 μs（基準範囲＜51 μs）と増大しており，神経筋接合部異常の存在が示唆される．

活動電位振幅が減少していく（減衰現象，decremental response）．これは安全因子（アセチルコリンを用いた化学伝達によって形成される終板電位と活動電位の発火閾値の比）の減少によるものであり，重症筋無力症やランバート・イートン筋無力症候群（Lambert-Eaton myasthenic syndrome：LEMS）といった神経筋接合部疾患だけでなく，筋萎縮性側索硬化症や球脊髄性筋萎縮症，脊髄性筋萎縮症といった運動ニューロン疾患でもみられる[25]．特異度は高くないが，本検査で異常があれば末梢性の神経疾患の関与が疑われるため，可能なかぎり施行することが望ましい．

施行する筋の選択は症例によって異なるが，DHS の鑑別においては，副神経刺激上部僧帽筋導出や腋窩神経刺激三角筋導出など体幹に近い近位筋の検索が重要となる．たとえ全身型重症筋無力症であったとしても，低頻度反復刺激試験の陽性率（10% 以上の振幅減衰を陽性とした場合）は 30〜80% とされており，<u>本検査の陰性をもって完全に否定することができないことは注意が必要である</u>[13]．LEMS（高頻度刺激による漸増現象や随意収縮負荷後の振幅増大が有名）でも，低頻度 RNST で減衰現象を呈する．神経筋接合部疾患が疑われるものの，RNST で明確な異常が指摘できない場合，より感度の高い単線維筋電図[†3]検査（single fiber electromyography）で異常所見が得られることもある（図 1）．

🔑 Key Word
†3 単線維針筋電図（single fiber electromyography）
微少な検出範囲をもつ電極を使って，運動単位を構成する数本の筋線維からの情報を検出する検査方法．神経筋接合部の機能を調べることができる．現在は一般的な針電極でも施行可能である．

3 表面筋電図（surface electromyography）

姿勢異常の機能的評価としての"筋電図"は，表面筋電図のことを指す

ことが多い．表面筋電図は，評価しようとする筋の直上に活性電極を，数cm離れた部位に基準電極を配置し，静止時あるいは動作時の放電パターンを記録し，筋全体の活動を評価するものである．記録される波形は，後述する針筋電図で得られる単一の運動単位電位ではなく，複数の運動単位の連続発火を合算した複合活動電位である．波形の大きさや干渉の程度，周波数解析結果，時間的変化，共同筋・拮抗筋の発火パターンを評価し，主に動作学的な解析を行う．首下がりのような姿勢異常を評価するにはきわめて有用で，評価した筋が活動しているかどうか，活動しているならどのように活動しているかを確認することができる．錐体外路障害に伴う振戦などの不随意運動を呈する患者では，律動的な群発放電が確認できる．

DHSにおける表面筋電図所見は，後頚部筋の筋力低下を原因とする症例であれば同筋の放電減少が，ジストニアをはじめとする中枢性疾患を原因とする症例であれば頚部前面の筋の放電増大がみられることが期待されるが，実際の検討結果の報告はさまざまである．例えばパーキンソン病の姿勢異常については，ジストニア様の主動筋以外の筋の共収縮が観察されているものの[15]，Pisa症候群（側屈）やcamptocormia[†4]（腰部前屈）などでは，屈曲側の対側の筋活動亢進がみられることがあるなど，多彩な報告があり，姿勢異常の原因としてジストニアの関与を強く支持する根拠は乏しい[2]．

一方，後頚部筋の筋力低下を原因とする場合，RNSTや後述する針筋電図検査で鑑別診断を進めるが，特定の神経筋疾患が否定され，筋力低下が頚部に限局していた場合，孤立性頚部伸筋群ミオパチー（isolated neck extensor myopathy：INEM）に分類されることになる[12,23]．INEMの少なくとも一部は均質な臨床像を示す．すなわち数日〜数週間の亜急性に首下がりが発症し，首の後ろに不快感を示すものの，感覚異常は伴わない．その後も筋力低下の部位は全身には拡大せず，多くの場合，短い期間で症状が固定する[24]．実際には長期経過してから医療機関を受診する場合があり，病歴ははっきりしないことも多い．INEM患者の表面筋電図検査においては，以下のほぼ共通した所見が得られる．すなわち，座位での頭部下垂位では後頚部筋（頭板状筋など）の持続的な筋放電があるのに対して，胸鎖乳突筋などの頚部前面筋群には放電がみられない（図2）．他動的に頭部を正中位に戻し，患者が努力する必要がなくなると，すべての放電は減少する．以上のことから，後頚部筋の持続放電は頭部がこれ以上前方に倒れるのを防ぐかのように，持続的に活動している代償的な所見と考えられる[8]．同様の所見はパーキンソン病のcamptocormiaにおいても確認されており，傍脊柱筋の筋力低下の程度によって，その代償の程度も異なると考えられる[16,27]．

4 針筋電図（needle electromyography）

針筋電図は主に同心針電極を筋肉内に刺入し，筋の安静時および随意収

Q Key Word

†4 camptocormia
立位時および歩行時に腰が高度に曲がって姿勢が前屈位をとってしまうこと．パーキンソン病でみられる姿勢異常の一つ．

筋電図所見　77

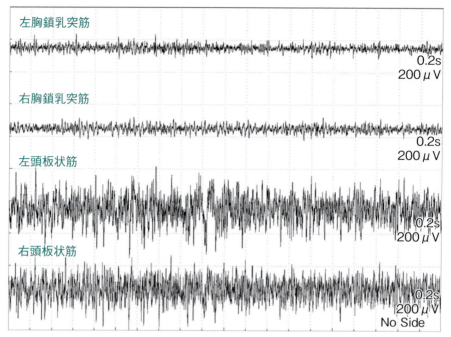

図2 首下がりを呈した孤立性頸部伸筋群ミオパチー（INEM）の表面筋電図所見
上段から順に左胸鎖乳突筋，右胸鎖乳突筋，左頭板状筋，右頭板状筋上に表面電極を貼付し，普段どおりの姿勢で立位保持をしてもらった時の記録である．頭部は前方に下垂し，chin-on-chest に近い状況であるが，前頸部筋の放電は乏しく姿勢を代償しようとする後頸部筋の持続的な放電を認める．他動的な頭位矯正で上記放電は軽減する．錐体外路性疾患を示唆する律動的な放電パターンはみられない．

縮時に出現する筋活動電位を記録するものであり，筋萎縮症や筋力低下をきたす病態の鑑別診断に広く用いられる．侵襲的，検査の実施と解釈に熟練が必要，客観性が乏しいなどの欠点を補ってあまりある多くの情報が得られる．とりわけ筋萎縮性側索硬化症（amyotrophic lateral sclerosis：ALS）やミオパチーの診断には必須の検査である．ALSの患者の約1％が首下がりで発症するとされる[7]．また，ミオパチーの特徴は，頸部筋をはじめとした近位筋の筋力低下であり，両者を区別するには針筋電図が最適である．

ALSの針筋電図では，脊髄分節に一致しない神経原性変化の分布，活動性変化と慢性変化の混在，fasciculation potential[†5]の存在などが診断の鍵であり，ミオパチーでは筋力低下のある筋における運動単位電位数の保持および早期干渉傾向，短持続電位などの myopathic unit の存在などが特徴的所見である[19]．

myopathic unit とは，「尖った成分をもつ小さな運動単位電位」であり，針先の近傍に位置する運動単位内で筋線維密度[†6]が低い部位があることを示している．運動単位電位波形の振幅は電極周囲半径0.5 mmにある筋線維に依存し，持続時間は電極周囲半径2～3 mmにある筋線維群の密度に依存するとされており[22]，電極の局在に大きな影響を受ける．線維自発電位に類似した筋線維密度の低い運動単位電位波形が記録された場合，電極

Key Word

†5 fasciculation potential
安静にしているにもかかわらず自発的に運動単位が発射することで記録される針筋電図所見．

Key Word

†6 筋線維密度
針電極のpick up areaに限られており，領域内に一つの同じ運動ニューロンに支配される筋線維が隣りあって集簇している（神経再支配が起こっている）と，筋線維密度は上がり，ミオパチー様に筋線維が疎らになると下がる．

の探査領域における一つの運動単位に属する筋線維数が減少している，または小径化していることが推定される．これがmyopathic unit の成り立ちである．ただし，検討している筋全体における病理が神経原性であっても，針先周辺に筋線維密度が低い部位が存在すると同様の波形は観察されることがあるため，この所見があることのみで背景疾患をミオパチーと判断することには慎重さを要する．

針筋電図検査における活動性の指標は，安静時自発放電（線維自発電位：fibrillation potential と陽性棘波：positive sharp wave〔Fib/PSW〕）である．これらは神経支配が絶たれて一定時間たった後の筋線維に変化が起こり，自発発火が出現することを針電極で記録したもので，当該筋に比較的急性の障害が起こっていることを示している[18]．この所見は神経原性でも筋原性でも出現する．一方で fasciculation potential は不随意に出現する運動単位電位で，健常者や他疾患でもみられるが，特に ALS において豊富にみられることが知られており，診断的意義が高い．少なくとも豊富な fasciculation potential がみられた場合，神経原性疾患の存在を支持する．安静時自発放電にしても随意収縮活動での異常所見にしても，どの筋の検査で所見があるかが診断には重要で，傍脊柱筋などの体幹筋は DHS において必須の検索部位となる．

傍脊柱筋の針筋電図検査は通常側臥位か腹臥位で行い，頸部の場合は棘突起を確認し，約2cm 側方から皮膚に垂直あるいはやや上方を狙って電極を刺入する[14]．または棘突起から2横指外側から内側方向に刺入する[17]．頸椎下部では浅層から僧帽筋，頭板状筋，頭半棘筋（内側），頭最長筋（外側），多裂筋と複数層重なっており，深部に行くほど該当する神経根レベルによる支配を強く受け，重複が少ないとされている．変形性頸椎症などによる神経根障害の際は，脊髄神経後枝の脱神経によりいち早く自発電位が出るため，障害レベルの診断に有用である．レベル診断のためには，胸腰椎部の場合は多裂筋を，頸部の場合は頭半棘筋を目標にエコーガイド下などで目指す[26]．運動単位電位の波形は，近位の四肢筋と比べて多相性が多いがおおむね違いはないとされているものの，随意収縮活動の観察が難しいことが多く，安静時自発放電の有無と軽度の随意収縮活動での運動単位電位の減少の有無について評価するのがよい[3,11]．変形性脊椎症の影響を受けにくい胸部傍脊柱筋において，活動性神経原性変化がみられた場合，ALS を示唆する所見であることが古くから知られている[5]．

INEM における針筋電図所見は，頸部傍脊柱筋において Fib/PSW といった安静時自発放電がみられ，運動単位活動電位の振幅と持続時間の減少を伴う筋原性変化があるとされる（図3）[12,3]．しかしながら，経過が短い症例では随意収縮活動で異常を捉えることはしばしば困難である．

針筋電図は最も筋力が弱い部位を検索することが原則であるが，DHS の場合は，可能なら頸部筋以外から施行することを推奨する[20]．常時過剰伸展させられている後頸部筋は二次的な障害をきたしている可能性が高く，

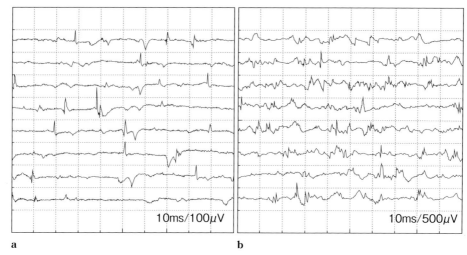

図3 首下がりを呈したINEMの針筋電図検査所見
a:安静時活動,b:随意収縮活動.頸部傍脊柱筋での記録.
安静時には線維自発電位や陽性棘波などの安静時自発電位が豊富にみられ,活動性変化があることがわかる.随意収縮活動では運動単位電位の減少はなく,持続時間の短い放電が散見され,神経原性変化よりは筋原性変化を示唆する所見である.

筋原性あるいは神経原性所見が得られた場合でもそれが根本的な原因を表す所見なのか,二次的変化を表しているのか判別が困難だからである.実際にパーキンソン病の首下がりの後頸部筋に筋炎性変化があり,ステロイド治療が奏効した例の報告は複数ある[9].

以上より,DHSの針筋電図検査を行う時は,表面筋電図,反復神経刺激試験の結果をよく検討し,運動ニューロン疾患か全身性ミオパチーかを鑑別するために,頸部以外での軽度の筋力低下を伴う筋で針筋電図を施行するとよい(三角筋や腸腰筋など).そのうえで,明らかに障害が後頸部に限局していると考えられる時は,頸部傍脊柱筋を検索する.傍脊柱筋の検査結果の判別が難しい時は,ほかの検査モダリティの所見を参考に診断を考えていく必要がある.

文献

1) Alhammad RM, et al: Myopathies presenting with head drop: clinical spectrum and treatment outcomes. *Neuromuscul Disord* **30**: 128-136, 2020
2) Artusi CA, et al: Predictors and pathophysiology of axial postural abnormalities in Parkinsonism: a scoping review. *Mov Disord Clin Pract* **10**: 1585-1596, 2023
3) Barkhaus PE, et al: Quantitative motor unit action potential analysis in paraspinal muscles. *Muscle Nerve* **20**: 373-375, 1997
4) Burakgazi AZ, et al: Dropped head syndrome due to neuromuscular disorders: clinical manifestation and evaluation. *Neurol Int* **11**: 8198, 2019
5) de Carvalho M, et al: Motor unit changes in thoracic paraspinal muscles in amyotrophic lateral sclerosis. *Muscle Nerve* **39**: 83-86, 2009
6) Doherty KM, et al: Postural deformities in Parkinson's disease. *Lancet Neurol* **10**: 538-549, 2011
7) Gourie-Devi M, et al: Early or late appearance of "dropped head syndrome" in amyotrophic lateral sclerosis. *J Neurol Neurosurg Psychiatry* **74**: 683-686, 2003

8) 林 欣霓, 他：種々の疾患にともなう首下がり症候群の病態生理学的分析―表面筋電図所見と理学療法の効果から. 臨床神経学 **53**：430-438, 2013

9) Hemmi S, et al：Dramatic response of dropped head sign to treatment with steroid in Parkinson's disease：report of three cases. *Intern Med* **50**：757-761, 2011

10) Hoffman D, et al：The dropped head syndrome with chronic inflammatory demyelinating polyneuropathy. *Muscle Nerve* **17**：808-810, 1994

11) Jeppesen TD, et al：Quantitative electromyography：Normative data in paraspinal muscles. *Muscle Nerve* **62**：358-362, 2020

12) Katz JS, et al：Isolated neck extensor myopathy：a common cause of dropped head syndrome. *Neurology* **46**：917-921, 1996

13) Lamb CJ, et al：Sensitivity and specificity of repetitive nerve stimulation with lower cutoffs for abnormal decrement in myasthenia gravis. *Muscle Nerve* **62**：381-385, 2020

14) Leis AA, et al：Atlas of Nerve Conduction Studies and Electromyography. Oxford University press, New York, 2013

15) Magrinelli F, et al：Upper camptocormia in Parkinson's disease：neurophysiological and imaging findings of both central and peripheral pathophysiological mechanisms. *Parkinsonism Relat Disord* **71**：28-34, 2020

16) Margraf NG, et al：Trunk muscle activation pattern in parkinsonian camptocormia as revealed with surface electromyography. *Parkinsonism Relat Disord* **44**：44-50, 2017

17) Preston DC, et al：Electromyography and Neuromuscular Disorders：Clinical-Electrophysiologic Correlations（expert consult-online）：*Elsevier Health Sciences*, Philadelphia, 2012

18) Sekiguchi K, et al：Fibrillation potentials of denervated rat skeletal muscle are associated with expression of cardiac-type voltage-gated sodium channel isoform Nav1.5. *Clin Neurophysiol* **123**：1650-1655, 2012

19) 関口兼司, 他：症例から考える針筋電図―神経筋疾患の診断にどう活用するか. 診断と治療社, 2017, ix, p179

20) 関口兼司：「首下がり症候群」への筋電図によるアプローチ―体幹部の筋電図検査の重要性について. 臨床神経生理学 **45**：190-197, 2017

21) Sharan AD, et al：Dropped head syndrome：etiology and management. *J Am Acad Orthop Surg* **20**：766-774, 2012

22) Stålberg E, et al：Standards for quantification of EMG and neurography. *Clin Neurophysiol* **130**：1688-1729, 2019

23) Suarez GA, et al：The dropped head syndrome. *Neurology* **42**：1625-1627, 1992

24) Umapathi T, et al：Head drop and camptocormia. *J Neurol Neurosurg Psychiatry* **73**：1-7, 2002

25) Wadman RI, et al：Dysfunction of the neuromuscular junction in spinal muscular atrophy types 2 and 3. *Neurology* **79**：2050-2055, 2012

26) Walker FO, et al：Indications for neuromuscular ultrasound：expert opinion and review of the literature. *Clin Neurophysiol* **129**：2658-2679, 2018

27) Wolke R, et al：Insufficiency of trunk extension and impaired control of muscle force in Parkinson's disease with camptocormia. *Clin Neurophysiol* **131**：2621-2629, 2020

④ 病理所見

遠藤健司

　首下がり症候群（dropped head syndrome：DHS）は頸部伸筋群の機能不全により発生する頸胸部後弯変形で，chin-on-chest deformity を呈する疾患である．頸椎症による後弯症と異なり，頸椎の骨や関節症性の変性は少なく，頸部伸筋群に病態が存在する．そのため，X線像では初期に異常を認めることはなく，造影MRIにて頸部伸筋群に非特異的なびまん性浮腫を認める（第3章の「項靱帯再建・棘突起間制動術」の項参照）ことが報告されている[2]．筋病理の所見では，非炎症性の非特異的筋炎[5]，結合組織増生[1]，伸筋群の不可逆性壊死変化[3]が存在することが報告されているが，病態について不明な点が多い．

　本項では，近年明らかになった DHS の病理所見，病態について述べる．

頸部伸筋群の解剖

　頸部伸筋群は，深層，中間層，浅層の3つの層から構成されている（図1）．深層は多裂筋など筋長の短い筋が層をなして姿勢維持筋として構成され，中間層は頸板状筋，頭板状筋など筋長の長い筋が頭部や頸部の動作筋として構成されている．浅層は，中間層の筋が円滑に動くよう僧帽筋などが覆いかぶさるように存在し，頭部，頸部，上腕骨，また肩甲骨を肩甲帯として引き寄せる連結筋として作用している．

　DHS の主な原因の一つに，C6，C7棘突起の項靱帯付着部の損傷が疑われており，造影MRIにて異常所見を認める[2]．項靱帯は，後頭骨からC6，C7，T1棘突起に吊り橋のように存在し，C6，C7棘突起には前屈動作で大きなメカニカルストレスが発生する（図2）．

首下がり症候群（DHS）11例における頸部伸筋群の病理像の検討[1]

　対象の11例は，手術に至った男性1例，女性10例，平均年齢69.6歳で，内訳は原疾患不明8例，パーキンソン病1例，関節リウマチ1例，抗

82　第2章　診察と検査

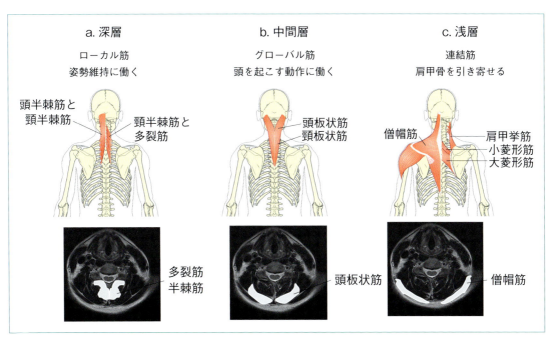

図1 頸部伸筋群の3つの層（深層，中間，浅層）のイラストとMRI画像

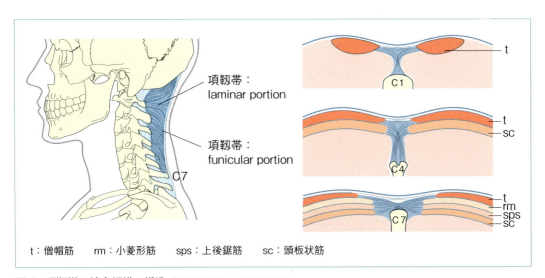

図2 項靱帯の結合組織の構造（右図は文献4より改変引用）
項靱帯は左右の僧帽筋，小菱形筋，上後鋸筋，頭板状筋から構成され，外後頭隆起より起こり，C7に付着する．

がん剤使用1例であった．4例は術中病理生検にて，7例は針生検にて検体を採取した．全例でHE染色での評価を行い，術中病理生検に関しては特殊染色（EVG染色）を追加した．

　全例で頸胸椎移行部の傍脊柱筋に変性を認めた．観察可能であった2例では僧帽筋，項靱帯の変性は全体的に少なく（図3，図4），C6付近の頸部伸筋群で筋細胞萎縮と筋間に膠原線維への置換が観察された（図5）．頸

病理所見　83

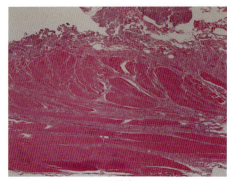

HE 染色　　　　　　　　　　　EVG 染色

図3　僧帽筋の変性の少ない組織像

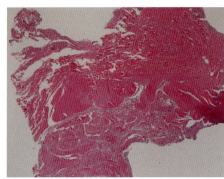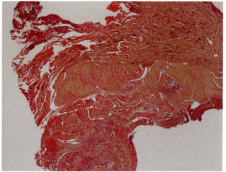

HE 染色　　　　　　　　　　　EVG 染色

図4　項靱帯の軽度変性の組織像

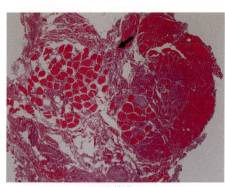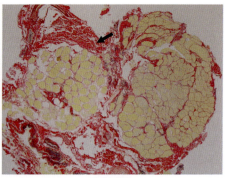

HE 染色　　　　　　　　　　　EVG 染色

図5　C6付近の頸部伸筋群の組織像
EVG染色にて筋細胞萎縮と筋間に膠原線維が観察された．

部伸筋群の項靱帯付着部の筋細胞の評価が可能であったものは8例で，炎症性細胞を認めたものは7例，壊死性所見が3例であった．一方，靱帯成分の評価が可能であったものは9例で，炎症性細胞を認めたものは3例，変性所見を認めたものは7例，壊死性所見が1例であった．C2高位〜C7

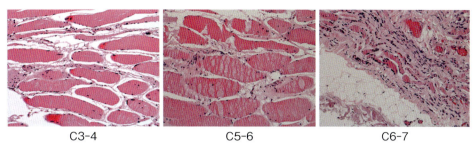

| C3-4 | C5-6 | C6-7 |

図6 下位頸椎の組織像（HE染色）
下位頸椎での変性，壊死が強かった．

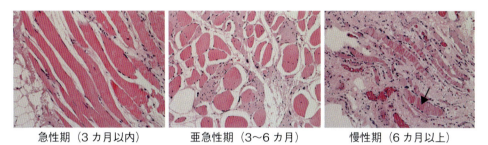

| 急性期（3カ月以内） | 亜急性期（3〜6カ月） | 慢性期（6カ月以上） |

図7 首下がり症候群の病期ごとの組織像（HE染色）（文献2より引用）
病期によって異なる組織像を呈し，項靱帯は急性期に変性は存在しなかった．
慢性期に筋萎縮壊死を認めた（矢印）．

高位までの頸部伸筋群の病理像を比較し得たものは2例で，中枢側では変性は少なく，末梢にいくに従い筋組織の肥大，断裂，変性，血管増生を認め，C6/7棘突起間で最も変性が強かった（図6）．前縦靱帯の評価は3例で可能であり，うっ血性変化，浮腫性変化を認めた．EVG染色にて棘間靱帯周囲の筋細胞の膠原線維への置換が観察された．予後不良であった症例の組織像では，非可逆性の筋組織の壊死を下位頸椎に認め，早期診断，治療の必要性が述べられている[3]．

病期と病理像

急性期，亜急性期（発症後6カ月未満）の症例の病理像は5例で観察可能で，筋細胞の評価では壊死，血管新生，萎縮を3例に，軽度の炎症細胞浸潤を3例に認めた．また，項靱帯の評価では変性例はなく，血管新生を4例に認めた．慢性期（発症後6カ月以降）の症例の病理像は10例で観察可能で，筋細胞において壊死，血管新生，萎縮を8例に認め，慢性炎症を4例に，項靱帯の変性，血管新生を8例に認めた．リウマチや感染性疾患のような炎症性所見は乏しく，退行性病変を中心とした非特異性変性所見を頸胸椎移行部に認めた（図7）．

DHS の病理像の特徴のまとめ

　　DHS 11 例の病理像を検討した結果からは，以下のような特徴が見出された．
1) 頸胸椎移行部の C6, C7 棘突起の項靱帯付着部での頸部伸筋群の変性壊死
2) 発症後 6 カ月以内では，軽度の非特異性炎症性細胞浸潤，血管新生，筋組織変性壊死，発症後 6 カ月以降では，頸部伸筋群の変性壊死，血管新生，萎縮，慢性炎症，項靱帯の変性が生じていた．

文　献

1) Endo K, et al：Histopathological characteristics of cervical extensor tissue in patients with dropped head syndrome. *Eur J Med Res* **26**：135, 2021
2) Endo K, et al：Contrast-enhanced magnetic resonance imaging in patients with dropped head syndrome. *Spine*（*Phila Pa 1976*）**49**：385–389, 2024
3) Endo, K, et al：Case report：histological and imaging findings of cervical extensor muscles in a patient with poor outcome of dropped head syndrome after conservative treatment. *JOS Case Reports* **3**：136–140, 2024
4) Johnson GM, et al：The fine connective tissue architecture of the human ligamentum nuchae. *Spine*（*Phila Pa 1976*）**25**：5–9, 2000
5) Katz J, et al：Isolated neck extensor myopathy：a common cause of dropped head syndrome. *Neurology* **46**：917–921, 1996

第 **3** 章

治療

❶ 治療選択の基本的な考え方

石井　賢・齋藤貴徳

　　首下がり症候群（dropped head syndrome：DHS）は頸胸椎が過度の後弯位により前方注視障害を呈する一連の症候群である．後弯の程度はさまざまで，首下がりによる頸部痛や嚥下障害などの症状を伴う例もあるが，その診断は比較的容易であり，外観や理学所見から DHS と診断される（第2章「診察と検査」参照）．しかしながら，その治療法は DHS を引き起こしている要因や患者の医学的・社会的背景や脊椎アライメントなどの身体的特徴によって，DHS 患者ごとに異なる．したがって丁寧な診察，検査と評価に基づいて治療を行うことが重要である．

　　本項では，DHS の治療選択における基本的な考え方について，自験例を含む過去の報告を紹介するとともに，それらを参考にした現在推奨される治療戦略を概説する．

海外における治療アルゴリズム

　　DHS の治療については，過去に治療アルゴリズムを示した論文が複数報告されている[1,2]．

　　Brodell らが報告したアルゴリズムは，頸椎後弯位から徒手的に伸展可能である flexible な頸椎を DHS と診断し，それらを①筋萎縮性側索硬化症（amyotrophic lateral sclerosis：ALS），パーキンソン病などの神経筋疾患による DHS と，②筋力低下が頸部伸筋のみに限局するとされる孤立性頸部伸筋群ミオパチー（isolated neck extensor myopathy：INEM）による DHS（第4章「筋疾患」参照）の2つに大きく分類し，前者は内科的治療を中心に，後者は理学療法単独あるいは理学療法と頸椎カラーでの治療を推奨している．理学療法と頸椎カラーでの治療に効果がなければ，外科的治療を考慮する（**図 1**）[1]．ここで Brodell らが扱う INEM はいわゆる特発性 DHS とほぼ同義語であると認識してよい．実際には原因が明らかでない DHS を特発性 DHS と定義し（第4章の「特発性首下がり症候群」の項参照），特発性 DHS の中に INEM が含まれると理解したほうがわかりやすいと考える．

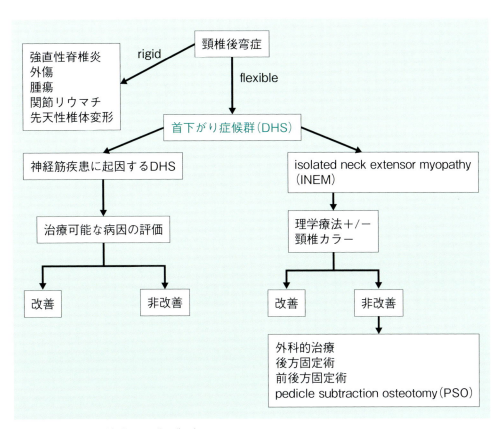

図1 Brodellらの治療アルゴリズム[1]

　本アルゴリズムの問題点を挙げるとすると，DHSの要因には代謝性疾患，自己免疫性疾患などさまざまな疾患が報告されているため（4頁「表1　首下がり症候群発症の原因」，209頁「表1　首下がり症候群をきたしうる筋疾患」参照），DHS患者を神経筋疾患に起因するDHSと特発性DHSの2つには分類できないことや，神経筋疾患に起因するDHSにおいても理学療法が著効する自験例（105頁「二次性DHSに対するSHAiRプログラムの治療例」参照）や報告が複数存在すること[13]，自験例において鎮痛薬を使用した薬物療法のみでもDHSが改善する特発性DHS症例を複数例経験していること[4]（97頁「首下がり症候群（DHS）の薬物療法のトピック」参照）など，本アルゴリズムに当てはまらない症例がいる点である．ほかにも，flexible typeなDHS患者のみならず，rigid typeのDHS症例も存在するため，こうした症例への対応も含めた戦略が必要となることが挙げられる（140頁「図1　首下がり症候群の手術治療：頸椎型，胸椎型に基づいた術式選択」参照）．
　Drainらは，神経筋疾患または自己免疫疾患に起因するDHSに対しては内科的治療を優先し，それ以外はINEMいわゆる特発性DHSとして，empiric immune-modulating therapy（経験的免疫調節療法†を推奨している（図2）[2]．本アルゴリズムは，74論文，129名のDHS患者で構成され

> **Key Word**
>
> † **経験的免疫調節療法 (empiric immune-modulating therapy)**
> 原因不明の病気に対して，免疫系の異常な活動を抑制することで，症状を改善しようとする治療法である．主に，ステロイドや免疫抑制薬などが用いられる．

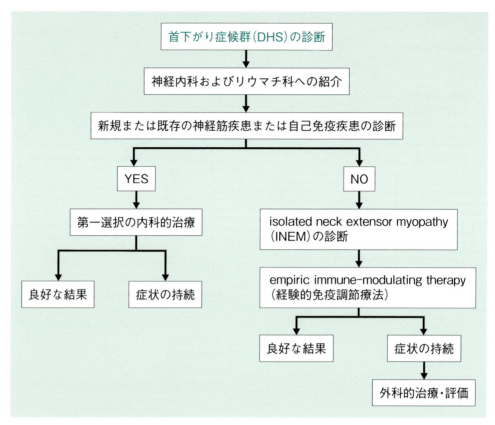

図2 Drainらの治療アルゴリズム[2]

たシステマティックレビューに基づいて提唱されており，平均年齢63.6歳，女性が63%，INEM 31.8%，パーキンソン病20.2%，重症筋無力症12.4%，ALS 7.0%であった．第一選択の内科的治療と免疫調節療法を併用した場合の治療反応率は87.5%であり，13例に実施されていた外科治療の成功率は92.9%と報告されている．日本から報告されている報告[3,7]との大きな違いは，Drainらの論文では，対象となったDHS患者における脳神経内科疾患患者の割合がきわめて高いという点である．本邦では特発性DHSの頻度が高いと報告されている（8頁「首下がり症候群（DHS）の原因」参照）点で異なる．また，同論文では経過観察，装具療法，リハビリテーション（リハ）といった治療は，臨床的な治療効果が低いであろうとの判断のもと，はじめから意図的に本アルゴリズムの適応から除外されている．しかしながら，前述のように，実際には，鎮痛薬を用いた薬物療法，理学療法，装具療法などの保存療法が著効することも少なくない（後述）．
このように，アルゴリズムの作成の基となったデータの母集団の多くが脳神経内科疾患であり，患者によっては有効性が期待され得る鎮痛薬を用いた薬物療法，理学療法，装具療法などの保存療法が最初から除外されていることを踏まえると，少なくとも現時点では，本邦の臨床現場における本アルゴリズムの適応は限定されると考えられる．

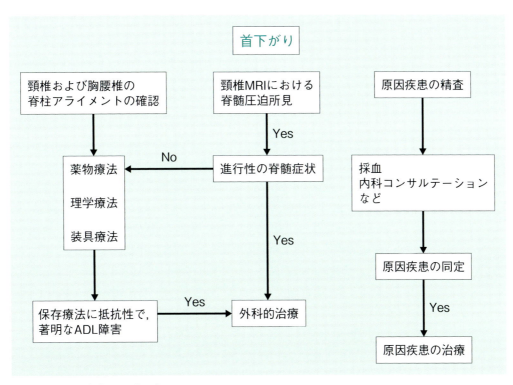

図3 提唱する治療アルゴリズム
ADL：activities of daily living

過去に報告されている発表や論文の症例数を海外と日本で比較してみると，本邦でのDHSの症例数の多さが際立っていることがわかる．理由は定かではないが，DHSの平均発症年齢が72～78歳と高齢者が多いこと[3,7]，加齢によると思われる特発性DHSが多いことから，超高齢社会である本邦にDHS患者が多いことは理解され得ることである．それに伴い，多くの臨床経験と貴重な症例データが蓄積されつつある．

そこで，過去の報告ならびに本邦での多くの報告を参考にして，現時点で推奨される治療戦略をアルゴリズムとして提唱した（図3）．

推奨される治療アルゴリズム

まず，単純X線像において，後弯の頂椎が頸椎か胸椎か，sagittal vertical axis（SVA）がプラス（＋）あるいはマイナス（－）か，脊椎圧迫骨折があるか否か，各種パラメータ計測により代償性機能がどの部位に働いているのか，あるいは働いていないのかなどを評価して，全脊柱アライメントを評価する．同時に進行性脊髄麻痺の有無と，頸椎MRIによって脊髄圧迫所見の有無について確認する．脊髄圧迫による進行性の脊髄症状がある場合には，脊髄除圧を目的とした外科的治療を考慮する．脊髄症状がない

場合には，上記の全脊柱アライメント評価を基に薬物療法，理学療法，装具療法などを実施する．特に理学療法では，各患者の全脊柱アライメントによってターゲットにする部位と実施するリハ・トレーニング内容が異なるため，適切な評価と根拠に基づくリハ・トレーニングを設定することが大切である．

また，DHS はさまざまな疾患で生じるため，原因疾患の精査を行う．診察では神経筋疾患などにみられる筋萎縮，痙縮，呼吸筋や嚥下筋障害などの各種所見，錐体外路症状の有無にも配慮する．血液検査では，一般採血に加え，関節リウマチなどの自己免疫疾患〔リウマトイド因子（rheumatoid factor：RF），抗環状シトルリン化ペプチド；抗 CCP 抗体，MMP-3（matrix metalloproteinase-3）など〕，炎症反応（C 反応性蛋白；CRP，赤沈など），甲状腺機能（甲状腺刺激ホルモン；TSH や甲状腺ホルモン；FT_3，FT_4など），筋肉組織の損傷〔クレアチンキナーゼ（CK），アルドラーゼ（ALD）など〕などを評価する．必要に応じて，内科専門医へコンサルテーションする．

DHS の治療は，その病因となる疾患の治療が優先されるが，DHS の病因を同定することは容易でないため，通常は精査と同時に薬物療法，リハ，装具療法を主体とした保存療法を並行して実施する．保存療法は過去にさまざまな治療やその有効性が報告されている（「第 3 章②保存療法」参照）．

一般に，3〜6 カ月の保存療法を実施し，その間に必要に応じて原因疾患の精査を行う．保存療法に抵抗性で，日常生活動作（activities of daily living：ADL）障害や生活の質（QOL）の低下を招く場合には，外科的治療も治療の選択肢として検討する．ただし，高齢者 DHS に対する頸（胸）椎固定術における周術期合併症や術後嚥下障害リスクなどを考慮し（第 2 章「嚥下機能評価」，第 3 章「手術の合併症—嚥下障害」参照），十分なインフォームドコンセントのもと行うべきである．

装具療法とリハビリテーションの効果

DHS に対する装具療法とリハは，first-line の治療である．装具療法では，頸椎の姿勢維持（中間位での保持）を可能とし，前方注視障害や ADL 障害を改善する効果がある（第 3 章「装具療法」参照）．

リハにおいて傍脊柱起立筋，特に頸部伸筋群を強化することにより，首下がりの改善をもたらす可能性がある．これまで DHS に対するリハの治療効果についての報告は少なかった．また，その報告の多くは case series で，理学療法の詳細や客観的アウトカムの記載も不十分であることが多かったため，治療効果は不明であった．

近年，本邦からは理学療法に関する詳細な報告がある．Lin らは，14 例の DHS に対して理学療法（頸部，体幹，下肢の伸展運動）を実施し，6 例

（43%）に治療効果があったと報告している[10]．Endo らは，67 例の DHS に対するレビューで，約 20%の患者でリハを含む保存療法が有効であったと報告している[3]．われわれはさまざまな解析から，DHS に特異的に効果のあるリハ：short and intensive rehabilitation（SHAiR：シェア）プログラムを考案し，臨床現場に取り入れている[6,8,12,13]（第 3 章「リハビリテーション（SHAiR プログラム）」参照）．

手術療法

手術適応は，その病因にかかわらず，前方注視障害による QOL の低下例や ADL 障害例，開口制限や嚥下障害などによる摂食障害例である（第 3 章「手術適応」参照）．2008 年には，Gerling と Bohlman が DHS 患者 9 例の手術治療成績を報告している．疾患内訳は特発性 DHS 4 例と放射線照射後 DHS の 5 例であった．全例に C2 から上位胸椎までの後方矯正固定術が実施され，4 例に前方リリースが併用された．6 例で合併症（気胸，肺炎，嚥下障害，誤嚥性肺炎，インプラント関連合併症など）が確認されたが，long-term でみると高い満足度が得られたと報告されている[5]．

現状では，手術適応や術式の選択は術者により多少異なる．Miyamoto らはより強固な後方矯正固定が可能な椎弓根スクリューを用いて，T1 slope が小さい症例には short fusion を，T1 slope が大きな症例では long fusion を推奨している[11]（第 3 章「前後合併手術」の項参照）．Kudo らは DHS の手術療法において，術前 X 線像の PI-LL と SVA の評価の重要性を強調している[9]（「第 3 章「頸（胸）椎前後方固定術」「胸腰椎固定術」，第 4 章「胸腰椎変形による首下がり」参照」）．

筆者らは手術には外側塊スクリューを用いて，頸椎型 DHS と胸椎型 DHS とに分類し，手術計画を立てている（第 3 章「胸腰椎固定術」参照）．これは，煩雑さがないシンプルな手術治療アルゴリズムであると考えている[14]（10 頁「DHS の経時的姿勢異常」参照）．さらに，頸胸椎の柔軟性（flexibility）の評価も術式の選択に重要である（第 3 章「頸椎前後方固定術」「頸椎前方手術」参照）．

また，重度の PI-LL mismatch（胸腰椎脊柱変形）に伴う DHS は，腰背部痛や下肢痛を呈していることが多い．したがって，DHS の治療ではなく，胸腰椎部の治療が優先される（第 3 章「胸腰椎固定術」参照）．

おわりに

DHS の治療選択の基本的な考え方について述べた．いまだ新しい疾患概念であり，症例数も多くないことから，十分な病態の解明や治療法の確立

がなされていない．かつては侵襲の大きな外科的治療が積極的に実施されていた時代もあったが，近年では術前の十分な評価のうえさまざまな最小侵襲手術が行われたり，有効性の高いリハなどの保存療法も行われている．DHSの研究は国際的にみて，日本がリードしているといえるため，今後のさらなる発展が期待される．

文献

1) Brodell JD, Jr, et al：Dropped head syndrome：an update on etiology and surgical management. *JBJS Rev* **8**：e0068, 2020

2) Drain JP, et al：Dropped head syndrome：a systematic review. *Clin Spine Surg* **32**：423-429, 2019

3) Endo K, et al：Overview of dropped head syndrome（combined survey report of three facilities）. *J Orthop Sci* **24**：1033-1036, 2019

4) Funao H, et al：The potential efficacy of serotonin noradrenaline reuptake inhibitor duloxetine in dropped head syndrome：a case report and review of the literature. *Heliyon* **6**：e04774, 2020

5) Gerling MC, et al：Dropped head deformity due to cervical myopathy：surgical treatment outcomes and complications spanning twenty years. *Spine*（*Phila Pa 1976*）**33**：E739-745, 2008

6) Igawa T, et al：Establishment of a novel rehabilitation program for patients with dropped head syndrome：short and intensive rehabilitation（SHAiR）program. *J Clin Neurosci* **73**：57-61, 2020

7) Ishii K：Characteristic clinical manifestation and new disease-specific patient-based questionnaire of dropped head syndrome：a prospective observational study. In press, 2025

8) Isogai N, et al：Radiographic outcomes of the short and intensive rehabilitation（SHAiR）program in patients with dropped head syndrome. *JB JS Open Access* **8**：e23.00016, 2023

9) Kudo Y, et al：Impact of Spinopelvic sagittal alignment on the surgical outcomes of dropped head syndrome：a multi-center study. *BMC Musculoskelet Disord* **21**：382, 2020

10) Lin HN, et al：Pathophysiological analysis of dropped head syndrome caused by various diagnoses-based on surface EMG findings and responses to physiotherapy. *Rinsho Shinkeigaku* **53**：430-438, 2013

11) Miyamoto H, et al：Dropped head syndrome：a treatment strategy and surgical intervention. *Eur Spine J* **32**：1275-1281, 2023

12) Suzuki A, et al：Effect of the short and intensive rehabilitation（SHAiR）program on dynamic alignment in patients with dropped head syndrome during level walking. *J Clin Neurosci* **91**：93-98, 2021

13) Urata R, et al：The Short and Intensive Rehabilitation（SHAiR）program improves dropped head syndrome caused by amyotrophic lateral sclerosis：a case report. *Medicina*（*Kaunas*）**58**：452, 2022

14) 石井　賢，他：首下がり症候群の矯正手術―病態による手術治療戦略. 脊椎脊髄 **31**：1067-1071, 2018

❷ 保存療法

▶▶ 薬物療法

船尾陽生

原疾患に応じた薬物療法

　首下がり症候群（dropped head syndrome：DHS）を治療する際には，まずその病因となっている原疾患を診断することが重要である．パーキンソン病や多系統萎縮症などの神経原性，筋ジストロフィーなどの筋原性，そのほかにも炎症性，代謝性，頸椎症性，外傷性，術後，放射線治療後，腫瘍，精神疾患など数多くの原因が考えられているが，日常診療においては原因を特定できない特発性も散見される[4]．血液検査，筋電図，画像検査などによる精査，既往や内服薬の確認などを行い，必要に応じて各診療科へのコンサルテーションを検討する．われわれはこれまで，重度の姿勢不良と首下がりを呈したパーキンソン病患者に対して，抗パーキンソン病薬の投与によって姿勢不良および首下がりが著明に改善した例（症例1），また薬剤性パーキンソニズム患者で被疑薬を中止することで姿勢不良および首下がりが改善した例などを経験している（症例2）．

1 症例1　抗パーキンソン病薬の投与により姿勢不良と首下がりが著明に改善した例

　患者は80歳，女性．首下がりによる前方注視障害を認め，近医でリハビリテーション治療や鎮痛薬の投与を受けるも症状が進行したため当科紹介となった．重度の首下がりを伴う姿勢不良のほか，右上下肢の安静時振戦，すくみ足などを認めたため，脳神経内科にコンサルテーションし，パーキンソン病と判明した．抗パーキンソン病薬の開始後約1カ月で，首下がりおよび姿勢不良が著しく改善した（図1）．

2 症例2　薬剤性パーキンソニズム

　患者は56歳，女性．以前より腰椎の椎体骨折を指摘されていたが，骨折治癒後も首下がりを伴う姿勢不良が進行するため，当科紹介となった．統合失調症の既往があり，複数の向精神薬を服用していたため薬剤性パーキンソニズムを疑い，かかりつけの精神科にコンサルテーションした．被疑

薬物療法　**95**

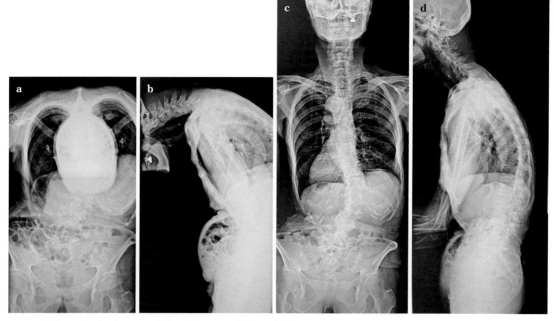

図1 症例1：抗パーキンソン病薬の投与により劇的に改善した首下がり症候群の1例
a：初診時の脊椎全長X線正面像
b：初診時の脊椎全長X線側面像（著しい前傾姿勢と首下がりにより腰椎部の撮像は不可）
c, d：抗パーキンソン病薬開始約1カ月後の脊椎全長X線画像（c：正面像, d：側面像）

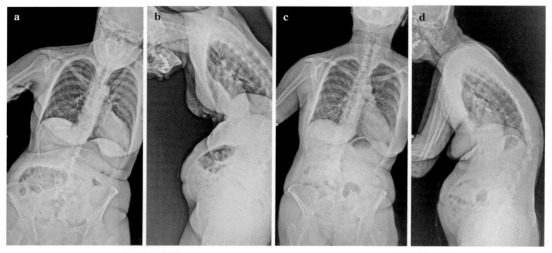

図2 症例2：薬剤性パーキンソニズムでの被疑薬の中止により改善した首下がり症候群の1例
a, b：初診時の脊椎全長X線画像（a：正面像, b：側面像）
c, d：アリピプラゾール中止約2カ月後の脊椎全長X線画像（c：正面像, d：側面像）

薬のアリピプラゾールを中止したところ，約2カ月で姿勢不良および首下がりの改善傾向を認めた（図2）．

首下がり症候群（DHS）の薬物療法のトピック

1 DHS に対するステロイド・免疫抑制薬投与

　DHS に対する first-line の治療は，薬剤療法，装具治療，理学療法などの保存治療であるが，これらに抵抗性の場合には外科的治療などが報告されている．DHS の薬物療法は，疼痛など DHS に随伴する症状への対症的な治療が主体であり[6]，特異的な薬物療法に関する報告はほとんどない．

　DHS の薬物療法として，ステロイドの有用性が議論となっている．Suarez ら[11]は，DHS に対するステロイド投与は無効で，isolated neck extensor myopathy（INEM）に対しても Katz ら[5]は無効であったとしているが，Larsen ら[7]は有効であったと報告している．また都築ら[12]は，ステロイドの局所投与が有効であった 1 例を報告している．この症例は，炎症により頸半棘筋を支配する後枝内側枝の神経伝導が障害されて筋力低下が生じたため，リドカインとステロイドの局所ブロックを開始したところ 3 カ月で頸椎垂直位が可能となった．さらに，Muppidi ら[9]は免疫抑制薬の投与が有効であったことを報告しており，INEM は非炎症性のミオパチーとされているものの，局所での筋炎が存在する可能性を示唆している．したがって，DHS の病因に炎症性や自己免疫などの病態が関与している場合には，ステロイドや免疫抑制薬が有効な可能性がある．

2 DHS に対する SNRI 投与

　過去にわれわれは，首下がりを呈した患者において，同時期に訴えのあった慢性腰痛あるいは変形性関節症に対して処方したセロトニン・ノルアドレナリン再取り込み阻害薬（serotonin noradrenaline reuptake inhibitor：SNRI）[†1]のデュロキセチンの投与により，腰痛や関節痛改善のみならず，首下がりおよび姿勢バランスが改善した例を報告した（図 3，症例 3）[2]．同様の改善を認めた例が散見されたため，DHS 患者のうち，変形性関節症，慢性腰痛症，神経障害性疼痛などで SNRI を投与していた 58 例を解析したところ，頸部痛および首下がりの改善が一時的でも認められた症例は 21 例であった．この 21 例（男性 2 例・女性 19 例，平均年齢 77.2 歳）を対象とし，chin-brow vertical angle（CBVA），頸部痛の visual analog scale（VAS），neck disability index（NDI），脊椎全長 X 線側面像における C2-7 angle，C2-7 sagittal vertical axis（SVA）について，デュロキセチン投与前後で比較検討した．CBVA は，デュロキセチン投与前の $48.6°$ から投与後は $3.9°$ に改善し（$p < 0.01$），頸部痛 VAS は 31.8 mm から 10.1 mm に減少（$p < 0.01$），NDI は 15.5 点から 7.3 点へと改善した（$p < 0.01$）．C2-7 angle は，デュロキセチン投与前の $13.2°$ の後弯位から投与後は $6.3°$ の前弯位となり（$p = 0.08$），C2-7 SVA は 52.3 mm から 33.6 mm に減少した（$p < 0.05$）[3]．

> **🔑 Key Word**
>
> **†1 セロトニン・ノルアドレナリン再取り込み阻害薬(Serotonin Noradrenaline Reuptake Inhibitor：SNRI)**
>
> SNRI はシナプス間隙のセロトニンとノルアドレナリン量を増やし，うつ症状や慢性腰痛などを改善する．SNRI にはデュロキセチン塩酸塩，ミルナシプラン塩酸塩，ベンラファキシン塩酸塩などの薬剤がある．

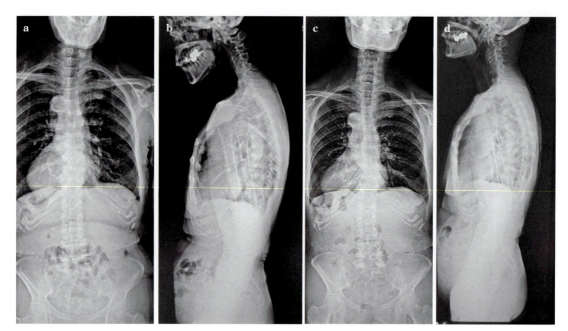

図3 症例3：デュロキセチンの投与により頸部痛および首下がりが改善した1例
a，b：初診時の脊椎全長X線画像（a：正面像，b：側面像）
c，d：デュロキセチン開始後1年時の脊椎全長X線画像（c：正面像，d：側面像）

　デュロキセチンにより頸部痛および首下がりの改善を自覚した機序として，下行性疼痛抑制系の賦活による疼痛緩和効果のほか，神経伝達物質の不均衡の改善が症状改善に関与していた仮説を考えた．現在デュロキセチンは，主に慢性腰痛やうつ病に対する薬剤として用いられている．デュロキセチンは，セロトニンとノルアドレナリンの再取り込みを阻害し，主に脊髄後角におけるセロトニン・ノルアドレナリン濃度を上昇させることで，下行性疼痛抑制系の機能を賦活し，一次侵害受容ニューロンからの痛み伝達物質の遊離抑制と二次侵害受容ニューロンの興奮抑制により，痛みの伝達を改善すると考えられている．デュロキセチンの投与により姿勢バランスが改善された仮説機序として，セロトニン量が増加したことで，セロトニン神経系の活性が向上した可能性が考えられる（第5章「②神経伝達物質との因果関係」参照）．

　ただし，DHSの病因は多岐にわたるため，デュロキセチンの有効性に関しては今後も慎重な検討が必要であり，また副作用にも十分留意する必要がある．特に高齢者においては，嘔気による食欲不振や，時に低ナトリウム血症など重篤な合併症[13]もあるため，慎重な選択が必要である．

3 症例3　SNRIの投与により首下がりと姿勢バランスが改善した例

　患者は77歳，女性．約3年前より頸部痛があり，同時期より首下がりを自覚するようになった．近医に通院するも改善せず，当科紹介となった．

両変形性膝関節症もあり，デュロキセチン20 mgの投与を開始した．入院でのリハビリテーション治療も提案したが，配偶者の介護のため希望されず通院治療を継続した．デュロキセチン投与後，両膝痛や頸部痛の改善とともに首下がりの改善も認めた．約1年後のX線像でも，C2-7 angleは−20°から−2°に，C2-7 SVAは34 mmから24 mmへ改善し，良好な状態が維持されていた（図3）．

　DHSの症状は，後頸部痛と前方注視障害が主体である．そのほか，前方注視障害に伴う歩行障害，開口障害，嚥下障害，さらにchin-on-chest deformityによる前頸部や前胸部の皮膚びらんを生じることもある．また，DHSは高齢者に多く発症し[1,4]，本邦における高齢者の17%は低栄養状態であると報告されている[8]．DHSは開口障害による摂食障害を伴うこともあるため，栄養状態の評価や栄養士による指導なども望ましい．また，骨棘形成や椎間板の膨隆，後弯，すべりなどで脊柱管の狭窄や脊髄の圧迫を認める場合には，神経症状を伴うこともある．手術治療を行う場合には，骨強度の評価や周術期の骨粗鬆症治療を検討し，implant failureを予防することも重要である[10]．

文献

1) Endo K, et al：Overview of dropped head syndrome（Combined survey report of three facilities）. *J Orthop Sci* **24**：1033–1036, 2019
2) Funao H, et al：The potential efficacy of serotonin noradrenaline reuptake inhibitor duloxetine in dropped head syndrome：a case report and review of the literature. *Heliyon* **6**：e04774, 2020
3) 船尾陽生，他：首下がり症候群に対するセロトニン・ノルアドレナリン再取り込み阻害薬duloxetineの潜在的効果．日整会誌 **98**：S389，2024
4) 石井　賢，他：首下がり症候群の病態と治療．脊椎脊髄 **30**：569–572，2017
5) Katz JS, et al：Isolated neck extensor myopathy：a common cause of dropped head syndrome. *Neurology* **46**：917–921, 1996
6) Kusakabe T, et al：Mode of onset of dropped head syndrome and efficacy of conservative treatment. *J Orthop Surg* **28**：2309499020938882, 2020
7) Larsen H, et al：A case of isolated neck extensor myopathy responding favorably to immunotherapy. *J Clin Neuromuscul Dis* **15**：73–76, 2013
8) Ministry of Health, Labor and Welfare：National Health and Nutrition Survey Japan, 2018 summary.
9) Muppidi S, et al：Isolated neck extensor myopathy：is it responsive to immunotherapy? *J Clin Neuromuscul Dis* **12**：26–29, 2010
10) Sardar ZM, et al：Best practice guidelines for assessment and management of osteoporosis in adult patients undergoing elective spinal reconstruction. *Spine*（*Phila Pa 1976*） **47**：128–135, 2022
11) Suarez GA, et al：The dropped head syndrome. *Neurology* **42**：1625–1627, 1992
12) 都築暢之，他：首下がり症候群（dropped head syndrome：DHS）が上位胸椎傍脊椎部圧痛点ステロイド注射により改善した1例．*Jpn J Rehabil Med* **53**：407–414, 2016
13) Wang D, et al：Rapid-onset hyponatremia and delirium following duloxetine treatment for postherpetic neuralgia：case report and literature review. *Medicine*（*Baltimore*） **97**：e13178, 2018

❷ 保存療法

▶▶ リハビリテーション（SHAiR プログラム）

浦田龍之介・井川達也・石井　賢

首下がり症候群（DHS）に対するリハビリテーションのエビデンス

首下がり症候群（dropped head syndrome：DHS）に対するリハビリテーション（リハ）は，装具療法と並んで治療の first-line として選択されることが多い[2,4,5]．過去のエビデンスを渉猟すると，DHS 患者に行われるリハには，理学療法の単独治療[11,13]や理学療法と装具療法の併用治療[8]，カイロプラクティック[1]，Hybrid Assistive Limb® （HAL®）[7,9] などがある．いずれの報告も治療が奏効した患者例が示されているが，2023 年に発表された研究[12]では，75 名の DHS 患者のうち，リハと装具療法，薬物療法の併用治療で症状が奏効した患者は 17 例（22.4%）とあまり高くないことが示唆されている．

したがって，過去の報告をまとめると，DHS 患者に対するリハは今のところ不確定要素の高い治療法であるといえる．その理由として，DHS 患者の病態は不明な点が多いために，効果的な運動方法が確立していないこと，過去の研究は case report や case series がほとんどであり，コントロール群を設置した臨床研究がほとんど行われていないことなどが挙げられる．

一方，2020 年に日本国内で行われた研究[3]では，DHS に特化したリハ（short and intensive rehabilitation：SHAiR）プログラムの有効性が検証されている．現状，SHAiR プログラムは，既存のリハプログラムの中で唯一，従来のプログラムよりも高い有効性が実証されている治療法といえる．本項では，SHAiR プログラムの適応や方法，治療効果などについて概説する．

DHS 患者に対する SHAiR プログラム

SHAiR プログラムの特徴は，DHS に対する従来のリハとは異なり，頸部の機能改善エクササイズだけでなく，体幹や下肢の筋力改善に着目したエクササイズが含まれていることである．これは，DHS 患者の臨床所見，画

100　第3章　治療

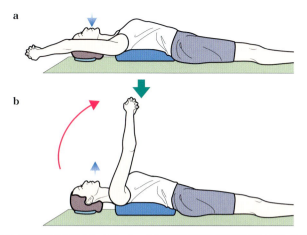

図1 頸胸椎のモビライゼーションを伴う関節可動域エクササイズ
a：腹部のあたりで両手を組み，吸気とともに両上肢を挙上する．
b：呼気に合わせゆっくりとaの姿勢に戻る．

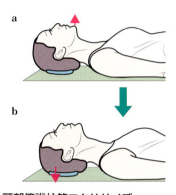

図2 頸部傍脊柱筋エクササイズ
a：下顎を天井に向けるように上げる．
b：下顎の角度を維持しながら，後頭部を床へ押しつけるように10秒間力を込める．

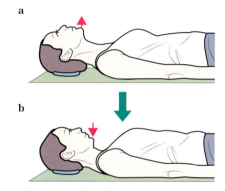

図3 深層頸部屈筋エクササイズ
a：下顎を天井に向けるように上げる．
b：可能なかぎり下顎を下げた状態を10秒間維持する．

像所見，体組成に関する研究[4,5,8,16]によって得られた知見が反映されている．

　SHAiRプログラムの内容は，①頸胸椎のモビライゼーションを伴う関節可動域エクササイズ（図1），②頸部傍脊柱筋エクササイズ（図2），③深層頸部屈筋エクササイズ（図3），④骨盤前後傾エクササイズ（図4），⑤日常生活を送るうえでの患者教育などで構成される．このうち，①頸胸椎の可動域エクササイズでは，頸胸椎の柔軟性改善を目的に半月型の訓練機器を使用し（図5a），③深層頸部屈筋エクササイズでは，運動中の筋活動をモニタリングするための圧バイオフィードバック装置を使用することがある（図5b）．④骨盤前後傾エクササイズでは，骨盤の柔軟性改善を目的に，座位にて骨盤の前後傾運動を行う（図5c）．⑤患者教育では，日常生活中に首下がりの姿勢を避けるよう，脊柱全体の良好なアライメントを維

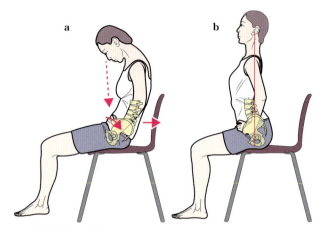

図4 骨盤前後傾エクササイズ
a：頭頸部と体幹を屈曲させながら，骨盤を可能なかぎり後傾させる．
b：頭頸部と体幹を伸展させながら，骨盤を可能なかぎり前傾させる．

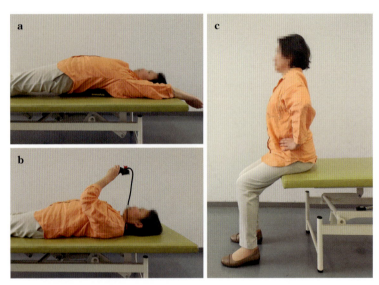

図5 SHAiRプログラムのエクササイズの例（文献6より改変引用）
a：半月型の訓練機を使用した頸胸椎のモビライゼーションを伴う関節可動域エクササイズ．
b：深層頸部屈筋エクササイズ．圧バイオフィードバック装置を使用し，運動中の筋活動をモニタリングしながら行う．
c：座位での骨盤前後傾エクササイズ．

持できるよう教育的な指導を行う．
　SHAiRプログラムの治療期間は，いくつかの研究報告では2週間とすることが多い．しかしながら，患者の治療アドヒアランスが良好な場合，2週間より少ない治療期間で改善する場合も十分にある．SHAiRプログラムの効果を最大限にするために，医療者は運動方法の理解を促す関わりが必要となる．

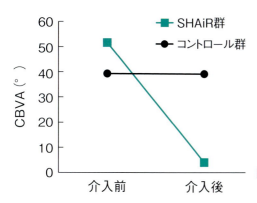

図6 SHAiR群とコントロール群のchin-brow vertical angle（CBVA）の比較（文献3より改変引用）

SHAiRプログラムの治療効果

　SHAiRプログラムの治療効果および有効性は，これまでに多角的な観点から検証されている．多くの研究報告で，従来のリハよりも高い治療効果を有する可能性が示唆されている．

1 前方注視障害に対する効果

　2020年に発表された研究[3]では，SHAiRプログラムを受けた患者（SHAiR群）と運動指導のみを受けた患者（コントロール群）の臨床成績を後方視的に検証している．SHAiRプログラムは2週間行われ，前方注視障害の評価には，自然立位の外観写真で測定された，chin-brow vertical angle（床からの垂線と額と下顎を結ぶ線の成す角度，CBVA）が用いられている．結果として，SHAiR群のCBVAは，2週間のSHAiRプログラム後に有意に改善したが（介入前：51.8±5.7°，介入後：4.0±2.1°，p＞0.001），コントロール群では改善が認められなかった（介入前：39.4±2.7°，介入後：39.2±2.2°，p＝0.96）（図6）．また，SHAiRプログラムに参加したDHS患者は，SHAiRプログラム実施後平均3.0±1.5日目に，首下がり症状が徐々に改善しはじめたことも明らかとなった．

2 X線画像における立位矢状面アライメントに対する効果

　2023年に発表された研究[8]では，SHAiRプログラムに参加した48名のDHS患者のX線画像を評価している．自然立位での矢状面の全身X線画像から，第2頸椎と第7頸椎の成す角度（C2-7 angle）と第2頸椎から第7頸椎の距離（C2-7 sagittal vertical axis：C2-7 SVA），第1胸椎の絶対角度（T1 slope），胸椎後弯角度〔第1胸椎から第5胸椎（T1-5 kyphosis），および第5胸椎から第12胸椎（T5-12 kyphosis）〕を含む，全身の脊椎骨盤パラメータが測定された．SHAiRプログラム後に前方注視が可能となった35名（有効群）と症状が遺残した13名（非有効群）の2群に分類し，比較検討している．その結果，有効群ではC2-7 angleとC2-7 SVA，T1 slope，

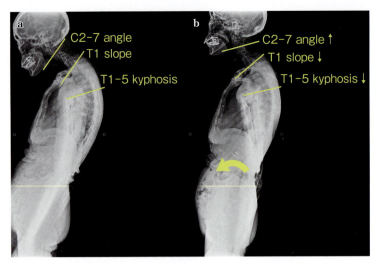

図7 SHAiRプログラムによる脊椎骨盤パラメータ改善の例
a：プログラム前，b：プログラム後

T1-5 kyphosis に改善がみられ（p＜0.05），非有効群では C2-7 SVA のみに改善がみられた．中位胸椎以下の脊椎骨盤パラメータには，両群で統計学的に意味のある変化はなかったが，より顕著な改善例では骨盤傾斜角（pelvic tilt）が改善する傾向がみられた．この研究結果から，前方注視障害が改善する患者は，頸椎の不良アライメントと上位胸椎の後弯角度が改善する傾向にあることが明らかとなった（図7）．

3 歩行中の運動学・運動力学パラメータに対する効果

2021 年に発表された研究[14]では，SHAiR プログラムに参加した 18 名の DHS 患者の歩行動作について，三次元動作解析装置を用いて経時的に分析している．歩行中における各部位の運動学・運動力学的パラメータとして，頭部の前傾角度や胸部の後傾角度，骨盤の後傾角度，下肢 3 関節（股関節・膝関節・足関節）それぞれの関節角度，関節モーメントなどが測定され，また歩幅や歩行時間などの時空間パラメータも測定された．結果として，SHAiR プログラム後の歩行では，歩幅と歩行速度の改善がみられた．また，運動学的パラメータは，頭部の前傾角度は改善したものの，胸椎や骨盤には意味のある角度変化はなかった．さらに，歩行周期の中でも，足関節の前遊脚期における足関節背屈角度が減少した．この研究結果から，SHAiR プログラムは歩行中の頭頸部の可動域改善だけでなく，下肢関節機能の改善にも効果的であることが明らかとなった（図8，▶動画 3-1）．

▶動画 3-1
SHAiR プログラム前後の DHS 患者の歩容

4 患者報告式アウトカムに対する効果

患者報告式アウトカムについては，numerical rating scale（NRS）および visual analog scale（VAS）で評価された頸部痛の重症度と，neck disability

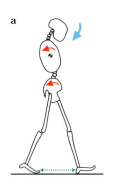 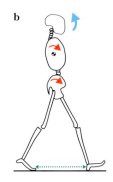

図8 SHAiRプログラム前後の首下がり症候群患者の歩容
（文献14より改変引用）

SHAiRプログラム前の歩行は，頭部の前傾（いわゆる首下がり），股関節屈曲モーメントの低下，歩幅の減少がみられるが（a），SHAiRプログラム後の歩行は，頭部の前傾角度の減少，股関節屈曲モーメントおよび足関節背屈角度の増加，歩幅の増加がみられる（b）．

index（NDI）で評価された頸部障害を用いた研究がある．

頸部痛については，2020年に発表された研究[3]にて，SHAiRプログラムに参加した患者のNRSに改善がみられ（介入前：6.4±0.93，介入後：1.0±0.32，p＝0.0028），この改善度はコントロール群よりも高かった．2021年に発表された研究[14]では，SHAiRプログラムに参加した患者のNRSに改善がみられた（介入前：4.7±2.8，介入後：0.8±1.4，p＜0.001）．2023年に発表された研究[8]では，SHAiRプログラム後に前方注視障害が改善した有効群と症状が遺残した非有効群のVASそれぞれで改善がみられた｛有効群：（介入前）44.9±27.3 mm，（介入後）12.8±14.8 mm；非有効群：（介入前）58.8±24.5 mm，（介入後）17.9±23.5 mm｝．

頸部障害については，2021年に発表された研究[14]にて，SHAiRプログラムに参加した患者のNDIに改善がみられた（介入前：14.9±6.1，介入後：8.1±4.6，p＜0.001）．また，2023年に発表された研究[8]では，SHAiRプログラム後に前方注視障害が改善した有効群と症状が遺残した非有効群のNDIそれぞれで改善がみられた｛有効群：（介入前）15.0±7.2，（介入後）7.8±4.7；非有効群：（介入前）15.9±7.0，（介入後）11.2±5.5｝．SHAiRプログラムは前方注視障害の改善に伴い，頸部痛や頸部障害も改善する可能性が示唆されている．

二次性DHSに対するSHAiRプログラムの治療例

SHAiRプログラムは，病因が明らかでない特発性DHSだけでなく，パーキンソン病や重症筋無力症，うつ病，筋萎縮性側索硬化症（amyotrophic lateral sclerosis：ALS）などの原疾患に伴う二次性DHSにも適応できる．二次性DHSに対する治療は，原疾患に対する治療がfirst-lineであり[7]，SHAiRプログラムは併用療法としての役割が期待できる．ここで，ALSによるDHS患者の治療経過がまとめられた，2022年発表の症例報告[15]を紹介する．

ALSを合併した本症例は，前方注視障害と頸部痛に加え，重度の嚥下障害，構音障害，下肢遠位筋の筋力低下をみとめていた．SHAiRプログラム

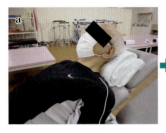 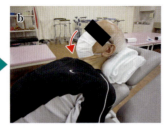 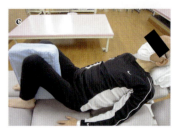

a, b：深層頸部屈筋エクササイズ　　c：エクササイズ中の姿勢

図9 ALS による二次性首下がり症候群患者のリハ風景（文献15 より改変引用）

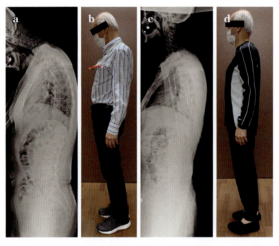

図10 SHAiR プログラム前後の姿勢変化（文献15 より改変引用）

a：介入前のX線画像，b：介入前の外観，c：介入後のX線画像，d：介入後の外観

は脳神経内科主治医と十分な連携を取りながら，DHS関連症状の緩和を目的に，2週間，週6回の頻度で実施された（図9a, b）．また，通常では背臥位で行われるエクササイズであるが，本症例は誤嚥のリスクが高いと判断されたため，ファーラー肢位にてエクササイズが実施された（図9c）．また，過用性筋力低下のリスクを考慮し，各エクササイズの施行回数とセット数は，患者の自覚的疲労度と呼吸状態を鑑みて個別に調整された．

SHAiR プログラム開始1週間後より，本症例は徐々に歩行中の姿勢改善を自覚し，2週間後には立位姿勢の改善が認められた（図10）．また，頸部痛 NRS は9から6へ減少し，NDI は23から10に減少した．SHAiR プログラム実施期間中の有害事象はなかった．

DHS は生命にかかわる疾患でないとはいえ，患者のQOL を低下させる重要な問題である．二次性 DHS に対する SHAiR プログラムの報告は症例報告に限定されているが，適応と思われる患者に対しては，考え得るリスクを鑑みつつ実施するとよいと思われる．

文 献

1) Chu EC, et al：Isolated neck extensor myopathy associated with cervical spondylosis：a case report and brief review. *Clin Med Insights Arthritis Musculoskelet Disord* **13**：1179544120977844, 2020

2) 遠藤健司, 他：首下がり症候群に対する運動療法. 脊椎脊髄 **36**：515–520, 2023

3) Igawa T, et al：Establishment of a novel rehabilitation program for patients with dropped head syndrome：Short and intensive rehabilitation（SHAiR）program. *J Clin Neurosci* **73**：57–61, 2020

4) Igawa T, et al：Prevalence of sarcopenia in idiopathic dropped head syndrome patients is similar to healthy volunteers. *Sci Rep* **11**：16213, 2021

5) Igawa T, et al：Association between the horizontal gaze ability and physical characteristics of patients with dropped head syndrome. *Medicina*（*Kaunas*）**58**：465, 2022

6) 井川達也, 他：首下がり症候群に対する新たなリハビリテーション（SHAiR）プログラム. 脊椎脊髄 **36**：521–524, 2023

7) 石井賢, 他：首下がり症候群の病態と治療. *MB. Orthopaedics* **35**：81–89, 2022

8) Isogai N, et al：Radiographic outcomes of the Short and Intensive Rehabilitation（SHAiR）Program in patients with dropped head syndrome. *JB JS Open Access* **8**：e23.00016, 2023

9) Kadone H, et al：Dropped head syndrome attenuation by hybrid assistive limb：a preliminary study of three cases on cervical alignment during walking. *Medicina*（*Kaunas*）**56**：291, 2020

10) Macé Y, et al：Value of intensive rehabilitation in fixed dropped head syndrome. *Ann Readapt Med Phys* **48**：207–211, 2005

11) Miura K, et al：Gait training using a hybrid assistive limb（HAL）attenuates head drop：a case report. *J Clin Neurosci* **52**：141–144, 2018

12) Miyamoto H, et al：Conservative treatment for dropped head syndrome. *Eur Spine J* **32**：3505–3510, 2023

13) Mori T, et al：Dropped head syndrome treated with physical therapy based on the concept of athletic rehabilitation. *Case Rep Orthop* **8**：8811148, 2020

14) Suzuki A, et al：Effect of the short and intensive rehabilitation（SHAiR）program on dynamic alignment in patients with dropped head syndrome during level walking. *J Clin Neurosci* **91**：93–98, 2021

15) Urata R, et al：The Short and Intensive Rehabilitation（SHAiR）Program improves dropped head syndrome caused by amyotrophic lateral sclerosis：a case report. *Medicina*（*Kaunas*）**58**：452, 2022

16) Urata R, et al：Association between the phase angle and the severity of horizontal gaze disorder in Patients with idiopathic dropped head syndrome：a cross–sectional study. *Medicina*（*Kaunas*）**59**：526, 2023

❷ 保存療法

▶▶ リハビリテーションと生活指導

佐野裕基・遠藤健司

頸部伸展能力から考えるリハビリテーション（リハ）内容

1 頸部伸筋群の機能改善を基盤としたリハビリテーション

　首下がり症候群（dropped head syndrome：DHS）は，頸部可動域制限をきたした脊椎性後弯変形とは病態が大きく異なり，他動的な伸展可動域を有する flexible spine が特徴であることから[1,17]，頸部伸筋群に対する機能改善が重要となる．なかでも上位頸部では頸部伸筋群の変性が少なく，頸胸椎移行部で観察されたとの病理学的所見の報告や[2]，発症 6 カ月以内の症例は頭板状筋，小菱形筋が選択的に造影されることが多いとの造影 MRI 所見の報告から[3]，頸胸椎移行部における伸筋群に主眼が置かれると考えられる．

　DHS における代表的なリハビリテーション（リハ）内容は，頸部伸筋群の筋力強化や，胸腰部の筋力強化，歩行訓練などで構成された SHAiR（short and intensive rehabilitation program for DHS）プログラムが有効であったと報告されており[5,6]，当院でもこの内容を参考にしてリハを行っている．主な内容としては，まずコンディショニング調整として，大胸筋ストレッチや胸椎伸展ストレッチを行うことで，胸椎の伸展可動域を広げていき，その後，頸部伸展運動へと進めている．頸部伸展運動では，胸椎伸展運動および，肩甲骨内転運動を組み合わせて行うことで，菱形筋から頸胸椎筋膜運動連鎖の働きを生かして，頭板状筋への促通を意識している[15]．また，セラバンドを利用した肩甲骨内転運動や，頸胸椎移行部の伸展負荷を増加させることを目的とした体幹前傾位での頸部伸展運動なども実施しており，頸胸椎移行部の支持性を高めたうえで，頸部前弯機能の再獲得が得られるように意識している（図 1，▶▶動画 3-2〜3-4）．

2 重症度に応じたリハビリテーション

　上記のように，当院では，頸胸椎移行部における頸部伸筋群（主に頭板状筋）の機能改善を基盤としてリハを実施しているが，それに加えて，患

▶ 動画 3-2
頸部伸展運動

▶ 動画 3-3
頸部中間位を保持した
肩甲骨内転運動

▶ 動画 3-4
体幹前傾位での頸部伸
展運動

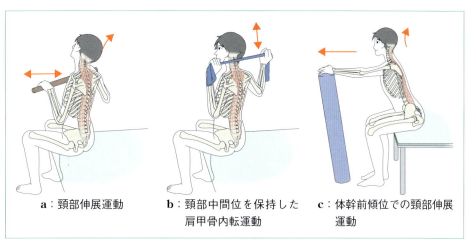

図1 首下がり症候群における基本的なリハ内容

a：頸部伸展運動
b：頸部中間位を保持した肩甲骨内転運動
c：体幹前傾位での頸部伸展運動

表1 DHSテストを指標としたGrade分類

	天井注視	sphinx prone position	四つ這い
Grade I：Early-DHS	可能	可能	可能
Grade II：Mild-DHS	可能	可能	不可能
Grade III：Moderate-DHS	可能	不可能	不可能
Grade IV：Severe-DHS	不可能	不可能	不可能

者の重症度に応じて4つのサブタイプに分類し（表1）[14]，その特徴に対応した内容も組み入れている．

　具体的には，Mild-DHSは四つ這いでの前方注視が不可能な患者であり，頸部局所の伸展機能不全が主体と予測される．そのため，リハでは，頸部伸筋群の賦活化・筋出力向上を目的とした頸部伸展位での等尺性運動や，腹臥位での頸部伸展運動，sphinx prone positionにおける前方注視肢位での徒手抵抗運動および頸部回旋・側屈運動など，頸部局所に負荷が加わるような運動を選択して行っている（図2，動画3-5〜3-7）．

　次にModerate-DHSは，sphinx prone positionでの前方注視が不可能な患者であり，このような患者の背景には，頸部局所の伸展機能不全のみならず，頸部伸筋群の共同筋である胸腰部の伸展筋群にも機能不全・筋力低下が生じている可能性があると考えている．したがって，リハではsphinx prone positionにおける頸部伸展位での等尺性運動や，sphinx prone position（腰椎軽度伸展位）における頸部伸展運動，立位における体幹前傾・肩甲骨内転位での頸部伸展運動などを実施し，頸部伸展時に脊柱起立筋群が支持性として機能するような運動を取り入れている（図3，動画3-8〜3-10）．

　そして，Severe-DHSは立位での天井注視が不可能であり，頸部伸展機能が大きく低下した患者である．頸部可動域制限を認める場合は，椎間関

▶ 動画3-5
頸部伸展位での等尺性運動

▶ 動画3-6
腹臥位での頸部伸展運動

▶ 動画3-7
sphinx prone positionにおける前方注視肢位での頸部回旋運動

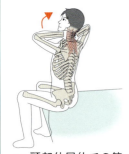 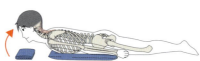 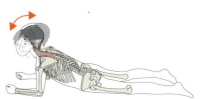

a：頸部伸展位での等尺性運動　　b：腹臥位での頸部伸展運動　前胸部に枕を置いて頸部伸展運動を行う．　　c：sphinx prone positionにおける前方注視肢位での頸部回旋運動

図2　Mild-DHSに対するリハ内容
頸部局所の伸筋群における機能改善を目的として行う．

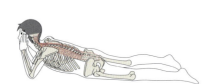 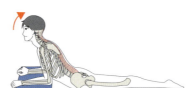 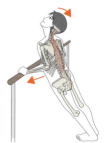

a：sphinx prone positionにおける頸部伸展位での等尺性運動　頭部下垂時は顎下に手を置いて他動的保持を行う．　　b：sphinx prone position（腰椎軽度伸展位）における頸部伸展運動　肘下に枕などを置くことで腰椎を軽度伸展位とする．　　c：立位における体幹前傾・肩甲骨内転位での頸部伸展運動

図3　Moderate-DHSに対するリハ内容
頸部〜胸腰部の伸筋群における機能改善を目的として行う．

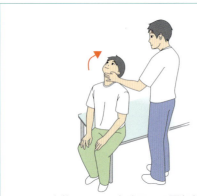 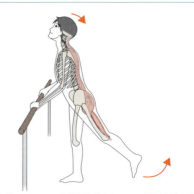

a：座位における介助下での頸部伸展運動　頸部自動伸展から開始し，制限をきたす範囲に達したら他動的に行う．　　b：立位における股関節伸展および体幹伸展運動

図4　Severe-DHSに対するリハ内容
頸部伸展可動域拡大，立位姿勢是正を目的として行う．

節痛に留意しながら，徒手による可動域運動あるいは，仰臥位での持続的頸部伸展運動によって可動域拡大を目指していくが，可動域制限が認められない場合は，座位における介助下での頸部伸展運動や，仰臥位での頭頸部伸展運動などの低負荷な運動から開始している．また，Severe-DHSの患者は立位姿勢不良を呈する場合も多く，頸部に対するリハのみならず，体幹や下肢に対する筋力強化や，鏡を用いた視覚的フィードバックによって，頭頸部と脊柱・下肢の配列に調和がとれた理想的なアライメントの再獲得を目指すことから始めている（図4，▶動画3-11，3-12）．

これらのリハを通して，最終的にはEarly-DHS（四つ這いでの前方注視が可能）になることを目標としているが，臨床上では四つ這いでの前方注視が可能となっても，頸部の不安定感や頭重感が残存する症例も経験する．このような患者は，頭部が前方偏位した立位姿勢を呈していることが多く，視診・触診上では，頭板状筋，肩甲挙筋，僧帽筋上部線維の筋膨隆・過緊張を認める場合がある．これらの所見は，頭部前方偏位によって生じる頸部屈曲モーメントに対して，肩関節周囲の表層筋が抗している状態と推察しており，上記の運動療法に加えて，頭部後退および，頸胸椎移行部〜上位胸椎後弯を矯正するリハを通して負荷軽減を図っている．

3 自主運動指導

DHSに対するリハでは自主運動も重要であるため，当院では病院で行っている運動を端的に説明したパンフレットを患者に渡して，自宅での自主運動を促している．パンフレットには運動の難易度が記載されており，担当したセラピストが患者の状態に応じた負荷量設定を行い，自主運動を指導している．

なお，当院では，リハを施行する際の注意点として，急性期（発症から数週間以内で頸部痛を認める時期）は，頸椎棘突起より剥離された項靱帯自体に炎症が生じていることがあり[3]，このような患者に対しては，同部位に対する強い牽引ストレスが生じる運動を避けている．

全脊柱矢状面X線評価から考えるリハ内容

DHSにおける全脊柱矢状面アライメントは，頸椎および胸椎後弯に伴う頭部重心の前方偏位が特徴であることが報告されている[4,7〜10,13,16]．一般的な頸椎アライメントの評価項目は，chin-brow vertical angle（CBVA），C2-7 sagittal vertical axis（C2-7 SVA），cervical lordosis（CL）などのパラメータが用いられているが[18,19]，DHSの発症は頸胸椎移行部の後弯に関連するとの報告もあるため[3,7,9]，T1 slope（T1 S），thoracic kyphosis（TK）もあわせて確認する必要がある（図5）．特にT1 Sは，頭頸部における矢状面上の重心位置をコントロールする重要なパラメータである．

▶ 動画3-8
sphinx prone position における頸部伸展位での等尺性運動

▶ 動画3-9
sphinx prone position（腰椎軽度伸展位）での頸部伸展運動

▶ 動画3-10
立位における体幹前傾・肩甲骨内転位での頸部伸展運動

▶ 動画3-11
座位における介助下での頸部伸展運動

▶ 動画3-12
立位における股関節伸展および体幹伸展運動

第3章 治療

リハビリテーションと生活指導　111

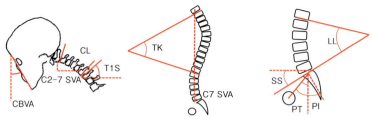

計測部位	計測方法
CBVA (chin-brow vertical angle)	前額部と顎を結んだ線と垂線の成す角度
C2-7 SVA (sagittal vertical axis)	第2頸椎椎体中央を通る垂線と第7頸椎後上縁との距離
CL (cervical lordosis)	第2頸椎上縁と第7頸椎下縁の成す角度
T1S (T1 slope)	第1胸椎上縁と水平面の成す角度
TK (thoracic kyphosis)	第1胸椎上縁と第12胸椎下縁に引いた直線が成す角度
C7 SVA (sagittal vertical axis)	第7頸椎椎体中央を通る垂線と仙骨後上縁との距離（SVAが仙骨後上縁より前方にあれば正，後方にあれば負で表記）
LL (lumbar lordosis)	第12胸椎下縁と仙骨上縁に引いた直線が成す角度
SS (sacral slope)	仙骨上縁と水平面の成す角度
PT (pelvic tilt)	仙骨上縁の中点と大腿骨頭の中心点を結ぶ線と垂線の成す角度
PI (pelvic incidence)	仙骨上縁の中点と大腿骨頭の中心点を結ぶ線と仙骨上縁に対する垂線の成す角度

図5 全脊柱矢状面X線所見におけるアライメント計測

　DHSの立位姿勢については，主にsagittal vertical axis（SVA）が仙骨上後縁から±50 mm以内に収まるbalance DHS（B-DHS），50 mm以上前方を通るpositive imbalanced DHS（P-DHS），50 mm以上後方を通るnegative imbalanced DHS（N-DHS）の3タイプに分類されている[11]（図6）．リハを進める観点で考えると，P-DHSは頭部重心が支持基底面に対して前方偏位しており，胸腰椎の可動性や下肢の代償が乏しい状態が反映されているため，頸椎前弯位が保持されていても，頸部伸筋群に対して力学的負荷が加わり続けることから，脊柱全体〜頸部にかけて後弯していく可能性が考えられる．それに対して，N-DHSは，C7 plumb lineを後方へ偏位させる胸腰椎の可動性や骨盤後傾による代償機能は有しているため，頸部局所もしくは頸胸椎移行部の後弯矯正が奏効すれば，比較的改善する可能性が高いと予測される[15]．

　以上より，全脊柱矢状面X線所見では，頸部後弯の程度と全身における代償機能について確認することで，首下がり症状の原因と結果（代償症状）を推察し，頸部局所の後弯を改善すべきなのか，あるいは，脊柱全体のマルアライメントから改善すべきなのか，見定めていくことが重要であると考えられる．

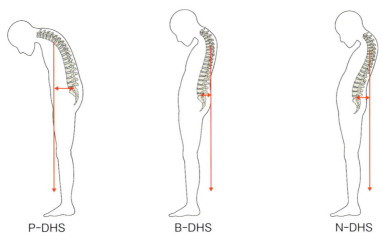

図6 DHSにおける立位姿勢分類
P-DHS：positive imbalanced DHS （SVA≧50 mm）
B-DHS：balance DHS （50 mm＞SVA≧−50 mm）
N-DHS：negative imbalanced DHS （SVA＜−50 mm）

生活指導のポイント

DHSに対するリハでは，頸部伸筋群の機能改善を目的とした運動療法と同時に，頸部伸筋群の負荷軽減・elongation予防を目的とした生活指導も重要である[12]．

1 DHSの発症機転と生活指導

首下がり症状に伴う日常生活の支障度は，患者によってさまざまであるが，症状誘発動作についていえば，頸部を軽度屈曲位で保持する動作が起因となって出現することが多い．実際，当院におけるDHS患者の発症機転について調査したところ，発症機転を有した患者が51％であり，その詳細は，重労働（介護・清掃など）が最も多く，次に座位作業（パソコン利用・読書など），外傷性と続いていた（図7）．したがって，これらの動作は，頸部伸筋群に過負荷が生じる動作であることが予測されるため，患者の生活状況に応じて，一時的な制限・指導を行う必要があると考えられる．

また，DHS患者の多くは，日中はよいが，夕方になると症状が増悪するという訴えが聴取されることが多い．生活上のひと休息として，座位にて「うたた寝」をする患者も多いが，睡眠中の不自然な頸部屈曲姿勢によって過度な頸部負担が生じることから，避けることを遵守するよう指導したい．

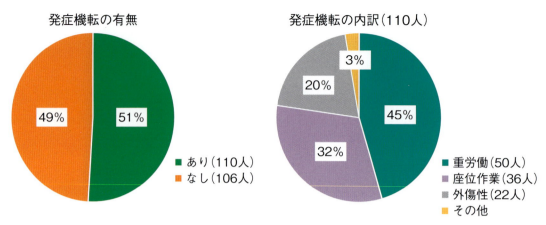

図7 当院における首下がり症候群患者の発症機転
注）重労働：介護19人，清掃15人，引っ越し作業9人，その他（台所作業・草むしりなど）7人
　　座位作業：パソコン利用11人，読書7人，スマホ利用5人，その他（絵描き・編み物など）13人
　　外傷性：歩行転倒9人，階段転落4人，その他（自動車事故・自転車事故）9人

まとめ

1）DHSに対するリハは，等尺性運動によって頭板状筋の機能回復を促進させながら，以下のように頸部伸展能力の程度（重症度）に応じた運動療法を行うことが重要である．
・Mild-DHS：頸部局所の伸筋群における機能改善
・Moderate-DHS：頸部〜胸腰部の伸筋群における機能改善
・Severe-DHS：頸部伸展可動域拡大，立位姿勢是正

2）DHSの発症機転には，重労働（介護・清掃）や，座位作業（パソコン利用・読書）が契機となる可能性があり，生活場面では一時的な制限・指導を行う必要がある．

文献

1) Endo K, et al：Overview of dropped head syndrome（combined survey report of three facilities）. *J Orthop Sci* **24**：1033-1036, 2019
2) Endo K, et al：Histopathological characteristics of cervical extensor tissue in patients with dropped head syndrome. *Eur J Med Res* **26**：135, 2021
3) Endo K, et al：Contrast-enhanced magnetic resonance imaging in patients with dropped head syndrome. *Spine（Phila Pa 1976）* **49**：385-389, 2024
4) Hashimoto K, et al：Radiologic features of dropped head syndrome in the overall sagittal alignment of the spine. *Eur Spine J* **27**：467-474, 2018
5) Igawa T, et al：Establishment of a novel rehabilitation program for patients with dropped head syndrome：Short and intensive rehabilitation（SHAiR）program. *J Clin Neurosci* **73**：57-61, 2020
6) Isogai N, et al：Radiographic outcomes of the Short and Intensive Rehabilitation（SHAiR）Program in patients with dropped head syndrome. *JB JS Open Access* **20**：e23.00016, 2023
7) Konishi T, et al：Global sagittal spinal alignment at cervical flexion in patients with

dropped head syndrome. *J Orthop Surg*（*Hong Kong*） **28**：2309499020948266, 2020

8) Kudo Y, et al：Radiological features of cervical spine in dropped head syndrome：a matched case-control study. *Eur Spine J* **30**：3600-3606, 2021

9) Murata K, et al：Spinal sagittal alignment in patients with dropped head syndrome. *Spine*（*Phila Pa 1976*） **43**：E1267-E1273, 2018

10) Murata K, et al：Relationship between cervical and global sagittal balance in patients with dropped head syndrome. *Eur Spine J* **29**：413-419, 2020

11) Nishimura H, et al：Global sagittal spinal compensation for dropped head alignment. *Spine*（*Phila Pa 1976*） **48**：421-427, 2023

12) Pertheram TG, et al：Dropped head syndrome：a case series and literature review. *Spine*（*Phila Pa 1976*） **33**：47-51, 2008

13) Qian W, et al：Cervical sagittal alignment in patients with dropped head syndrome. *J Orthop Surg*（*Hong Kong*） **29**：2309499021990112, 2021

14) Sano H, et al：A novel diagnostic examination for dropped head syndrome（DHS）（Prone position cervical extension test；DHS test）. *J Orthop Sci* **29**：1179-1182, 2024

15) 佐野裕基，他：首下がり症状を呈した変形性頸椎症症例に対する脊柱アライメントの改善を指向した理学療法介入の効果検討．理学療法学 **49**：145-154, 2022

16) Senegas J, et al：Evolution morphologique et fonctionnelle du rachis vieillissant. Vital JM（ed）：Anatomie de la Colonne Vertebrace；Nouveaux Concepts. Sauramps Medical, Montpellier, 2016, pp111-164

17) Sharan AD, et al：Dropped head syndrome：etiology and management. *J Am Acad Orthop Surg* **20**：766-774, 2012

18) Suk KS, et al：Significance of chin-brow vertical angle in correction of kyphotic deformity of ankylosing spondylitis patients. *Spine*（*Phila Pa 1976*） **28**：2001-2005, 2003

19) 鈴木秀和，他：日本人のアライメントの正常値―頸椎．脊椎脊髄 **30**：265-269, 2017

❷ 保存療法

▶▶ 装具療法

浦田龍之介・藏本哲也

本項では，首下がり症候群（dropped head syndrome：DHS）に対する装具療法について述べる．

保存療法における装具療法の役割

装具療法は運動療法や理学療法，薬物療法，生活指導などと並行して，治療の first-line として選択される[2,4,7~9]．装具療法単独の有効性を検証した臨床研究は行われておらず，その治療効果はいまのところ不明である．DHS に対して装具療法を処方した case report や case series では，頸椎カラー[12]や頸椎装具[5,11]，ハローベスト[10,15]を用いた治療経過が報告されており，それぞれ良好な成績が示されている．一方，装具療法のみでは治療効果が限定的であることを示唆する意見も多く存在する[8,9]．また，長期の装具着用が頸部の筋力低下を招くという意見もある[3]．

これらの報告を踏まえると，装具療法単独の治療効果は不確実性が高いものと判断される．ただし，これは装具療法の効果・有効性を否定するものでなく，装具療法を含む保存療法が奏効した例がある点を鑑みると，大きな期待のもてる治療だといえる．現状では，保存療法における装具療法の役割は，運動療法や理学療法，薬物療法，生活指導との併用で，保存療法の治療効果を最大化することであると考えられる．

装具の種類と選択

DHS 患者の装具は，医療者による患者の姿勢評価の結果に基づいて選択されることが多い．例えば，遠藤ら[2]は，患者の立位全長 X 線画像で評価される sagittal vertical axis（SVA）の値をもとに，装具を選択する方法を提案している．これによれば，50 mm＞SVA≧−50 mm の症例を B（balance）-DHS，SVA＜−50 mm の症例を N（negative imbalanced）-DHS，SVA≧50 mm の症例を P（positive imbalanced）-DHS と分類し（図 1），B-DHS

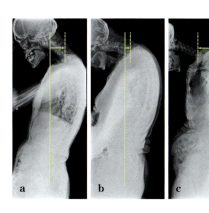

図1 遠藤ら[2]によるDHS患者の姿勢分類
a：N-DHS（SVA＜－50 mm）
b：B-DHS（50 mm＞SVA≧－50 mm）
c：P-DHS（SVA≧50 mm）

の場合には頸胸椎移行部の装具，N-DHSには胸腰椎移行部に及ぶ装具，P-DHSには腰椎骨盤のアライメント修正が必要であると推察している．実際の診療では，この分類だけでなく，症状や日常生活動作（activities of daily living：ADL）障害の重症度など，さまざまな情報に基づき，適応装具を選択することが推奨される．

1 頸椎カラー・頸椎装具

　頸椎カラー・頸椎装具は，臨床現場において比較的多く選択される．一般的に，頸椎カラーは軟性タイプとモールド式頸椎装具（プラスチックを頸部の形状に型取るもの）の2種類があり[13]，臨床的には軟性タイプが選択・処方されることが多い．しかしながら，軟性タイプは患部の安静や保温，心理的効果は期待されるが，装具による矯正・固定力は弱い[13]．したがって，DHS患者の前方注視障害に対する改善効果はあまり期待できず，最終的に首下がりにより頸椎カラーの前方部が下顎と胸部に押しつぶされて頸部に食い込むなどの問題も生じることがある．より高い矯正・固定力を求める場合には，いわゆる「あご受け」の機能を有したサービカルフレームカラーや，「あご受け」の角度が調整可能なピナクル172（図2）などの頸椎装具を選択することが推奨される．星野ら[5]は，DHS患者に対して「あご受け」のある頸椎装具を含む保存療法を行い，頸部痛やADL障害の改善を認めたことを報告している．

2 頸胸椎装具・クラビクルバンド

　遠藤らの分類[2]によれば，P-DHSやN-DHSに分類される患者は頸椎だけでなく，頸椎以下に波及した全身性のマルアライメントを呈している．このような患者は頸部だけでなく，胸部や腰部，下肢にまで及ぶ骨格筋機能の低下が推察される[6,14]．したがって頸部に加え，頸椎から胸椎または腰椎までの矯正・固定を目的とした装具を選択する必要がある．

　アドフィットUDブレイスは，胸部の前後に支持部を有し，胸骨と後頭骨，下顎を固定できる（図3）．これにより，頸部と胸部に対する比較的強

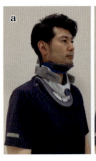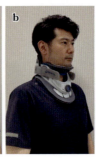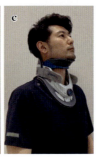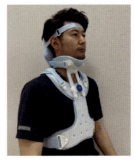

図2 「あご受け」のある頸椎装具（ピナクル172）
a：ピナクル172，b：あご受けを下げた場合，c：あご受けを上げた場合

図3 アドフィットUDブレイスによる頸胸椎の矯正・固定

い矯正・固定力が期待できる．三村ら[11]はパーキンソン病を有するDHS患者に対して頸胸椎装具を処方し，前方注視障害や歩行障害，ADL障害が改善したことを報告している．また，頸胸椎の姿勢改善のために，鎖骨固定帯を活用した治療例も存在する．遠藤ら[1]は，5例のDHS患者に対して頸椎カラーと鎖骨固定帯（クラビクルバンド・II）の併用治療を行い，3例で首下がりの自覚的改善を認めたと報告している．

3 体幹装具・ハローベスト

脊椎のマルアライメントが胸腰部や骨盤にまで及ぶ患者には，体幹コルセットが処方される場合もある．吉田ら[15]は，胸腰椎の変形に由来したDHS患者に対して硬性コルセットの処方を含む保存療法を行い，良好な頸椎アライメントを得たと報告している．また，頸部軟部組織の拘縮が著しい患者に対してハローベストを用いた保存療法が行われた例も報告されている[10,15]．

頸椎装具装用患者に対する運動・ADL指導

装具療法は保存療法の一つとして，理学療法や生活指導との併用が推奨される．患者によっては，装具を一人で装着できないことや，装具によって，かえってADL動作が制限されてしまうこともある．装具療法のアドヒアランスを担保するために，医療従事者は装具の簡便な装着方法（図4）や装具装着下の動作方法を指導する必要がある．また，装具装着中のADL動作制限が患者の運動機能低下によるものと判断される場合には，機能改善を目的とした運動介入も必要となる．

頸椎装具の着用法を図4e〜gに示す．下顎の位置を適正な高さに調整し，一方のマジックテープをあらかじめ接着したのちに，前方装具に下顎をのせて，後方装具を項部にあてがい，もう一方のマジックテープを接着

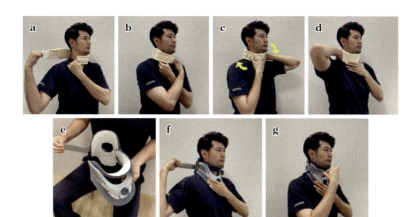

図4 頸椎カラー・頸椎装具の簡便な装着方法
a，b：頸椎カラーのマジックテープを前方で止める．
c，d：頸椎カラーの前後を入れ替える．
e：頸椎装具の一方のマジックテープをあらかじめ接着しておく．
f：前方装具に下顎をのせた後に，後方装具をあてがう．
g：もう一方のマジックテープを接着させる．

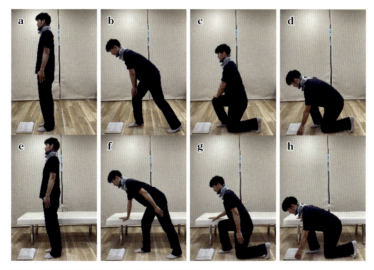

図5 頸椎装具着用中のADL動作の例
a〜d：しゃがむ，下方の物を拾う場合には，頸部を屈曲させずに下肢関節を用いる．
e〜h：下肢筋力が十分でない場合には，支持物を用いた動作を指導する．

するとよい．鏡を用いるとさらに簡便となる．

　装具によって頸部を含めた体幹部が固定されると，下方を注視できない，下にある物を拾えないなどの制限が生じる．この場合，炊事や掃除動作などが制限されることがある．装具を装着したまましゃがむ，下方の物を拾う場合には，図5のように下肢関節を有効に使う動作を行うと安全である．

文献

1) 遠藤健司, 他：脊柱変形と姿勢―首下がりの病態と治療. 関節外科 **33**：472-477, 2014
2) 遠藤健司, 他：首下がり症候群に対する運動療法. 脊椎脊髄 **36**：515-520, 2023
3) 藤本健一：パーキンソン病による首下がり症候群. 脊椎脊髄 **28**：943-949, 2015
4) 古矢丈雄：頚椎装具. *Med Rehabil* **292**：1-6, 2023
5) 星野雄一, 他：特発性頚椎後弯症―いわゆる首下がり. *J Spine Res* **1**：147-153, 2010
6) Igawa T, et al：Association between the horizontal gaze ability and physical characteristics of patients with dropped head syndrome. *Medicina*（*Kaunas*）**58**：465, 2022
7) 井川達也, 他：首下がり症候群に対する新たなリハビリテーション（SHAiR）プログラム. 脊椎脊髄 **36**：521-524, 2023
8) 石井　賢, 他：首下がり症候群の矯正手術―病態による手術治療戦略. 脊椎脊髄 **31**：1067-1071, 2018
9) 石井　賢, 他：首下がり症候群の病態と治療. *Orthopaedics* **35**：81-89, 2022
10) Macé Y, et al：Value of intensive rehabilitation in fixed dropped head syndrome. *Ann Readapt Med Phys* **48**：207-211, 2005
11) 三村聡男, 他：限局性ミオパチーによる dropped head syndrome（頭頚部下垂症候群）の1症例. 総合リハ **30**：753-757, 2002
12) 宮畑育子, 他：首下がりを呈した多系統萎縮症の1例. 北海道リハ学会誌 **28**：103-106, 2000
13) 日本整形外科学会, 他（監）, 赤居正美, 他（編）：義肢装具のチェックポイント　第9版. 医学書院, pp237-250, 2021
14) Urata R, et al：Association between the phase angle and the severity of horizontal gaze disorder in patients with idiopathic dropped head syndrome：a cross-sectional study. *Medicina*（*Kaunas*）**59**：526, 2023
15) 吉田　剛, 他：首下がり症候群の手術適応とその評価方法. 脊椎脊髄 **31**：1055-1060, 2018

❷ 保存療法

▶ HAL® ロボットリハビリテーションの効果

國府田正雄

　首下がり症候群（dropped head syndrome：DHS）は，頸部伸筋群の筋力低下による姿勢異常の一種である．前方注視障害・頸部痛などを引き起こすため，日常生活動作に支障をきたし，生活の質を低下させる疾患群である．現在のところ，DHS に対する標準的な保存療法は確立されていない．現在，当科では，種々の疾患に対して装着型ロボットスーツ Hybrid Assistive Limb®（HAL®）を用いたロボットリハビリテーションの応用について研究を行っているが，DHS 3 例に対して HAL® 歩行リハビリテーション（歩行リハ）を行ったところ，首下がり症状が改善する症例があった．HAL® 歩行リハは，DHS 患者の一部に対して効果的な保存療法となる可能性が示唆された．

　本稿では，当科で行った DHS に対する HAL® 用いた歩行リハについての小経験を報告したい．今後，HAL® 歩行リハの適応症例の判別や最適な訓練頻度の確立が求められる．

装着型ロボットスーツ HAL® とは

　DHS は，原因として非常に多数の疾患が報告されており，原因疾患の特定および原因疾患に対する治療を行うことが基本である．しかしながら，原因疾患は必ずしも特定できるわけではなく，いわゆる特発性と判断される例も少なくない．原因のいかんを問わず患者の主訴となる前方注視障害・頸部痛などに対する保存療法を行っていくことが必要である．手術療法は原因疾患が十分コントロールされている（またはいわゆる特発性と判断された）状態でかつ首下がり症状の保存療法に対する反応が乏しく，患者の訴えが強い場合にかぎり適応することとなる．

　現時点で DHS に対する標準的な保存療法は確立されていない．頸部伸筋群の著明な筋力低下という病態から，筋力トレーニングなどのリハと頸椎カラーなどの装具療法が DHS に対する保存療法の柱になると思われる．

　筑波大学の山海らは，ヒトの動作企図時に生じる生体電位信号を用いて，運動機能を補助する装着型ロボットスーツ HAL® の研究開発を行って

きた[3]．ヒトの運動企図は電位信号として脳から脊髄，運動神経，筋肉へと伝達され，最終的に筋骨格系が動くことになる．その際，微弱な生体電位信号が皮膚表面で検出される．HAL®は，この微弱な生体電位情報や当該ロボット内部に組み込まれたセンサー情報（床反力，関節角度，加速度情報）を処理し，運動企図に応じてリアルタイムに身体動作補助に必要なモータートルクを生成させて身体動作を補助する．HAL®は身体に密着しているため，装着者の意思によってHAL®が駆動して下肢などの装着部位を動かすことになり，筋紡錘にあるIa求心性ニューロンの信号が感覚神経，脊髄を経て脳に戻ることになる．これによって，「脳→脊髄→運動神経→筋骨格系→HAL®」，そして，「HAL®→筋骨格系→感覚神経→脊髄→脳」という脳・神経系と身体とHAL®との間で，インタラクティブなバイオフィードバックが構成されることになる．現在までにHAL®の神経難病に対する有効性が証明され保険適応となったのに加え，脊髄損傷・圧迫性脊髄症などの脊髄障害に対しても有効性が報告されている[1,4,6]．

首下がり症候群（DHS）に対するHAL®を用いた歩行ロボットリハビリテーション

1 症例と方法

　本研究では，以下のDHS 3例を対象にHAL®歩行リハを行った（図1）．
　症例1：患者は75歳，男性．数カ月以上続く頸部痛と前方注視障害を訴え，当科を受診した．神経内科にコンサルテーションするも明らかな神経筋疾患は認めず，特発性のDHSとの診断になった．首下がり症状による日常生活動作の著しい障害が認められ，従来の理学療法では効果がみられなかった．
　症例2：患者は66歳，男性．約1年間続く前方注視障害があった．装具療法・薬物療法では改善が得られなかった．
　症例3：患者は81歳，女性．7年前より夕方になると悪化する首下がり症状を訴えていた．

頻度と期間

　HAL®を用いた歩行リハを10セッション行った．頻度は症例1では週5回×2週間（計10セッション）のセットを行った後に10カ月後に維持療法として月1回×10カ月を追加セットとして行った．症例2では週1回×10週間，症例3では2.5週間に1回×6カ月間行った．頻度はそれぞれの患者の事情・希望をふまえて相談のうえ，決定した．

評価方法

　頸部アライメントは，C2-7 SVA（C2-7 sagittal vertical axis，頸椎の矢状面アライメント）およびCTにおける後弯角（頸胸椎移行部の後弯角度；

122　第3章　治療

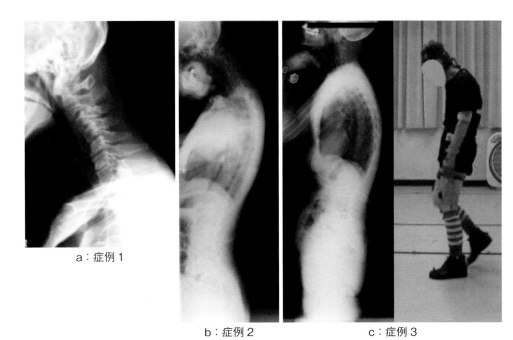

図1 症例（文献2より転載）
a：症例1（75歳，男性）の治療前X線側面像
b：症例2（66歳，男性）の治療前X線矢状断像
c：症例3（81歳，女性）の治療前X線側面像および外観所見（装具装着）

CT kyphosis angle）を指標に，当科で構築した三次元動作解析システム（Vicon MX，Vicon，USA）[5]を用いて計測を行った．HAL®リハの即時的効果を評価するために各セッションにおける実施前後の比較を行い，持続的効果の評価としてHAL®リハ導入前と終了後を比較した．

2 結果

・**即時的効果**

症例1ではC2-7 SVAがHAL®リハ後有意に改善し，後弯角も有意に減少した．症例2では効果はみられなかった．症例3では後弯角の有意な減少がみられたが，C2-7 SVAは有意な減少を示さなかった．

・**持続的効果**

症例1は10カ月後の評価でC2-7 SVAが有意に減少し，後弯角も減少が維持された．症例2では有意な効果は確認されなかった．症例3では後弯角の減少がみられたものの，C2-7 SVAの有意な変化は観察されなかった．

3 考察

本シリーズの結果から，HAL®を用いた歩行リハはDHS患者の頸部アライメントに対して即時的・持続的効果を発揮し得る可能性があることが示唆された．現在のところ詳細な機序は不明だが，歩行企図時の体表電位を

HAL® が感知して「正しい姿勢」での歩行動作をサポートし，「正しい」姿勢での歩行動作が「正しい姿勢」の sensory input となり，中枢へ刺激が入るという，いわゆる interactive biofeedback により，首下がりの姿勢改善が得られたのではと推察している．すなわち，HAL® により得られるインタラクティブなバイオフィードバックは，脊柱周囲の筋協調運動の改善を通じて姿勢異常の改善・姿勢制御の補助にも有用な可能性が想定される．

　一方で，本シリーズの症例2のように反応がみられない患者もいることが判明した．この原因は明らかではないが，症例1や症例3と比較して体幹の補正能力不足や頚部伸筋群の筋力低下・筋萎縮がより強い可能性が想定された．また，本シリーズの3症例間で HAL® 歩行リハの頻度・期間にかなりの差異があったことも治療効果の差につながった可能性は否定できない．DHS に対する HAL® 歩行リハの最適な頻度・実施期間については，さらなる検討が必須である．

　また，リハのプログラムを最適化することも重要である．本シリーズでは歩行リハのみで一定の効果が認められたが，ほかのリハプログラム，例えば立ち上がり動作や立位での姿勢保持訓練なども，姿勢異常の一つである DHS には理論上有効である可能性がある．また，本学で開発した HAL® の別のタイプである HAL® 腰タイプは，体幹の運動を補助することに特化しているため，DHS 患者においても HAL® 腰タイプを用いた体幹リハで首下がり症状が軽減する可能性はあり得る．今後の検討に期待がもたれるところである．

結論

　本研究は，HAL® 歩行リハが DHS に対する保存療法の一つのオプションとして有望であることを示唆している．一方で，HAL® 歩行リハが無効な症例を鑑別する指標や効果を最大化するための訓練プロトコルの確立が求められる．

文献

1) Jansen O, et al：Functional outcome of neurologic-controlled HAL-exoskeletal neurorehabilitation in chronic spinal cord injury：a pilot with one year treatment and variable treatment frequency. *Global Spine J* **7**：735-743, 2017
2) Kadone H, et al：Dropped head syndrome attenuation by hybrid assistive limb：a preliminary study of three cases on cervical alignment during walking. *Medicina (Kaunas)*. **56**：291, 2020
3) Kawamoto H, et al：Voluntary motion support control of robot Suit HAL triggered by bioelectrical signal for hemiplegia. *Conf Proc IEEE Eng Med Biol Soc* **2010**：462-466, 2010
4) Kubota S, et al：Hybrid assistive limb (HAL) treatment for patients with severe thoracic myelopathy due to ossification of the posterior longitudinal ligament (OPLL) in the postoperative acute/subacute phase：a clinical trial. *J Spinal Cord Med* **42**：

517–525, 2018

5) Miura K, et al：Gait training using a hybrid assistive limb（HAL）attenuates head drop：a case report. *J Clin Neurosci* **52**：141–144, 2018

6) Wall A, et al：Clinical application of the Hybrid assistive limb（HAL）for gait training–a systematic review. *Front Syst Neurosci* **9**：48, 2015

❸手術

手術適応

日方智宏

治療総論

　首下がり症候群（dropped head syndrome：DHS）は頸椎から胸椎にかけて過度の後弯位を呈し，頭部を挙上し続けることが困難な疾患である．比較的稀な疾患であるために，これまでにまとまった報告はなく，その原因に関してはいまだに不明な点が多い．DHSの治療を考えるうえで重要なことは，首下がりをきたす原因疾患の検索をすることである．特発性，神経原性，筋原性，炎症性，代謝性，頸椎症性，薬剤性，医原性などの原因疾患の検索を行い，治療可能な原因疾患があれば，その治療を優先して行うことが原則である[8]．

　また，DHSの原因疾患の治療と並行して行うべき治療としては，理学療法，装具療法，薬物療法などの保存療法である．DHSに対する保存療法の有効率は，過去の報告によると約20〜43％とされているが[3,12]，いずれも症例数が少なく，エビデンスレベルは高くない．どのようなDHS症例に保存療法が有効なのかは，いまだ明らかになってはいないが，近年は，さまざまな理学療法の有効性を示す報告も散見されており[4〜6]，現時点では保存療法がDHSの治療において first choise に位置づけられている．しかし，首下がりを発症して数年経過しているような症例では，保存療法が効果を示すことはきわめて稀であるので，そのような場合は保存療法に固執することなく，手術療法を早期に検討することも必要である．

手術適応について

　十分な保存療法を施行したにもかかわらず，治療が奏効しない場合や一時的に改善しても再発をする場合，また原因疾患のコントロールが良好であるにもかかわらず，首下がりによる変形が高度で日常生活動作（ADL：activities of daily living）障害が重症化していく症例では手術療法を考慮する．ただし，原因疾患のコントロールが不良の場合や高齢者に対しては，

126　第3章　治療

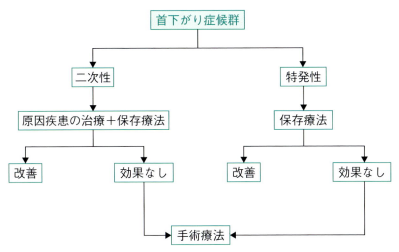

図1 首下がり症候群の治療体系（文献1を改変）

手術適応に関しては慎重な判断が必要となると考えられる[7]．現時点でのDHSに対する治療体系をまとめると**図1**のようになる[1]．

DHSの手術適応となる患者の具体的なADL障害として，以下の2つが挙げられる．
1. 前方注視障害による歩行障害を呈している症例
2. 開口制限や嚥下障害によって食事摂取が困難な症例

手術療法においては，上記ADL障害を改善させるための脊椎の変形矯正固定術を施行する．DHSの手術療法における治療成績に関するDrainら[2]のsystematic reviewによると，DHSに対する手術療法は92.9％の患者に良好な臨床結果をもたらし，さらに外科的治療が良好な臨床結果において，統計的に有意な独立した予測因子であることが示されている．

DHSに対する手術は，基本的には頸椎後弯変形の矯正を目指した脊椎の矯正固定手術を行うことになる．手術治療戦略を立案するうえで最重要なのは，術前画像所見の把握である．近年は，各種X線パラメーター〔C2-C7 angle, T1 slope, C2 sagittal vertical axis（C2 SVA）, C7 SVA, C2-7 SVA, thoracic kyphosis（TK）, pelvic incidence（PI）, lumber lordosis（LL）, PI-LLなど〕を詳細に検討した手術戦略が提唱されており，各症例の変形の主座と代償部位を見極めることでいくつかのタイプに分類し，そのタイプに応じたアプローチ方法，固定範囲，至適矯正角度などを決定することが求められている[8,10,14]．首下がりの病態の主座が胸腰椎部での変形にあるような症例では，胸腰椎の変形矯正手術を施行することで首下がり症状が改善するという報告も散見される[9]．手術治療に関しての統一したコンセンサスは現時点で得られていないが，個々の症例において，詳細な術前画像検査とそれに基づいた綿密な手術計画が必要であることはいうまでもない．手術方法に関する詳細は，本書他項に記載されているので，そちらを参考にしてほしい．

DHSの患者は，高齢者が多いことや矯正に伴う術後合併症発生リスクも高いことから，慎重な手術適応選択が必要である．術後合併症としては，固定遠位端での後弯進行に伴う首下がりの再発，過度な矯正に伴う嚥下障害[13]，足元が見えづらくなり転倒しやすくなる，などがある[15]．患者の術前画像評価が重要であるのはもちろんであるが，あわせて術前に骨粗鬆症の有無を確認し，重症骨粗鬆症の場合は術前より骨形成促進薬の積極的投与を行うこと，また術前に嚥下機能評価を行い，嚥下機能が低下している症例では嚥下訓練を術前より導入したり，術後の食事形態を変更して誤嚥性肺炎の発生予防に努めたりすることも重要である[11]．そして，これらの術後に起こり得る合併症に関しても，患者に十分に説明したうえで，手術への同意を得る必要がある．

まとめ

　DHSの治療においては，まず原因疾患の探索とそれに対する治療を行うことは必須であり，また各種の理学療法，装具療法，薬物療法などの保存療法を適切に施行することが重要である．そのうえで変形に伴う愁訴が残存し，ADL障害が重度である場合には手術療法を考慮する．DHSに対する手術療法は，適切な患者選択のもと，保存療法が奏効しない患者に行われるべきである．

文　献

1) Brodell JD, Jr, et al：Dropped head syndrome：an update on etiology and surgical management. *JBJS Rev* **8**：e0068, 2022
2) Drain JP, et al：Dropped head syndrome：a systematic review. *Clin Spine Surg* **32**：423-429, 2019
3) Endo K, et al：Overview of dropped head syndrome（Combined survey report of three facilities）. *J Orthop Sci* **24**：1033-1036, 2019
4) 遠藤健司, 他：首下がり症候群に対する運動療法. 脊椎脊髄 **36**：515-520, 2023
5) Igawa T, et al：Establishment of a novel rehabilitation program for patients with dropped head syndrome：Short and intensive rehabilitation（SHAiR）program. *J Clin Neurosci* **73**：57-61, 2020
6) 井川達也, 他：首下がり症候群に対する新たなリハビリテーション（SHAiR）プログラム. 脊椎脊髄 **36**：521-524, 2023
7) 石井　賢, 他：首下がり症候群の病態と治療. 脊椎脊髄 **30**：569-572, 2017
8) 石井　賢, 他：首下がり症候群の矯正手術—病態による手術治療戦略. 脊椎脊髄 **31**：1067-1071, 2018
9) 国府田正雄, 他：SVA（＋）タイプの首下がり症候群に対する手術戦略. 脊椎脊髄 **36**：503-507, 2023
10) Kudo Y, et al：Impact of spinopelvic sagittal alignment on the surgical outcomes of dropped head syndrome：a multi-center study. *BMC Musculoskelet Disord* **21**：382, 2020
11) 工藤理史, 他：首下がり症候群に対する術後成績不良因子—胸腰椎アライメント不良を伴う首下がりに対する治療戦略と術後嚥下障害に対する当科の取り組み. 脊椎脊髄 **36**：509-513, 2023
12) 林　欣霓, 他：種々の疾患にともなう首下がり症候群の病態生理学的分析—表面筋

電図所見と理学療法の効果から. 臨床神経学 **53**：430-438，2013

13）光山哲滝, 他：首下がり症候群に対する手術における術後嚥下障害および instrumentation failure についての検討. *J Spine Res* **12**：917-925，2021

14）Miyamoto H, et al：Dropped head syndrome：a treatment strategy and surgical intervention. *Eur Spine J* **32**：1275-1281, 2023

15）Petheram TG, et al：Dropped head syndrome：a case series and literature review. *Spine*（*Phila Pa 1976*） **33**：47-51, 2008

❸ 手術

▶▶ 前後合併手術

宮本裕史

　首下がり症候群（dropped head syndrome：DHS）は立位や座位において前方注視困難を主訴とする病態であり，一般的には chin-on-chest deformity を呈する疾患群として知られている．DHS は高齢女性に好発し，頸部痛，脊髄症，嚥下困難，あるいは整容面での問題を呈し，患者の生活の質（quality of life：QOL）を大きく障害する．しかし，その病態の詳細はいまだ不明である．DHS の成因としては，神経・筋原性疾患群と非神経・筋原性疾患群に大別できる[3]が，整形外科を受診する患者の多くは特発性である．DHS に対する手術に関してはいまなお統一された見解はなく，術式や固定範囲は術者の裁量に委ねられている感は否めない．

術式の決定のためのアルゴリズム

　われわれは，首下がりを含む頸椎後弯に対する手術における固定アンカーとして，最大の固定力を保証する頸椎椎弓根スクリュー（cervical pedicle screw：CPS）を用いている[1]．さらに術式の決定においては，以下のアルゴリズムを提唱している（図 1）[2]．すなわち，術前の頸椎伸展位にて後弯が整復可能である症例に対しては後方単独手術（P）を施行する．まず CPS を適宜挿入する．脊柱管狭窄のない脊柱変形の症例では必ずしも除圧は必要ではないが，脊髄症を呈していたり脊柱管狭窄を伴う場合にはまず椎弓形成術を施行し，脊髄背側に十分なスペースを確保してからカンチレバーを用いて後弯矯正を行う．一方，非整復例に対しては後弯を整復するために前方解離が必須であり，うち脊柱管狭窄や椎間関節癒合のない症例に対しては〔前方（anterior）・後方（posterior）：AP〕を，脊柱管狭窄や椎間関節癒合を合併している症例には〔後方（posterior）・前方（anterior）・後方：PAP〕を施行する．PAP では，まず後方より CPS 挿入，椎弓形成，癒合している椎間関節切除，予防的椎間孔拡大術などを行い，続いて前方にまわって後弯の頂点 2 椎間程度の前方解離とケージ挿入を行う．そして最後に再度後方にまわり，CPS 間をロッドで連結し，さらなる前弯位獲得に向けてカンチレバーを用いた調整および自家骨移植を行う．

130　第 3 章　治療

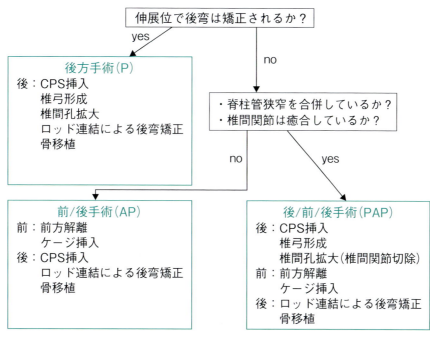

図1 首下がり症候群に対する術式決定のためのアルゴリズム（文献2を改変）

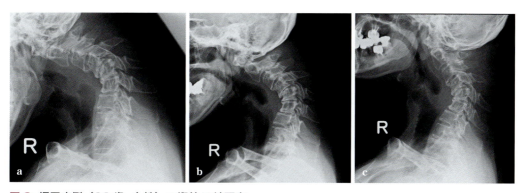

図2 提示症例（66歳，女性）の術前X線写真
a：屈曲位，b：中間位，c：伸展位
非整復性の頸椎後弯を認める．

固定範囲に関しては，本章の「手術成績」の項で詳細に述べられているので，そちらを参照されたい．

症例提示（▶動画3-13）

患者：66歳，女性
主訴：前方注視困難．パーキンソン病を合併していた．
術前評価：頸部X線画像ではC2-7 angle 95°の非整復性の頸椎後弯を認めた（図2）．立位全脊椎X線側面像での各パラメータは，sagittal vertical

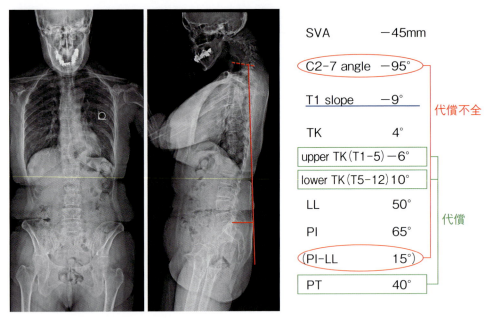

図3 立位全脊椎X線像における術前パラメータ

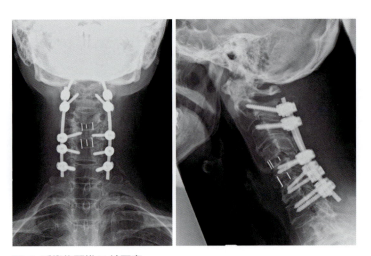

図4 手術後頸椎X線写真

▶ 動画 3-13
DHS への前後方手術

axis（SVA）−45 mm，C2-7 angle 95°，T1 slope −9°，thoracic kyphosis（TK）4°，上位 TK（T1-5）−6°，下位 TK（T5-12）10°，lumbar lordosis（LL）50°，pelvic incidence（PI）65°，PI-LL＝15°，pelvic tilt（PT）40° と，頸椎と腰椎に代償不全があり，上位・下位胸椎と骨盤での代償を認めた（図3）．頸椎 MRI では C4/5 高位での脊柱管狭窄を認めた．さらに両 C4/5/6 高位での椎間関節の骨癒合を認めた．

手術計画：まずはより重症な頸椎手術を計画し，以下の PAP 手術を一期的に行った．T1 slope が小さかったため，頸椎矯正固定術〔short fusion：SF（C2-7）〕を選択した．

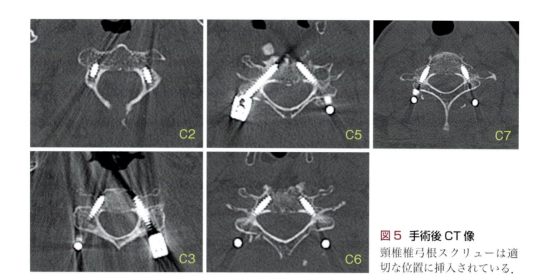

図5 手術後CT像
頸椎椎弓根スクリューは適切な位置に挿入されている．

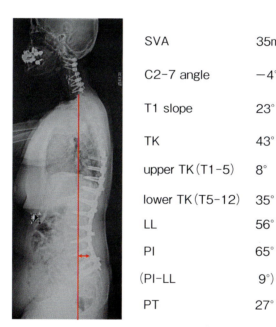

SVA	35mm
C2-7 angle	−4°
T1 slope	23°
TK	43°
upper TK（T1-5）	8°
lower TK（T5-12）	35°
LL	56°
PI	65°
（PI-LL	9°）
PT	27°

図6 手術後1年時の立位全脊椎X線側面像におけるパラメータ

P：両C2，C3，C5，C6，C7にナビゲーション下にCPSを挿入した．両C4/5/6の椎間関節切除を行った．
A：C4/5/6高位での2椎間の前方解離とケージ挿入を施行した．
P：CPS間を2本のロッドで連結し，カンチレバーとrod rotationにて頸椎後弯を可及的に整復した．

術後C2-7 angleは−4°となった（図4）．術後CTにて，CPSが適切な位置に挿入されていることが確認できた（図5）．

次に，頸椎術後6カ月後に腰曲がりの増悪に対してT9-S2 AIに及ぶ脊椎

矯正固定術を行った.

術後評価：術後1年時の立位全脊椎X線側面像の評価では，SVA 35 mm，C2-7 angle −4°，T1 slope 23°，TK 43°，上位 TK 8°，下位 TK 35°，LL 56°，PI 65°，PI–LL＝9°，PT 27° となり，経過良好である（**図6**）.

文 献

1) Jones EL, et al：Cervical pedicle screws versus lateral mass screws. Anatomic feasibility and biomechanical comparison. *Spine*（*Phila Pa 1976*） **22**：977–982, 1997
2) Miyamoto H, et al：An algorithmic strategy of surgical intervention for cervical degenerative kyphosis. *J Orthop Sci* **23**：635–642, 2018
3) Sharan AD, et al：Dropped head syndrome：etiology and management. *J Am Acad Orthop Surg* **20**：766–774, 2012

❸ 手術

▶▶ 頸（胸）椎前後方固定術

工藤理史

われわれは過去に首下がり症候群（dropped head syndrome：DHS）に対する頸胸椎矯正手術の治療成績を検討している[1,3]．その結果，成績良好群と不良群の比較において有意差を認めたのはC2-7 angle やC2-7 sagittal vertical axis などの頸椎パラメータではなく，首下がりに対する代償機能の働きの指標である SVA と PI（pelvic incidence）-LL（lumbar lordosis）であった．その結果を基に，SVA 0 mm，PI－LL＝10°を指標として作成したType 1〜3 の分類（第 4 章「胸腰椎変形による首下がり」参照）に基づいて，手術方針を決める治療戦略を提示した．

本項では Type 1（SVA≦0 mm，PI-LL≦10°，代償機能良好群）に対する手術例を紹介する．

症例提示

患者：81 歳，男性

主訴：頸部痛，前方注視障害

現病歴：7 年ほど前から頸部痛を自覚しており，近医整形外科にて投薬などの保存療法を受けていた．その後も頸部痛は継続し徐々に悪化．4 年前からは歩行時の前方注視障害を自覚するようになった．2 年前からは短時間の前方注視保持も困難となり，外観上も完全な首下がり状態となった．保存療法に抵抗性であり，手術療法目的に当院紹介となった．

画像所見：図 1〜図 3 に術前画像を示す．

本症例に対する治療戦略：

本症例では代償機能良好な Type 1 に該当すると考え，頸椎〜上位胸椎までの矯正固定術を行った（図 4〜図 6）．

頸（胸）椎前後方固定術　　**135**

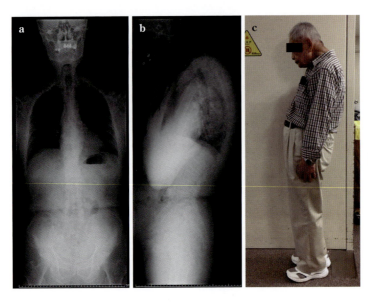

図 1 本症例の術前画像（立位）
a，b：全脊椎 X 線正面像（a），側面像（b）
c：側面写真
立位全脊椎側面像（b）では SVA −70 mm，PI-LL −5°と，腰椎過前弯によって荷重軸を後方にシフトしており，代償機能が良好であることがわかる．

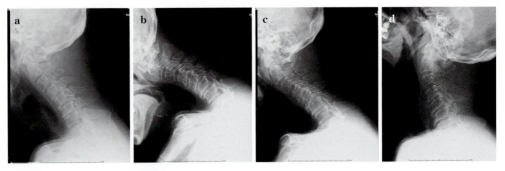

図 2 単純 X 線像による頸椎の経時的変化
a：7 年前の頸椎 X 線側面像（中間位）
b〜d：術前の頸椎 X 線側面像（b：前屈位，c：中間位，d：後屈位）
経時的に後弯の進行と変性が増悪しているのが確認できる．最大後屈では比較的伸展が得られるが，下位頸椎の後弯は残存する．

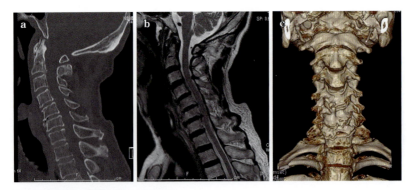

図 3 本症例の術前 CT，MRI 像
a：頸椎 CT 矢状断像，b：頸椎 MRI T2 強調矢状断像，c：頸椎 3D-CT
CT では椎間板腔の狭小化や骨棘形成を認めている．MRI での脊柱管狭窄は認めない．

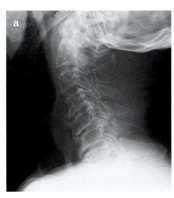
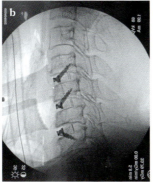

図4 本症例に対する前方固定術（1期目）
a：頸椎X線像（最大後屈位）
b：頸椎前方固定術術中イメージ像
前方椎間のリリースを行い，ケージを用いた多椎間の前方固定を行った．C2-7 angleは−5°から5°へ改善した．

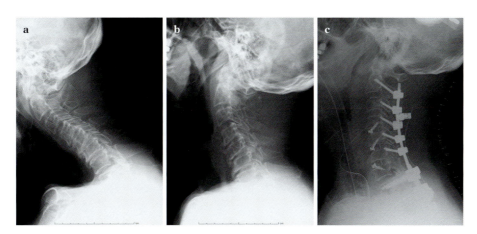

図5 後方矯正固定術（2期目）
a，b：術前頸椎X線側面像（a：中間位，b：後屈位）
c：術後頸椎X線側面像
2期的にC2-T3の後方矯正固定術を行った．C2-7 angleは術前−5°，前方術後5°，後方術後15°に改善した．

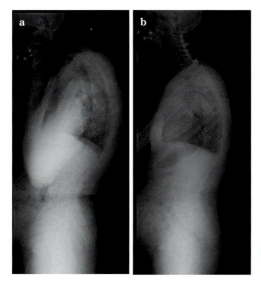

図6 術前後の立位全脊椎X線像
a：術前，b：術後

頸（胸）椎前後方固定術 137

前後合併矯正固定術の適応

　当科では変性の強いDHSに対する頸椎矯正手術治療は，前後合併矯正固定術を基本としている[4]．その理由としては，DHSでは前方の骨棘架橋など非常に高度な変性が存在し，可動域も減少している症例が多いためである[2]．前方からのリリースを行うことによって，インプラントに過度な負担をかけずに容易に矯正を行うことが可能となる．当然，変性が軽度で可動域が良好な症例に関しては，後方単独手術を行っている．また，当科では前方固定術に主にスクリューインケージを用いているが，その際にスクリューは片側のみ使用している．このようにすることで後方からの矯正時に追加矯正が可能であり，ケージの脱転を防ぐこともできる．

文献

1) Kudo Y, et al：Impact of spinopelvic sagittal alignment on the surgical outcomes of dropped head syndrome：a multi-center study. *BMC Musculoskelet Disord* **21**：382, 2020
2) Kudo Y, et al：Radiological features of cervical spine in dropped head syndrome：a matched case-control study. *Eur Spine J* **30**：3600-3606, 2021
3) 工藤理史, 他：首下がり症に対する手術治療戦略―どのタイプにどのような手術をすればいいのか？　臨整外　**55**：241-245, 2020
4) 工藤理史：首下がり症に対する頸椎前後合併矯正手術. 整形・災害外科　**65**：734-737, 2022

❸ 手術

▶▶ 頸椎前後方固定術

船尾陽生・石井　賢

術前評価および準備

　首下がり症候群（dropped head syndrome：DHS）の術前には，まず単純X線で椎体の変形，骨棘，アライメント，すべりや不安定性の有無などを評価する．前後屈での頸椎の可撓性や，脊椎全長X線による全脊椎アライメントの評価が重要である．脊椎全長X線では，正面像ではCobb角（側弯があれば），center sacral vertical line，また側面像ではC2-7 sagittal vertical axis（C2-7 SVA），thoracic kyphosis, lumbar lordosis, pelvic incidence, sacral slope, pelvic tilt, T1 slope, C7 SVA などのX線パラメータを評価する．MRIでは，主に脊柱管狭窄による脊髄圧迫の有無，また脊髄の輝度変化などを評価する．前方固定術の際には，甲状腺，気管，食道など頸部の臓器，内・外頸動静脈や椎骨動脈などの血管，また腫瘍性病変や感染性病変の有無なども確認する．CTでは，椎骨のより詳細な形態学的評価を行う．椎体，椎弓根，外側塊，椎弓などの形状の把握やインプラント設置のための計測をはじめ，後縦靱帯や黄色靱帯などの骨化巣の有無，椎体周囲や椎間孔などの骨棘の有無，椎体癒合の有無などを確認する．禁忌がなければ，椎骨動脈の評価のため血管造影CTを行う．

　DHSは高齢者に多く，長範囲の固定術を要することが多いので，骨強度の評価も重要である．骨粗鬆症を伴っている場合には，周術期の薬物治療が推奨される[5]．また，高齢者では複数の併存疾患を伴っていることもあり，各診療科や麻酔科との連携も検討する．さらに，開口障害や嚥下障害により栄養状態が不良の患者では，言語聴覚士（speech-language-hearing therapist：ST）や栄養サポートチーム（nutrition support team：NST）の介入も検討する．基本的なことではあるが，輸血の準備や，術後に呼吸器での管理が可能な集中治療室などの入室準備も肝要である．

手術計画

石井ら[2]は，DHSを後弯の頂椎が頸椎に限局する頸椎型と，胸椎に限局する胸椎型に分類しており，筆者らは主にこの分類をもとに手術計画を考慮している[2]（図1）．両者ともにC2-7 SVAは大きくなるが，頸椎型では頸椎の大きな後弯を呈する一方，代償性の腰椎前弯や股関節伸展によりC7 SVAはマイナスを呈する場合が多い．胸椎型では頸椎は軽度後弯から時に前弯を呈し，頭部のanterior translationにより大きなC7 SVAを呈することが多く，胸椎の後弯変形やpelvic incidence-lumbar lordosis（PI-LL）mismatchを示すような腰椎後弯を伴っていることがある．

頸椎型で頸椎がflexibleであれば後方単独の固定術とし，固定範囲は原則C2-7もしくは，変形が強い場合あるいは骨粗鬆症を有する場合などにはC2-T2としている．

Cavagnaroらのreviewによると，DHSに対する後方固定術で頸胸椎移行部を超えない群でのfailure rateは71％であったのに対して，頸胸椎移行部を超えた群でのfailure rateは13％と報告されており[1]，骨粗鬆症を有する場合や胸椎後弯が強くT1 slopeが大きい症例などでは，頸胸椎移行部を超えた固定が望ましいと考える．胸椎型では，遠位隣接椎間後弯変形（distal junctional kyphosis：DJK）を予防するために，C2-T5あるいは胸椎の頂点を超えた固定範囲を検討する．われわれの経験では，胸椎型において下位固定椎が胸椎の頂点を超えなくても，前方注視障害の改善は多くの症例で維持されており，DJKを生じなければrevisionを要する症例は少ない．

後頭骨までの固定は著しい頭蓋脊椎可動域制限をきたし，また合併症も多いことが報告されているため，推奨しない[1]．頸椎の可撓性が低く，仰臥位や後屈位で後弯が矯正されない場合には，前方からの解離や前方支柱再建を目的に前方固定術を行う．ただし，前方固定術は以前から嚥下障害が合併症として危惧されており[4]，DHSの術後においても嚥下や気道に関す

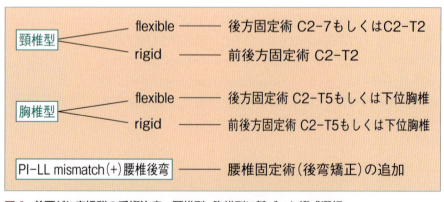

図1 首下がり症候群の手術治療—頸椎型，胸椎型に基づいた術式選択

る合併症は全体の9%に発生し，うち75%は前方固定術を併用した例であったと報告されている[1]．また，後方手術単独においても頸椎の過度な前弯化は嚥下障害をきたし得ると報告されており[3]，X線学的パラメータのみに注目した矯正には注意が必要である．脊髄の圧迫を認める場合には，後方手術の際に椎弓切除による除圧も追加する．椎間孔の狭窄がある場合には，C5麻痺予防に椎間孔拡大術も追加する．PI-LL mismatch を示すような腰椎に著しい後弯がある場合には，腰椎の矯正固定術も検討する．

前方固定術

仰臥位で肩に枕を置くなどして，頸椎後弯をできるかぎり矯正した体位で行う．DHSでは，後弯により下顎骨と鎖骨が近く展開が容易でないことや，椎体前方の骨棘形成により椎間の同定が困難なことも少なくない．高位誤認防止や正確な椎間操作には，X線透視が有用である．

DHSでは3椎間以上の解離を行うことが多く，胸鎖乳突筋前縁に沿った5cm程度の斜切開で行う．また，原則として反回神経損傷の危険性が少ない左側侵入で行う．深部の展開は，胸鎖乳突筋の前縁と気管前葉や甲状腺の間の組織がまばらな部分から椎体前方に向かって行う．中頸筋膜のつっぱりが強い場合には，筋膜を鋭的に切開すると深層や頭尾側の展開が容易となる．椎体前縁を触れるようになったら，翼状筋膜を切開しさらに鈍的剥離を進めるが，DHSでは椎体前方に瘢痕組織のような厚い軟部組織が存在することがある．また，左右の頸長筋が瘢痕様に椎体に癒着していることも少なくない．周囲の組織を損傷しないよう十分に注意しながら，電気メスの出力を落とし徐々に左右の頸長筋を剥離していく．椎体中央の外側部は出血しやすいので適宜止血を行う．また，長期経過例では椎体前方に上位椎体の骨棘が椎間に覆いかぶさるように存在することがある．術野のみでは椎間の確認が難しい場合には，X線透視で椎間を確認しながら前方の骨棘を削除すると椎間操作が容易となる．また，椎体前方の骨棘が大きい場合，切除しないとケージやプレートの設置が浅くなりがちなので注意が必要である．

椎間板へのインジゴカルミンの注入は，その後の椎間板掻爬に有用である．椎間板をメスで切開し，パンチや鋭匙で椎間板をある程度削除した後に，椎間スプレッダー用のスクリューを椎体に設置してスプレッダーで椎間を開大する．この際に，ケージから椎体に挿入するスクリューやプレートなどにぶつからないように，椎間スプレッダー用のスクリューを設置しておくとよい．椎間板および軟骨終板の掻爬には，鋭匙，鉗子，ケリソン鉗子などを用いて十分に行う．前方からの脊髄の直接除圧は不要な症例が多いが，必要があれば行う．

トライアルを用いてインプラントサイズを決定する．ケージの高さが高

いほど矯正はされるが，終板損傷なども危惧されるため適度な高さを選択する．十分な洗浄後に移植骨を充填したケージを挿入する．椎間高が低くケージ設置が難しい場合には，移植骨のみを充填する．われわれは，後に実施される後方手術の際の矯正のために，原則プレートは用いていない．

　椎体変形が著しい場合，除圧操作が必要な場合，あるいは矯正効果を期待して，椎体亜全摘を行うことがある．椎体亜全摘においてもまず椎間板の削除から行うと切除すべき椎体の全容が把握しやすく，残存する椎体の終板損傷も防ぎやすい．該当する高位の椎間板を，前述のようにある程度削除した後，亜全摘する椎体の前方部分はなるべくリウエルやパンチで削除し移植骨の一部に利用する．椎体の後方部分はハイスピードドリルで全体的に薄くしていく．左右の幅は，除圧の必要性がある部分まで，あるいは計画している椎体置換用のケージや移植骨などが入る程度までとするが，ドリル先端が外側に跳ねて椎骨動脈を損傷しないよう十分に注意する．また，ハイスピードドリルは先端のみならずシャフトの部分も食道や血管などを巻き込む可能性があることにも留意する．椎体後壁の外側を慎重に削除していき，椎体後壁の連続性が断たれると正中部分の骨片が徐々に浮いてくる．椎体後壁，後縦靱帯，椎間板，瘢痕などの組織は，必要に応じてケリソンなどで削除し除圧する．除圧や止血，ケージや移植骨などのスペースの確保，ケージ設置面の軟骨終板の掻爬などを確認し，ケージや移植骨を設置して，必要に応じてプレートで固定する．

後方固定術

　体位変換をして腹臥位で行う．症例によっては，長時間手術による頸部の腫脹や患者への侵襲を考慮し，同日ではなく数日〜1週間程度空けて行うこともある．固定範囲に一致して正中皮膚切開で行う．C7の棘突起は展開時のメルクマールになるので，頭側は C6，C5，C4，C3，C2 の順，また尾側は T1，T2 の順で棘突起を露出し展開を進めていく．棘突起や椎弓など電気メスをなるべく骨に沿わせて展開していくと出血しにくいが，DHSでは後弯により椎弓間が開いているため，硬膜や脊髄の損傷をきたす危険性があるので注意する．また，固定遠位部付近ではあまり棘突起に電気メスを沿わせすぎると棘上靱帯や棘間靱帯を損傷し，術後 DJK をきたす危険性があるので注意する．C2の棘突起もメルクマールになるので，棘突起および椎弓に沿って電気メスで展開していくが，DHS では後弯のため C2 が深部に落ち込むように位置しているため，C2 椎弓の外側や頭側はツッペルを用いたり，電気メスの出力を抑えたりして慎重に展開する．

　十分な展開後，インプラントを設置していく．C2には可能なかぎり椎弓根スクリューの設置を行うが，椎骨動脈の high riding 症例などでは，椎弓スクリューなどを用いることもある．C2椎弓根スクリューの頭尾側の刺

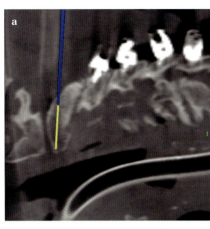 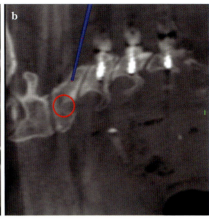

図2 術中CTナビゲーション画像
a：右側C2 pedicle screw trajectoryには椎骨動脈がなく，スクリュー設置が可能である．
b：左側は椎骨動脈のhigh ridingのため，C2 pedicle screw trajectoryに椎骨動脈が存在し（図中赤丸），スクリュー設置は危険である．

　入点や刺入角度に関しては，X線透視や術中CTナビゲーション（図2）が有用である．筆者らは，椎骨動脈損傷のリスクを極力避けるため，C3-6に関してはMagerl法による外側塊スクリューを設置することが多い．椎弓根スクリューに比し強度は劣ると考えられるものの，長範囲固定例ではアンカーも多いためfailureを起こすことはほとんどない．椎間関節に骨棘がある場合には，2～3 mmの細めのエアトームで椎間関節の骨棘の削除やdecorticationをしておくと，外側塊スクリューの刺入点がわかりやすくなり，移植骨の母床作成にも有効である．C6の外側塊スクリューは，C7の椎弓根スクリューとのロッド連結の関係でスキップすることもある．C7，T1，T2に関しては，distalアンカーとして可能なかぎり椎弓根スクリューの設置を行う．ただし，頸胸椎移行部ではX線透視側面像による刺入方向の確認が難しいため，術前にCTなどで刺入点や角度をよく把握しておくか，術中CTナビゲーションも有用である．

　骨脆弱性が危惧される場合には，sublaminar wiring/tapingの併用も検討する．また，スクリューの設置が困難な場合ではフックによる固定も有用である．脊柱管狭窄や脊髄の圧迫がある場合には，椎弓切除による除圧を追加する．ロッド設置前に，術者がメイフィールドを保持し，別の医師がメイフィールドの固定を解除して，頸椎を前弯位に矯正してメイフィールドの再固定を行う．前弯にベンディングしたロッドを両側に設置して，頸椎の前弯を獲得していくが，過度な矯正は嚥下障害や呼吸障害をきたし得るので注意が必要である．

　術野およびX線透視などでアライメントやスクリューの引き抜けなどの確認，また矯正後の神経モニタリングなどを確認し，最終締結を行う．症例により複数のロッドを使用することもある．外側塊や椎弓表面のdecortication および十分な洗浄後, 椎弓表面, 外側塊, 椎間関節などに移植骨を移植する.

術後管理

　一期的な頸椎前後方固定術後では, 頸部や咽頭の腫脹が強いため, 原則, 術直後の抜管は控える. 当院では, あらかじめ人工呼吸器での管理が可能な集中治療室もしくは同等の対応が可能なベッドを準備している. ギャッチアップやステロイドの点滴も考慮する. 術翌日にカフリークテストを施行し結果が良好であれば抜管を行う. 大多数の症例で術翌日に抜管可能であるが, 抜管困難な症例では術後2日目以降もカフリークテストを継続し, 抜管可能と判断した時点で抜管する.

　また, 後咽頭腔や後喉頭腔などの腫脹は, 術後数日〜1週間程度でも増悪する場合もあるため注意が必要である. 頸部の腫脹がなくても, 術前から嚥下機能が落ちている可能性もあり, 食塊による窒息や誤嚥性肺炎の危険性がある. 嚥下機能の評価ならびに食事の開始に際して, できればSTの介入があることが望ましい. 術後に嚥下障害や呼吸障害が明らかとなった場合には, アライメントを調整して頸椎前弯の減弱化を考慮することもある. 神経学的評価も重要であり, 術後C5麻痺にも留意する. 創部は頸胸椎移行部で皺になりやすく, また胸椎部は後弯により圧迫が強くなることもあるため, 創離開や感染にも十分留意する.

症例提示

　患者は56歳, 女性. DHSとしては比較的若年であったが, chin-on-chest deformityを呈する著しい頭部下垂を認めていた (図3a). アルコール依存症の既往と体重26 kgのるい痩があり, 骨密度はdual energy x-ray absorptiometry (DXA) 法で腰椎young adult mean (YAM) 58%, 大腿骨YAM 56%と重度の骨粗鬆症を認めた. 単純X線側面像ではC5およびC6椎体の骨折によるrigidな後弯があり (図3b), 頸椎型のDHSを呈していた (図3c). MRIでは多椎間の狭窄を認め, 特にC5-6椎間で脊髄の高度な圧迫を認めた (図3d). 一般に, DHSに対する前後方固定術では前方リリースを目的とし前方固定術を先に行い, 後方固定術を後に行うことが多い. 本症例では, 頸椎後屈でC2-7アライメントがある程度矯正されたこと, また重度の骨粗鬆症を認めていたため, まずC2-T2の後方固定術による矯正と安定を得てから (図3e), C4-7の前方固定術を施行した (▶️ 動画3-14参照). C5およびC6椎体は圧潰が著明であったため, 椎体を亜全摘し, ケージおよびプレートを用いて固定した (図3f). 術後CTでケー

▶️ **動画 3-14**

C2-T2後方除圧固定術＋C4-7前方除圧固定術

144　第3章　治療

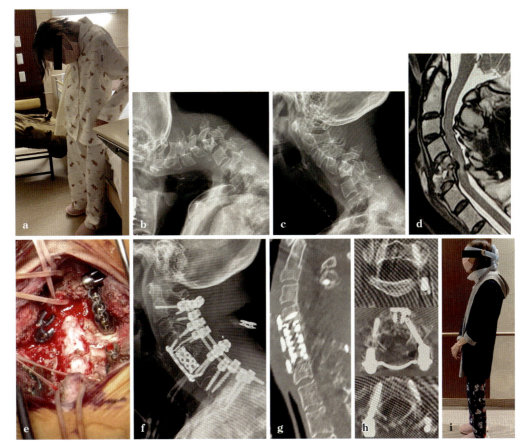

図3 本症例（56歳，女性）
a～d：術前画像．外観側面（a），頸椎単純X線側面像（b），頸椎単純X線側面像（後屈位）（c），頸椎MRI矢状断像（d）
e：術中画像
f～i：術後画像．頸椎単純X線側面像（f），頸椎CT矢状断再構築像（g），頸椎CT水平断像（h），外観側面（i）

ジの沈下やスクリューなどの逸脱を認めず（図3g，h），周術期合併症もなく頭部下垂も改善した（図3i）．

文献

1) Cavagnaro MJ, et al：Surgical management of dropped head syndrome：a systematic review. *Surg Neurol Int* **13**：255, 2022
2) 石井 賢, 他：首下がり症候群の病態と治療. 脊椎脊髄 **30**：569-572, 2017
3) Ishikawa Y, et al：Recurrent dysphagia after lower posterior cervical fusion. *Surg Neurol Int* **11**：114, 2020
4) Nguyen S, et al：Predictors of dysphagia after anterior cervical discectomy and fusion：a prospective multicenter study. *Spine*（*Phila Pa 1976*） **47**：859-864, 2022
5) Sardar ZM, et al：Best practice guidelines for assessment and management of osteoporosis in adult patients undergoing elective spinal reconstruction. *Spine*（*Phila Pa 1976*） **47**：128-135, 2022

❸手術

▶▶ 頸椎前方手術

小沼博明・吉井俊貴

頸椎前方手術の適応と意義

頸椎後弯への前方手術の適応と意義は，比較的 rigid な変形に対しての前方解離による局所後弯の解除にある．

術前準備

1 術前評価

頸椎前方手術では後咽頭腔の腫脹が必発であり，変形矯正を伴う前後方手術は経験上，通常の前方単独手術より気道障害リスクが高い．そのため，呼吸予備能の術前評価および喫煙者に対する 1 カ月以上前からの禁煙指導が必須である．術後 ICU 入室による気道管理の重要性に関して，メディカルスタッフとも情報共有しておく．また，頸椎矯正後の嚥下障害リスクもあるため，術前嚥下評価も行っておく．

2 術前計画

術前の単純 X 線，MRI，CT 画像にて，全脊椎アライメント，頸椎アライメント，矯正椎間（椎体）の箇所，除圧の有無を検討する．単純 X 線は機能写や臥位撮影を含め，DHS（dropped head syndrome）の主因となっている局所後弯のレベルや変性の程度を評価する．透視下にネックピローを用い，頸椎強制後屈位にて局所の rigidity を評価する．通常は rigid な後弯は前方→後方手術で矯正できるが，椎間関節癒合症例では，後方→前方→後方の矯正手術が必要となる場合がある．術前 CT の multi-planer reconstruction（MRP）画像および three-dimensional（3D）画像にて，鈎椎関節幅および椎骨動脈幅を計測し，椎体前方の骨棘，鈎椎関節の変性の程度，横突起前結節の位置を立体的に把握しておく．

146　第 3 章　治療

手術

1 手術体位

仰臥位で頭部に円座，項部にロール枕を置き，安定化させる．麻酔下で頸椎伸展位とし，ある程度矯正位とする．ただし脊髄圧迫がある場合は，神経モニタリングを確認しながら慎重に行う．回旋に関しては，頸長筋の張りに左右差が出ないよう上位頸椎手術でなければ正中位としている．

2 皮膚切開（皮切）

原則として，2椎間固定までは皮膚皺に合わせた横皮切，3椎間以上は胸鎖乳突筋前縁の斜切開としている．ただし大きな矯正を行う場合は，横皮切では頸部前面が広がってしまうため，縦皮切としている．

3 椎前までのアプローチ

広頸筋を皮切の方向に切離したのち，胸鎖乳突筋前縁で浅頸筋膜を切離し，前頸静脈の外側・胸鎖乳突筋の内縁を腹側に剥離する．胸鎖乳突筋と舌骨筋群の筋間に指を入れ，筋間より腹側に椎体前面を触れ，展開方向を確認する．また，内頸動脈を触れ，頸動脈鞘が必ず展開方向の外側にあることを確認し，頸動脈鞘内を剥離しないように留意する．筋鈎で胸鎖乳突筋・頸動脈鞘を外側に，舌骨筋群を内側に引きながら，中頸筋膜を切離し，鈍的に腹側内側へ展開していく．食道は必ず内側に避ける．椎前葉はまばらな結合組織で容易に展開され，粘膜剥離子などで結合組織を深層まで剥離すると椎体前面に至る．椎間板に先端を曲げた23Gカテラン針を刺し，透視下で椎間板高位を確認する．

通常2椎間以内の手術であれば，横走する血管や神経を温存できる場合も多いが，C3-4レベルの展開の際には，上甲状腺動脈を必要に応じて結紮・切離する．上喉頭神経内枝は知覚枝であるが，損傷すれば術後嚥下障害の原因となるので切離は避ける[2]．C6-7，C7-T1レベルへの展開では，必要に応じて肩甲舌骨筋や下甲状腺動脈を結紮・切離する．

侵襲レベルの椎間板高位の頸長筋に電気メスで剥離のきっかけを作成した後，粘膜剥離子で骨と頸長筋間を持ち上げながらバイポーラで剥離する．鈎椎関節の変性が強い場合は，かなり外側まで剥離を要することが多い．鈎椎関節部では側方には椎骨動脈が存在するため，粘膜剥離子やコブを椎体に当て，外側を守りながら鈎椎関節の外側・横突起前結節の椎体移行部への変曲点まで露出させる．剥離展開した左右の頸長筋の内側にレトラクターをかけ術野を保持する．頭尾側方向は椎体にピンレトラクターを設置する．

4 椎間板切除

椎間板の上下を終板に沿って電気メスで横切し，鉗子・鋭匙を用いて髄核を除去する．椎体前方の骨棘は視野の妨げになるため，椎体前面と平らになるまで鉗子・エアドリルを用いて切除する．両側の鈎椎関節の立ち上がりまで外側幅の椎間板郭清を行い，椎体後縁まで郭清を掘り下げていく．椎体間除圧固定術（anterior cervical discectomy and fusion：ACDF）の場合，椎間板を椎体後縁近くまで摘出した後，エアドリルにて椎間板の上下終板をボックス状に掘削する．鋭匙による椎間板除去と椎体の掘削を交互に進めて，椎体後縁に達する．除圧が必要な場合は，椎体後縁の骨棘を上下ともにエアドリルで切り上げ・切り下げを行いながら切除する．骨棘は薄くなっていれば，鋭匙（曲）で折るようにして除去することも可能である．椎体亜全摘による除圧固定術（anterior cervical corpectomy and fusion：ACCF）の手技に関しては，本稿では割愛する．

5 前方椎間解離

rigid な後弯の矯正において最も重要となるのが，変性・癒合した鈎椎関節の徹底した解離と骨棘の切除である．鈎椎関節の立ち上がりが同定できていれば，それより外側にある張り出した骨棘を，まずは髄核鉗子などで鈍的に切除する．鈎椎関節の立ち上がりより外側の鈎状突起尾側を切除していく．semi-rigid な後弯の場合，鈎椎関節外側部をある程度切除した段階で，鈎椎関節の立ち上がりをコブで軽くこじって牽引をかけると，鈎椎関節部が剥がれ，椎間が開大可能になる場合も多い（図1，[▶]動画3-15）．より rigid な後弯の場合，横突起前結節の椎体移行部への変曲点に粘膜剥離子もしくはコブを入れ，外側を走行する椎骨動脈を確実に守りながら，両側 total uncinectomy を行う（図2）．必ず鈎椎関節外側軟部をリリースし保護しながらエアドリルで骨切削を行うが，鈎状突起尾側は髄核鉗子などで鈍的に切除してもよい．鈎椎関節部の前方には神経根が存在するため，鈎状突起後縁に鋭匙（曲）か骨切除鉗子を沿わせて骨切除する．完全に前方解離が完了すれば，椎間開大が容易にできるようになる（図3，[▶]動画3-16）．

[▶] 動画 3-15

症例1：semi-rigid な後弯症例への頚椎前方アプローチと前方椎間解離

[▶] 動画 3-16

症例2：rigid な後弯症例への前方椎間解離

6 インプラント設置と骨移植

ACDF の場合，骨髄液を浸潤させた人工骨を充填したチタンコーティング PEEK ケージを使用している[3]．片側のみアンカースクリューを使用することで，後方からの矯正が可能となり，かつ脱転を予防できる．設置位置を椎体前方に合わせるとケージが前方に抜けてくる場合があるため，椎体間中央部に設置する．骨質が悪くなければ，前方プレート越しの椎体スクリューによる追加矯正も可能である[4]．

ACCF の場合，上下長が45 mm までは原則としてハイドロキシアパタイ

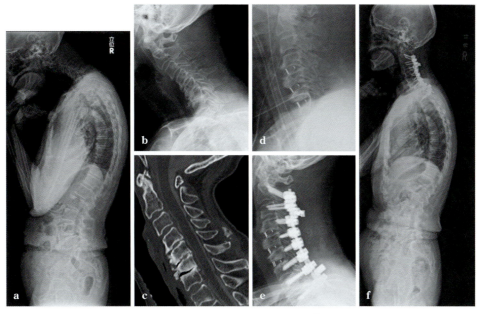

図1 semi-rigidな後弯症例（80代，女性）への前方椎間解離を併用した前後方手術
a：術前全脊椎X線側面像
b，c：頸椎後屈位X線（b），CT（c）側面像．C6椎体の変形を伴うsemi-rigidな局所後弯を C4-7レベルに認める．
d：手術終了時X線側面像．椎体間の前方解離とケージ設置にて矯正可能となった．
e，f：術後頸椎X線側面像（e），全脊椎側面像（f）

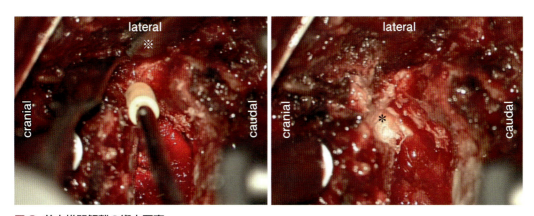

図2 前方椎間解離の術中写真
rigidな後弯の場合，total uncinectomyが必要となる．横突起前結節の椎体移行部への変曲点に粘膜剥離子もしくはコブを入れ（図中※），椎骨動脈を確実に守る．鉤椎関節の立ち上がりより外側の鉤状突起尾側（図中＊）を切除していく．

ト人工骨を用い，それより長い場合は腓骨を利用している[5]．引き続き，semi-constrainedタイプの前方プレートを設置する．

局所後弯部の前方解離がしっかり行われていれば，前方手術終了時点でかなりの頸椎前弯が獲得される．過度の矯正は，術後に嚥下障害や上肢髄節性運動麻痺の発生リスクが増すため，注意が必要である．

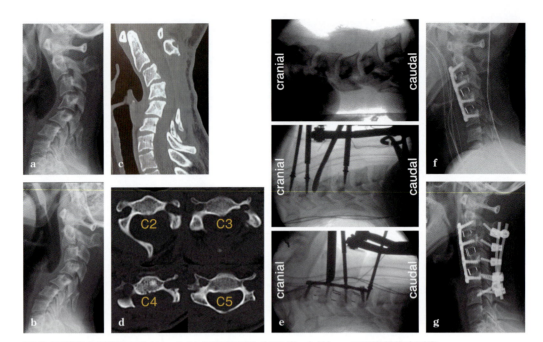

図3 頸椎後方手術後に生じたrigidな後弯症例（40代，女性）への頸椎前後方手術
頸椎dumbbell腫瘍に対して頸椎後方腫瘍摘出術を施行した．術後，徐々に後弯が進行し，嚥下障害が出現した．
a，b：頸椎機能写X線側面像．後屈位でも解除されないrigidな局所後弯をC3-5レベルに認める．
c，d：頸椎CT像（後屈位）．骨低形成のためpedicle screwの挿入が困難であり，後方からの強い矯正が期待できないため，前方解離のよい適応と考えられた．
e：術中透視側面像．rigidな局所後弯に対し，両側total uncinectomyを行い（中段），前方プレートによる追加矯正を行った（下段）．
f：手術終了時のX線側面像
g：術後1年の頸椎X線側面像

術後管理

　術後は閉鎖式陰圧ドレーンを（通常2日間）留置する．通常の頸椎前方手術の場合，手術当日に抜管したのち2日間はICU管理を行うが，矯正を伴う前後方手術の場合，頸部腫脹の増大が予想されるため，翌日の抜管とすることも多い．手術当日は急性の血腫，術後数日間は頸部腫脹による上気道閉塞に注意を払う．気道閉塞徴候を認めた場合，血腫・気道偏位による挿管困難が予想されるため，ただちに創部を開創し，外科的気道確保もためらわずに行うことを念頭に置いておく[1]．頸部腫脹の増悪がなければ術後2日目より離床とし，とろみ水・嚥下食から開始する．外固定については頸椎装具を3カ月程度装着する．

文献

1) 医療事故調査・支援センター（一般社団法人　日本医療安全調査機構）：頸部手術に起因した気道閉塞に係る死亡事例の分析：医療事故の再発防止に向けた提言　第16号，2022

2) 廣田隆一，他：上喉頭神経内枝麻痺を伴った頸椎前方手術後嚥下障害の2例．耳鼻と臨床　55：S142-150，2009

3) 松倉　遊，他：チタンコーティングPEEKケージと多孔質HAp/Col人工骨を用いた頸椎前方椎体間固定術．脊椎脊髄　31：715-720，2018

4) Tan LA, et al：Cervical spine deformity–part 2：Management algorithm and anterior techniques. *Neurosurgery*　81：561-567, 2017

5) Yoshii T, et al：Anterior cervical corpectomy and fusion using a synthetic hydroxyapatite graft for ossification of the posterior longitudinal ligament. *Orthopedics* 40：e334-e339, 2017

❸ 手術

▶▶ 項靱帯再建・棘突起間制動術

遠藤健司

項靱帯再建・棘突起間制動術とは

首下がり症候群（dropped head syndrome：DHS）の病態は，頸部伸筋群の筋力低下であり，骨，関節の変形を原因とする成人脊柱変形とは大きく異なる．そのため，手術方法も本来は頸部伸筋群の修復によるアプローチを検討することが望ましい．

項靱帯再建・棘突起間制動術（項靱帯再建制動術）は，インプラントで頸椎を多椎間固定することはせず，造影MRIで障害部位を同定し，障害部位を人工靱帯で補強して，伸展した首の項靱帯を短縮する方法である．手術時間は約50〜90分程度で比較的低侵襲である．スポーツ医学での肘の人工靱帯を使用した靱帯再建術にヒントを得て開発された[1,2]．固定術とは異なり，前方注視障害の改善のみならず，頸椎可動域を維持あるいは改善することを目的とした術式である．

東京医科大学および関連病院で2021年〜2025年3月までで45例の本術式の経験があり，長期成績は不明だが，現在のところ重篤な合併症はなく，約65％で腹臥位頸部伸展が徒手筋力検査（manual muscle testing：MMT）3以上になり，80％で前方注視障害が改善している．しかし，手術は広く行われておらず，現状ではコンセンサスは得られていない．本項では，項靱帯再建・棘突起間制動術で前方注視障害等が改善した症例の報告と，術後矯正損失が発生した症例の特長を述べ，本術式の治療戦略と限界について紹介する．

症例提示

患者：64歳，男性

誘因なく頸部の伸展障害が出現し，前方注視が困難となった．前医でDHSの診断となり，当科を紹介受診した．神経内科にて神経筋疾患は否定されている．

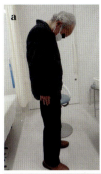
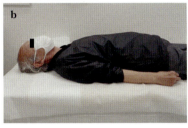
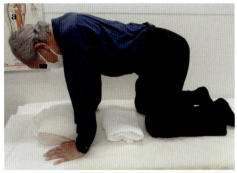
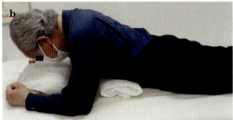

図1 本症例の初診時現症
a：常時ポリネックを装用しており，立位では装具を外すと chin-on-chest deformity を呈する．サポートなしでは数分の前方注視も困難であった．
b：臥位では矯正は可能であった．神経症状は認められなかった．

図2 本症例の頸部伸展評価
四つ這い位（a），肘つき腹臥位（腰椎骨盤代償機能あり）（b）の体位でも重力に抗しての前方注視は不可であった．骨盤代償機能を用いても頸部伸展は MMT 2 であった．

初診時所見：

- 常時ポリネックを装用しており，装具を外すと chin-on-chest deformity を呈した．サポートなしでは数分の前方注視は困難であった．臥位で矯正は可能で，神経症状は存在しなかった（図1）．
- 腹臥位，四つ這い位での頸部伸展は不可（MMT 2）[†1]であった（図2）．
- 頸椎X線では，前屈でのC6-7，C7-T1棘突起間の開大と，後屈での局所後弯の残存が認められた（図3）．
- 造影MRIにて，C6-7から頭板状筋，小菱形筋，C6-7棘突起間に高信号域を認めた（図4）．治療開始後9カ月でC5-T1の項靱帯再建制動術を施行した．

手術方法：全身麻酔下にて，腹臥位でC5からT1まで展開し，C5，C6，C7，T1棘突起先端に2-0ファイバーワイヤー付きアンカースーチャー（Micro Corkscrew FT, Arthrex Japan）2.7×7 mm を設置した（術式のイメージ図を図5に掲載する）．その後，頸部を中間位とし，T1棘突起から左右に約3 cm の距離でC7-PVM（paravertebral muscle：傍脊柱筋），C7棘突起からC6-PVM，C6棘突起からC5-PVM，C5棘突起からC4-PVMと，各高位の項靱帯と頭板状筋を含む頭側PVMをC6-T1各高位で棘突起に引き寄せた．次にT1とC7（末梢縫合），C6とC5（中枢縫合）を縫合

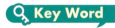

Key Word

[†1] MMT 2
重力下では頸部の完全伸展は不可である．

項靱帯再建・棘突起間制動術 153

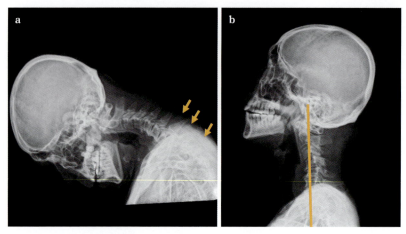

図3 本症例の単純X線像（前・後屈）
a：C6-7，C7-T1 棘突起間の開大がみられる（矢印）．
b：後屈で，重心線の矯正は可能であった．

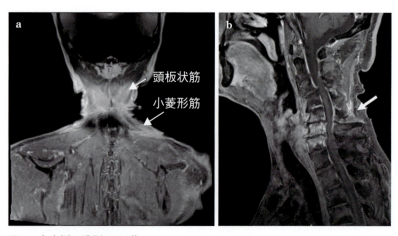

図4 本症例の造影MRI像
a：C6，C7 棘突起周囲から頭板状筋に蝶形の造影効果を認めた（矢印）．
b：C6-C7 棘突起間に高信号域を認めた（矢印）．

し，最終的に末梢縫合と中枢縫合をC6-7間で縫合制動した．手術時間は52分，出血は少量であった（立位全脊椎X線像でflexibleな胸椎後弯増強が存在する場合はT2まで延長し，頭側項靱帯と小菱形筋を含んだ項靱帯を尾側から引き上げると，術後，後弯の改善を認める）．手術後からサポートなしでの前方注視保持が可能となった．

術後X線：術後，中間位，後屈位で頸椎は前弯を呈するようになった（図6）．腹臥位で頸部伸展可能となり（図7），MRIでは輝度変化が消失した（図8）．

術後経過：術後4週間は頸胸椎硬性装具（アドフィットUDブレイス）を装着し，その後は頸椎装具，鎖骨ベルトとし，術後3カ月で装具フリー

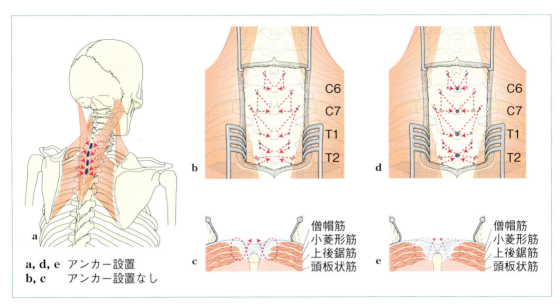

図5 項靱帯再建・棘突起間制動術のイメージ図
（▶動画3-17を参照）

a, d, e アンカー設置
b, c アンカー設置なし

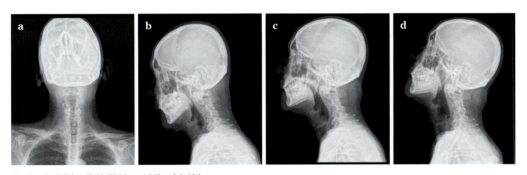

図6 本症例の術後単純X線像（立位）
a：正面像，b：前屈位，c：中間位，d：後屈位

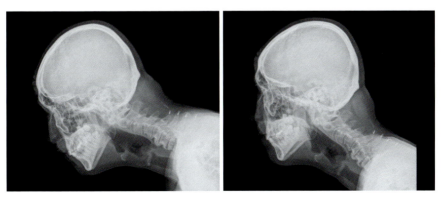

四つ這い位　　　　腹臥位

図7 本症例の術後単純X線像
術後，腹臥位での頸部伸展はMMT3以上に改善した．

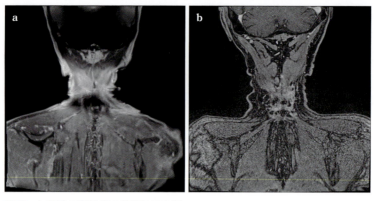

図8 本症例の術前後の造影 MRI 像
術前（a）に C6-7 の頭板状筋，小菱形筋，また棘突起間にみられた高信号域は術後（b）は認められない．

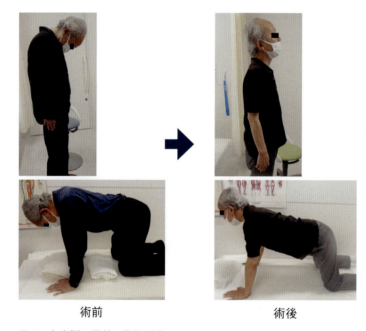

術前　　　　　　　　　術後

図9 本症例の術前・術後写真
術後1カ月で30分以上の前方注視歩行が可能となった．術後6カ月で症状の再燃は認めていない．

とした．頸胸椎硬性装具は，額部のバンドを使用するため顎への負担が少ない．首下がり症状は手術直後から消失し，立位での天井注視，腹臥位での前方注視は可能となった（図9）．頸椎可動域制限は改善し，うがい動作，前方注視歩行は可能となった．

　本術式の欠点として，アンカースクリューの脱転や遠位での隣接障害に伴う矯正損失が存在することが挙げられる．現在では，1.3 mm 人工靱帯（Internal Brace™, Arthrex Japan）を使用し，棘突起への縫着は Nano SwiveLock® 2.5×7 mm（Arthrex Japan）を使用するか（図10），棘突起に骨孔

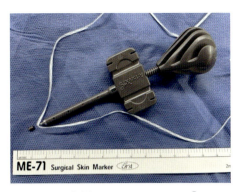

図10 人工靭帯 Nano SwiveLock® 2.5×7 mm（Arthrex Japan）

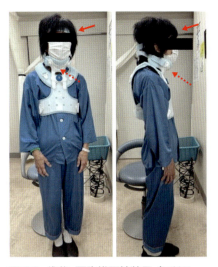

図11 術後，頸胸椎硬性装具（アドフィットUDブレイス）を使用した例
前額部のベルトで頭部を保持することで（→），顎部のあご受けは除去可能であった（⇢）．

を作成して直接縫合をしている．項靭帯を棘突起に引き寄せた後に棘突起間の制動術を加えている．骨孔を作成する際に項靭帯の一部を剝離することによる頸部伸展力低下が危惧されるが，現在のところその影響は少ないようである．術後は硬性頸胸椎装具（アドフィットUDブレイス）を3カ月使用し（図11），その後，鎖骨ベルトを1カ月使用することで矯正損失は減少している．

本術式の手技動画を掲載する（▶▶動画3-17参照）．手術動画では，C7, T1, T2に1.3 mm Internal Brace™ を，C7, T1棘突起に Nano SwiveLock® を使用し，T2棘突起には骨孔を作成して人工靭帯のアンカーを作成している．1椎体中枢側の左右頭板状筋に人工靭帯をかけて項靭帯を牽引縫合し，C7, T1, T2棘突起に縫着した人工靭帯を使用して各棘突起間を制動した（図5を見ながら動画を見てもらうと理解しやすいかと思われる）．

▶▶ 動画3-17
項靭帯再建・棘突起間制動術

項靭帯再建・棘突起間制動術に関する治療戦略

手術適応は，3カ月以上の運動療法を行っても四つ這い位での頸部伸展の改善をまったく認めない場合である．運動療法にまったく反応しない時は，頭板状筋がC6, 7棘突起付着部から完全に剝離してしまっている状態を疑う．こうした症例において本手術を検討するが，頸部伸筋群の萎縮が進行している場合は術後改善は見込めない．頸椎可動域が残存し，胸椎腰椎レベルでの伸筋群の筋力が残存しており，腹臥位（肘つき腹臥位）での

頸部伸展時のMMTが2以上あれば項靱帯再建術[1]のよい適応であると考えている．現在ではC5棘突起への項靱帯縫合は行わず，C6棘突起に項靱帯が付着している場合はC6-7-T1（T2）までの再建術を行い，C6棘突起に項靱帯が付着していない場合は，C7-T1-T2までの再建術と各棘突起間の制動術を行う．頭部下垂に対する胸椎代償が低下している場合，造影MRIで小菱形筋の蝶形の造影効果が強い場合は，さらに，T2棘突起をアンカーとして小菱形筋の引き上げを追加している．術後は6週間の等尺性運動を行い，四つ這いでの頸部伸展MMTが4以上となることを目標としている．

　本手術は，項靱帯の付着部を棘突起に縫着することと，C7-T2の棘突起間を制動することで，左右の頭板状筋の筋収縮が頭部挙上の力源となる．しかし，筋萎縮が広範囲にわたっている場合も多く，術後リハビリテーション（リハ）が重要である．高齢者に有効性のある無理のないリハを施行できるかが重要となる．

　また，椎弓再建術後にDHSとなった症例や，DHSに頸髄症を伴った場合があるが，椎弓再建術部分の遠位C7，T1，T2に人工靱帯をかけることで，首下がり症状が改善した症例を経験している（執筆時点で術後6カ月ではあるが）．

　一方で，①罹病期間が長い場合，②頸椎後弯がrigidになっている場合，③頸部から胸椎にわたり広範囲の伸筋群が萎縮している場合，④術後リハを行わない場合は，術後に矯正損失が発生することが多く，改善には限界がある．

文 献

1) Endo K, et al：Nuchal ligament reconstruction surgery for dropped head syndrome：a case report. *JBJS Case Connector* **14**：e23. 00611, 2024
2) 遠藤健司，他（編著）：解剖から理解する頸椎診療．日本医事新報社，2023

❸ 手術

▶▶ 胸腰椎固定術

工藤理史

われわれは首下がり症候群（dropped head syndrome：DHS）を SVA 0 mm, PI-LL＝10° を指標として，SVA≦0 mm, PI-LL≦10° を Type 1（代償機能良好群），SVA＞0 mm, PI-LL≦10° を Type 2（代償機能不十分群, 胸椎過後弯の存在），PI-LL＞10° を Type 3（代償不可能群, 腰椎後弯の存在）の 3 つの Type に分類し，手術適応を決める治療戦略を立てている[1,3]（第 4 章「胸腰椎変形による首下がり」参照）．また，最近では胸腰椎に代償機能の働きに影響を及ぼす明らかなアライメント異常を認める場合には，胸腰椎の矯正手術を優先して行う治療戦略をとっている[2]．本項では Type 3 に対する手術例を紹介する．

症例提示

患者：80 歳，女性

主訴：頸部痛，前方注視障害

現病歴：1 年前に転倒し尻餅をついてから腰痛があったが 2 カ月で自然軽快した．その後，徐々に頸部痛が出現し，前方注視が困難となってきたため，精査加療目的に当科紹介となった．初診時には立位歩行時の強い前方注視障害を認めた．腰痛や下肢神経症状は認めなかった．

画像所見：全脊椎立位 X 線では L3 に圧迫骨折を認めており，pelvic incidence-lumber lordosis（PI-LL）＝18° と腰椎過前弯による首下がりに対して代償機能を働かせることができず，sagittal vertical axis（SVA）71 mm とバランス不良が存在した（図 1）．頸椎 X 線パラメータは C2-7 SVA 76 mm, C2-7 angle −29°, T1 slope 46° であった．頸椎の後弯は flexible であり，可動性は保たれていた．

本症例に対する治療戦略：

本症例では L3 圧迫骨折と腰椎の変性に伴う前弯の消失によって腰椎での代償が不可能となっており，Type 3 に該当すると考え，下位胸椎から骨盤までの矯正固定術を行った．

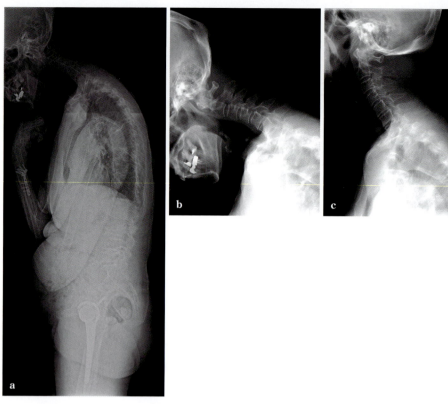

図 1　本症例（80 歳，女性，胸腰椎アライメント不良を伴う首下がり）の術前 X 線像
a：全脊椎立位側面像
b：頸椎側面像（前屈位）
c：頸椎側面像（後屈位）

手術：
　側方経路腰椎体間固定術（lateral lumbar interbody fusion：LLIF）を用いて L2-5 の椎体間固定を行った後に，T9 から骨盤までの矯正固定術を施行した（図 2）．術後，首下がり症状の改善を認め，術後 3 年経った現在も首下がりの再燃は認めていない．

首下がり症候群に対する胸腰椎矯正手術の注意点

　もっとも重要なことは首下がりの原因がどこにあるかを見極めることである．本症例のように首下がりに対する代償機能が働かず，荷重軸が大きく前方に偏位している場合には，頸椎の矯正手術を行っても尾側端での破綻を繰り返し，治療成績は不良となる．
　われわれはこのような症例を見極めるために，DHS の病態を評価する際には全脊椎 X 線を尾側から評価するように心がけている．土台となる胸腰椎アライメントの異常がある場合には，まずは胸腰椎アライメントの矯正

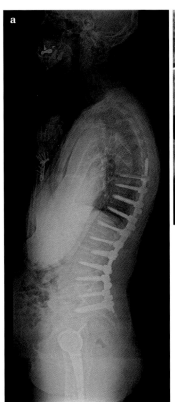
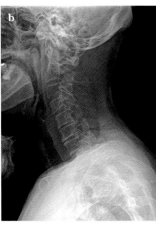

図2 本症例の胸腰椎矯正手術後のX線像
a：全脊椎立位側面像，b：頸椎側面像
胸腰椎矯正手術後の全脊椎立位X線では，PI-LL＝3°，SVAは－10 mmと荷重軸は後方にシフトし，それに伴いC2-7 SVA 27 mm，C7 SVA－16 mm，C2-7 angle 23°，T1 slope 37°と間接的な改善が得られ，頸椎は前弯化している．

を行う方針をとっている．その際に問題となるのは患者への説明である．患者の主訴は頸部痛と前方注視障害であり，頸椎の手術を行うと考えているケースが多い．胸腰椎矯正手術への理解を得るには，首下がりの原因やinstrumentation failureのリスクなどの詳細な病態の説明が重要となる．また，胸腰椎矯正手術にて首下がりが改善しない場合は頸椎の矯正手術を追加する可能性についても，術前に説明しておく必要がある．

文献

1) Kudo Y, et al：Impact of spinopelvic sagittal alignment on the surgical outcomes of dropped head syndrome：a multi-center study. *BMC Musculoskelet Disord* **21**：382, 2020
2) Kudo Y, et al：Dropped head syndrome caused by thoracolumbar deformity：a report of 3 cases. *JBJS Case Connect* **12** doi：10.2106/JBJS.cc.22.00280, 2022
3) 工藤理史，他：首下がり症に対する手術治療戦略—どのタイプにどのような手術をすればいいのか？ 臨整外 **55**：241-245, 2020

❸ 手術

▶▶ 後療法〔装具療法，術後リハビリテーション（離床〜退院），ADL 指導など〕

磯貝宜広

首下がり症候群（dropped head syndrome：DHS）に対しての手術治療は，頸椎から胸椎にいたる後方矯正固定術が選択されることが多い．しかし病態によっては前方固定術の併用や制動術，変形の主座である胸腰椎の変形矯正固定術なども選択肢に挙がる．本項ではこれらに共通する後療法を中心に概説する．

術後早期の後療法（術当日〜術後 2 週間以内）

術当日は周術期合併症の予防が最も重要である．代表的な早期合併症としては，術後血腫による麻痺，呼吸障害，嚥下障害などが挙げられる．手術が長時間に及んだ場合は咽頭浮腫が高度になり呼吸障害のリスクとなることもあるので，術後に抜管を行わずに翌日以降に抜管をトライすることもある．ハイリスクな高齢者では，前後方固定術の場合は手術を二期に分けることもリスク低減には有効である．疼痛コントロール，血圧コントロールが重要なのは当然のことであるが，頸部の浮腫軽減のために頭部を軽度挙上することも有効な対処法である．

術翌日は抜管ができていれば嚥下機能の評価をまず行う．嚥下機能が不十分な状態であれば，食事形態は安全なものから開始するべきである．嚥下障害は術前には予測困難であることも多く，術直後は自覚症状も乏しいことがあるので注意が必要である．

脊髄症状を呈していなければ極力早期に離床を行う．術翌日からの離床が理想的ではあるが，本疾患の多数を占める高齢者にとっては容易なことではない．起立性低血圧で離床困難な場合は，斜面台なども併用して離床を促すとよい．

DHS 患者は術前の歩行解析において歩幅が短縮していることが特徴的である[1]（図 1）．これは前方注視障害そのものの影響もあるが，首下がりの代償として骨盤が後傾していることも関与していると考えられる．その結果として股関節の伸展可動域が減少し，ときとして屈曲拘縮までいたっていることがある．したがって術後の歩行リハビリテーション（リハ）で

162　第 3 章　治療

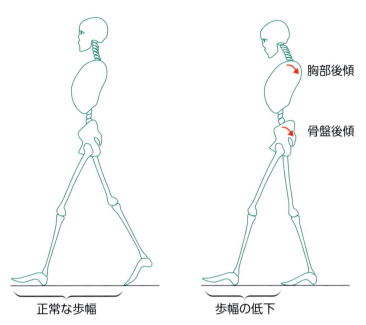

図1 首下がり症候群患者の歩行解析（文献1より改変引用）
首下がりに対する代償として，体幹と骨盤の後傾を呈する．股関節伸展可動域の減少に伴う歩幅の短縮が特徴的である．

は，股関節の伸展可動域をまず獲得し，骨盤傾斜を改善させ，歩幅を正常化させる必要がある．拘縮については術前から介入することが，後療法をスムーズに行うために有用であるため，手術前の保存療法の段階から，必要に応じて股関節可動域への介入を行っておくとよい．

　神経症状がなく，術後嚥下機能も保たれており，離床もスムーズに行われた場合は，比較的順調に経過することが多い．術後装具として体幹装具（アドフィット UD ブレイスなど）を装着したうえで，日常生活動作（activities of daily living：ADL）アップのためのリハを行う．メインの治療は歩行練習となるが，本疾患の多数を占める高齢女性患者では家事動作獲得のニーズが非常に高いので，作業療法での家事訓練は重要である．

合併症に対しての後療法

　本疾患に対する手術療法の合併症率は決して低いものではない．種々の合併症が生じた場合には後療法にも注意が必要である．

1 嚥下障害

　術後に嚥下障害を認める症例は多い．しかしその原因を特定することは難しいことが多く，嚥下造影検査でも決定的な診断はつかない．そのため，症状経過から判断していくことが非常に重要となる．

前方固定術と嚥下障害

　前方固定術後は手術侵襲により一過性に嚥下機能が低下することはあるが，多くの場合は経時的に嚥下機能は改善する．そのため，症状に改善傾向があれば言語聴覚士の指導のもとで食事形態を設定していけばよい．通常の食事形態に戻すまでに1カ月以上かかるケースもあるため，食事形態は無理せず慎重に上げていくほうが安全である．必要に応じて中心静脈栄養などを併用するとよい．

後方固定術と嚥下障害

　後方固定術後のアライメントが嚥下障害の原因になることもある．頸椎前弯が強い場合は嚥下機能の低下をきたすことがあり，この場合は術後ほとんど嚥下ができず，症状もまったく軽快しないことが多い．こうしたケースでは再手術で頸椎を中間位から軽度前屈位にすることで嚥下機能の改善が期待できることがある．首下がり症状に対するアライメントの矯正としては不十分となるが，まずは嚥下機能の改善が優先されるべきである．しかしながら，アライメントに起因する嚥下障害の診断は一定の基準がなく，治療のための再手術は侵襲が大きいため，重症度と経過から判断は慎重に下さなければならない．

装具療法と嚥下障害

　後療法では前述のとおり体幹装具を使用していることが大半である．しかし，体幹装具装着下での食事摂取は咀嚼・嚥下がともに制限されるため，誤嚥のリスクが高くなる．そのため，食事摂取時は一時的に装具を外したほうが安全性はむしろ高いと考える．快適な食事環境の提供は嚥下障害に対する治療として非常に重要である．

② 呼吸障害

　術後の咽頭浮腫が原因で気道狭窄をきたし呼吸障害が生じた場合は，重症であればそもそも抜管が困難となる．矯正によるアライメントが原因である場合は，再手術によってアライメントを変更しないかぎりは抜管もできないことがある．その場合の治療は気管切開とアライメントの再手術となるが，その優先順位については一定の見解はない．アライメントの変更をせずとも症状の改善が得られるかは，ある程度経過をみても判断が難しい場合があるため，全身状態もかえりみて総合的に判断する．

　一過性で改善した場合，もしくは再手術で改善が得られた場合でも，無気肺と肺炎のリスクは高い．ADLの改善が不十分な場合は，ベッド上の頻回の体位変換による喀痰ドレナージや，ネブライザーによる気道環境の改善は早期から取り入れるべきである．

③ 神経障害

　固定術後の神経根症状も頻度は決して少なくない合併症である．いわゆるC5麻痺に代表されるような一過性の片側上肢の筋力低下が生じた場合，

スクリューによる直接の神経根障害が生じていないかをまず除外する必要がある．そのうえで，上肢の拘縮・廃用予防には十分留意してリハを行う．症状は近位筋だけでなく，手指や脳神経領域に及ぶこともあるため，それぞれの症状に応じた介入が必要となる．

既存の脊髄障害，もしくは術後血腫などによる症状が出現した場合，後療法は大きく制限される．対処法としては通常の頸椎症性脊髄症の術後と同様に，症状に応じて安全を確保しながらリハを行うこととなる．

4 distal junctional kyphosis（DJK）

固定下端でのDJKは本手術における重篤な合併症の一つであり，術後早期に発症することもある．疼痛は必ずしも生じないため，術後の定期的なX線フォローが重要である．進行性の後弯変形やDJK部での脊髄症状は再手術の適応となるため，画像上DJKを認めたケースでは慎重な対応が必要となる．術後に体幹装具を装着していれば，装具の固定範囲にDJK部も含まれることが多い．そのため過度な前傾姿勢とならないように留意しながら，ADLの向上を目指した後療法を継続することとなる．

まとめ

DHSに対する術後後療法では，DHS患者の身体的特徴を把握して介入することが有効であり，術前からの介入も積極的に行うべきである．また，特有の合併症に対しても言語聴覚士をはじめ，他職種との連携で対応していくことが治療成績向上のカギである．

文献

1) Igawa T, et al：Dynamic alignment changes during level walking in patients with dropped head syndrome：analyses using a three-dimensional motion analysis system. *Sci Rep* **11**：18254, 2021

❸手術

▶▶ 手術成績

宮本裕史

Cavagnaro らによるレビュー

　首下がり症候群（dropped head syndrome：DHS）は比較的希少な疾患群であるため，その手術成績に関する報告は少ない．

　Cavagnaro らは，PubMed とコクランのデータベースに基づき，22 編の論文を収集してシステマティックレビューを行い，54 名の DHS 患者に対する手術成績を報告している[2]．54 名の内訳は，男性 17 名，女性 37 名，平均年齢 68.9 歳（38〜88 歳）であり，追跡期間は平均 16.1 カ月間（3〜72 カ月間）であった．

　術前の愁訴としては，100％の患者が前方注視障害を訴えていた．それ以外に 57％に頸部痛が，20％に神経脱落症状が，17％に嚥下障害が認められていた．手術は 7 名に頸椎固定術が，46 名に頸胸椎固定術が施行されており，おのおの後方固定術あるいは前後方の合併手術が含まれていた．最も頻度の高い固定上位端（upper instrumented vertebra：UIV）は C2（63％）であり，13％には後頭頸椎固定術が施行されていた．頸胸椎固定術の固定下位端（lowest instrumented vertebra：LIV）は T3 が最も多く（26％），下位胸椎までの固定術は 3 例のみであった．5 例に C7 pedicle subtraction osteotomy が実施されており，1 例に椎骨骨切り術（vertebral column resection：VCR）が施行されていた．

　術式選択にかかわらず，全例で神経学的症状は改善，あるいは不変であり，悪化例はなかった．C2-7 angle は術前平均−45.6°が術後 2.2°に矯正されていた．遠位隣接障害（distal junctional failure：DJF），偽関節，前方注視困難の再発などで再手術を要した成績不良例は，頸椎固定術の 71％に，頸胸椎固定術の 13％に認められた．それ以外の合併症の多くは嚥下障害や気道に関連したものであり，うち 75％は前後合併手術に認められた．

　本レビューの限界として漠然とした術式選択と固定範囲，手術成績および合併症について記されているが，術式選択や固定範囲を決定する指標について言及されていない点が挙げられる．

166　第 3 章　治療

SVA に基づく手術成績

われわれは，DHS における立位全脊椎 X 線側面像評価において，DHS は sagittal vertical axis（SVA）−と SVA＋の 2 群に大別されることを報告した[3]．この報告では 20 名の DHS 患者中 9 例に手術が施行された．固定範囲はすべて頸椎固定であり，1 例が後方単独手術，8 例が前後方合併手術であった．うち SVA−が 7 例，SVA＋が 2 例であった．術後全例で前方注視が可能となった．SVA−では代償不全が頸椎に限局しており，前方注視を得るために頸椎以遠の脊椎・骨盤で代償が働いているが，SVA＋は，腰椎変性や腰部脊柱管狭窄症などによる腰椎前弯の減少や骨粗鬆性椎体骨折等による胸椎後弯の増大など，頸椎以遠の脊椎・骨盤での非代償が併存している，というのが当時のわれわれの理解である．したがって，SVA−症例では頸椎アライメントを正すことで頸椎以遠の代償が不要となり正常化するのに対して，SVA＋症例では頸椎を矯正しても頸椎以遠の代償不全は残存すると報告した．

SVA と PI–LL に基づく成績

Kudo らは，矯正固定手術を行った 15 症例中，矢状面バランスの破綻と水平視困難の再発が 6 例（40％）に認められ，うち 3 例（20％）では，distal junctional kyphosis（DJK）により複数回の再手術を要したと述べている[5]．彼らは成績良好群と不良群を比較し，術前と術後の SVA と pelvic incidence–lumbar lordosis（PI–LL）に有意差を認めたと述べている．彼らはこの結果をふまえて疾患を 3 つの Type に分類した．すなわち，Type 1（PI–LL≦10°，SVA＜0 mm），Type 2（PI–LL＜10°，SVA＞0 mm），Type 3（PI–LL＞10°）である．Type 1 は DJF による再手術が少なく，経過良好であった．一方，Type 2 では全例で DJF による再手術（遠位への固定延長）を要し，また Type 3 では 50％に腰椎部での矯正固定術の追加が必要であったと述べている．

全脊椎における代償・非代償の評価および T1 slope に基づく成績

われわれは SVA 分類だけでは理解しにくい病態を経験し，以降，患者ごとに立位全脊椎 X 線側面像における各部位〔頭蓋・頸椎間，頸椎，上位胸椎（T1-5），下位胸椎（T5-12），腰椎，および骨盤〕での代償・非代償を列記し，全脊椎アライメントにおける DHS の病態を理解するように努めてきた（図 1）[8]．すなわち，全脊椎のうち代償不全の存在する部位に手術

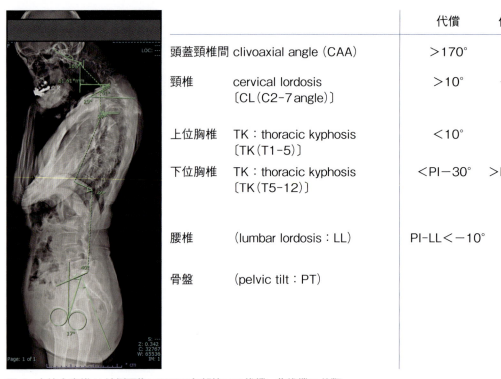

		代償	代償不全
頭蓋頸椎間	clivoaxial angle（CAA）	＞170°	＜150°
頸椎	cervical lordosis〔CL（C2-7 angle）〕	＞10°	＜－10°
上位胸椎	TK：thoracic kyphosis〔TK（T1-5）〕	＜10°	＞30°
下位胸椎	TK：thoracic kyphosis〔TK（T5-12）〕	＜PI－30°	＞PI－10°
腰椎	（lumbar lordosis：LL）	PI-LL＜－10°	＞10°
骨盤	（pelvic tilt：PT）		＞40°

図1 立位全脊椎X線側面像における各部位での代償・非代償の分類
過去の文献等から各部位の正常角度を参照し，±10°を代償および非代償に分類した．

介入しようというコンセプトである．

1 DHS手術におけるT1 slopeの重要性

　代償不全が頸椎に限局する症例に対して頸椎矯正固定術（short fusion：SF．C2-7あるいはC2-T1間固定が汎用される）を行うことは異論のないところであろう．一方，頸椎と胸椎に代償不全を認める症例に頸椎と胸椎を含む広範囲矯正固定術（long fusion：LF）を施行することは理論上は正しいかもしれないが，患者の大半が高齢女性であるDHSにおいては非常に高侵襲な手術となる．

　そこでわれわれはT1 slopeに注目した．頸椎後弯に対する矯正固定術を行う際，T1 slope －20°（頸椎フォーミュラ）を超える頸椎前弯角を獲得することが肝要であるとの報告が散見される[1,4]．例えば，頸椎と胸椎に非代償が存在する場合でもT1 slopeが30°以下であり，かつ術後獲得し得る頸椎前弯角が上記頸椎フォーミュラにおさまる場合はSFを選択する．一方，T1 slopeが40°以上の場合は，SFでは獲得すべき頸椎前弯角が大きくなりすぎるため，術後合併症（脊髄損傷，C5麻痺[6]，嚥下障害[7]）発生のリスクが上昇する．そのようなケースでは，頸椎部は10°程度の前弯獲得にとどめ，胸椎でPonte骨切りを併用しながら胸椎後弯を矯正することでT1 slopeを減じ，結果的にT1 slope －20°＜頸椎前弯角になるようにLFを行

う[9].

2 臨床成績（われわれの手術戦略の妥当性）

本コンセプトに基づいて手術が施行され，2年以上経過観察し得たDHS患者40例（男性7名，女性33名，平均年齢73.2歳）を調査した．SFが27例に，LFが13例に行われていた．

全例で前方注視の再獲得が得られており，両群とも再手術はなかった．これは過去の発表と比べると群を抜いてよい成績である．C5麻痺をSF 3例およびLF 2例に，また嚥下障害をSF 2例に認めたが，2群間での有意差は認めなかった．

術前のX線評価では，SVA−はSF 27例中24例，LF 13例中12例であり，2群ともSVA−が大半を占めていた．術後SVAは両群とも−1.9 mm/−4.2 mmに改善していた．T1 slope−C2-7 angle（°）に関しては，術前は両群ともそれぞれ64.0°/55.1°と頸椎フォーミュラから大きく逸脱していたが，術後はそれぞれ18.3°/19.6°と頸椎フォーミュラにおさまるまで改善し，本手術戦略の妥当性が示されたと考えている．DJFはSF 3例，LF 2例に認められたが，有意差はなかった．

代表症例

1 症例1（図2）

患者：69歳，女性．

立位全脊椎X線側面像各部位における術前パラメータを図2に記す．術前のSVAは−40 mmであった．頸椎前弯角（C2-7 angle）−40°，上位胸椎後弯33°と頸椎と上位胸椎で代償不全を認め，腰椎での代償が認められた（PI-LL＝−30°）．また，T1 slopeは44°であった．頸椎後弯は非整復性であり，2椎間の前方解離を要した．術後24°の頸椎前弯（44°−20°）を獲得することは術後合併症の危険性が高いため，われわれはLF（C2-T7矯正固定術）を選択した．すなわち，頸椎部での過矯正を避け，胸椎部でのPonte骨切り術を併用することでT1 slopeを減じ，結果的にT1 slope −20°が頸椎獲得前弯角となるように手術を実施した．

術後SVAは0となった．頸椎前弯角は12°，T1 slopeは30°に改善し，T1 slope −20°がほぼ頸椎獲得前弯角と同等となった．腰椎での代償は残存しているが，ほかのパラメータは正常化していた．

2 症例2（図3）

患者：75歳，女性．

立位全脊椎X線側面像各部位における術前パラメータを図3記す．SVA

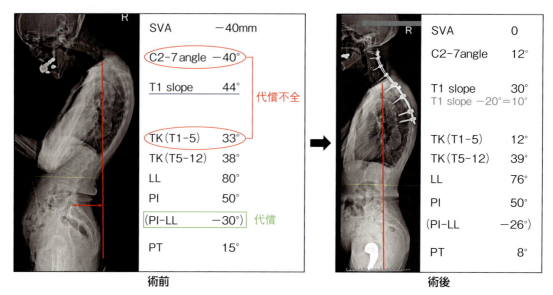

図2 症例1（69歳, 女性）の立位全脊椎X線側面像における術前・術後パラメータ
詳細は本文参照．

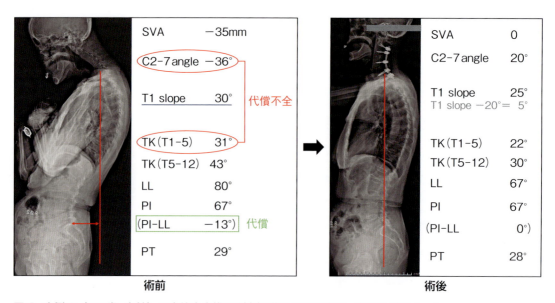

図3 症例2（75歳, 女性）の立位全脊椎X線側面像における術前・術後のパラメータ
詳細は本文参照．

は−35 mmであった．症例1と同様に，頸椎と上位胸椎で代償不全を認め，腰椎での代償が認められた．また，T1 slopeは30°であった．頸椎後弯は整復性であり，上位胸椎に代償不全を認めるものの，SFにより容易にT1 slope −20°以上の頸椎前弯角を獲得できると推測した．術後SVAは0となった．術後頸椎前弯角20°，T1 slope 25°であり，計画どおりT1 slope −20°以上の頸椎前弯を獲得できた．

文献

1) Ames CP, et al：Reliability assessment of a novel cervical spine deformity classification system. *J Neurosurg Spine* **23**：673–683, 2015

2) Cavagnaro MJ, et al：Surgical management of dropped head syndrome：a systematic review. *Surg Neurol Int* **13**：255, 2022

3) Hashimoto K, et al：Radiologic features of dropped head syndrome in the overall sagittal alignment of the spine. *Eur Spine J* **27**：467–474, 2018

4) Hyun SJ, et al：Clinical impact of T1 slope minus cervical lordosis after multilevel posterior cervical fusion surgery：a minimum 2–year follow up data. *Spine*（*Phila Pa 1976*）**42**：1859–1864, 2017

5) Kudo Y, et al：Impact of spinopelvic sagittal alignment on the surgical outcomes of dropped head syndrome：a multi–center study. *BMC Musculoskelet Disord* **21**：382, 2020

6) Kurakawa T, et al：C5 nerve palsy after posterior reconstruction surgery：predictive risk factors of the incidence and critical range of correction for kyphosis. *Eur Spine J* **25**：2060–2067, 2016

7) Miyamoto H：Occurrence of dysphagia after correction surgery in the cervical spine for dropped head syndrome. *Cureus* **16**：e55067, 2024

8) Miyamoto H：Radiological features of dropped head syndrome. *Eur Spine J* **33**：3941–3948, 2024

9) Miyamoto H, et al：Dropped head syndrome：a treatment strategy and surgical intervention. *Eur Spine J* **32**：1275–1281, 2023

❸ 手術

▶▶ 手術の合併症―嚥下障害

宮本裕史

　首下がり症候群（dropped head syndrome：DHS）に対する矯正固定手術は，頸椎の広範な後弯矯正を必要とすることが多いため，合併症の発生率が高いといわれている[1]．Cavagnaro らは，DHS に対する矯正固定術後に発生した合併症の大多数は嚥下障害もしくは気道に関連した合併症であったと述べている[1]．ただし，その発生機序に言及した報告は希少である．

術後嚥下障害の発生機序・危険因子についてのこれまでの知見

　頸椎手術における術後嚥下障害は，頸椎前方手術後に発生する合併症として広く認識されている．その危険因子として，術中の軟部組織の牽引，長い手術時間，多椎間手術，軟部組織の腫脹，プレートの使用，および反回神経麻痺の発生などが含まれる．実際，DHS に対する手術後に発生する嚥下障害あるいは気道関連の合併症の 75% は前後方の合併手術であったと報告されており，一般的には「前方をさわったから」という認識である[1]．
　一方，手術による頸椎アライメントの変化が術後嚥下障害発生に関与するという報告は，後頭頸椎固定術（occipito-cervical fusion：OCF）の合併症としての報告が散見される[3,8]．Miyata らは，OCF により術前と比較して O-C2 angle（McGregor's line と C2 終板のなす角）が減少すると，舌根と咽頭後壁との間の咽頭気道スペース（pharyngeal airway space：PAS）の狭窄が惹起されて術後嚥下障害を生じ得ると報告している[8]．また，Kaneyama らは，OCF において，S-line（C1 前弓の中心を通り McGregor line に垂直な線）が中・下位頸椎椎体前縁より背側に位置する場合を S-line＋と定義し，S-line＋が PAS の狭窄による術後嚥下障害発生の危険因子であると報告した[3]．光山らは，DHS 患者に対して施行した中・下位頸椎での矯正固定術の際，過矯正を行ったために S-line＋となり，術後に重篤な嚥下障害を生じたが，再手術で中・頸椎の前弯を減じることにより嚥下障害は改善したと述べている[4]．
　Sakai らは，前・後方のアプローチにかかわらず，中・下位頸椎の固定

172　第 3 章　治療

による頸椎可動の制限およびアライメントの矯正が，術後嚥下障害発生の危険因子であると報告した[9]．

症例紹介

筆者は，DHS患者に対する矯正手術後に発生した重度の嚥下障害を経験したので報告する．

患者：68歳，女性

主訴：前方注視障害

現病歴：3年前より生じた首下がり症状により，前方注視障害をきたしている．

身体所見：外観上，典型的なchin-on-chest deformityを認め，頸椎後弯変形は非整復性であった．神経脱落症状は認めなかった．術前の嚥下困難を訴えず，術前の嚥下内視鏡検査（video endoscopic evaluation of swallowing：VE）による嚥下スコア（兵頭スコア）[2]は1（0-1-0-0）と正常であった．

X線学的所見：頸椎単純X線側面像では，C2-7 angleが－50°のrigidな高度後弯変形を呈していた（図1）．C2/3からC5/6に及ぶ椎間関節と鈎状関節が癒合していた．C1-2 angleは中間位50°であり，屈曲と伸展ではほとんど変化を認めなかった（それぞれ49°と53°）（図1）．

手術：三期的手術〔後方（posterior）・前方（anterior）・後方：PAP〕を同日に行った[7]．①P：両側のC2，C7，T1，右側C3，左側C4への頸椎椎弓根スクリューの挿入，および両側のC2/3/4/5/6高位での椎間関節切除術を行った．②A：C3/4/5/6での前方解離とケージ挿入を行った．③P：

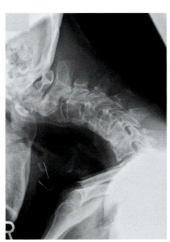
a：屈曲位

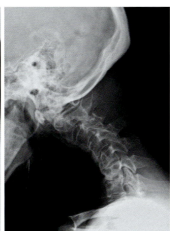
b：中間位

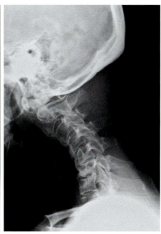
c：伸展位

図1 症例（68歳，女性）の単純X線側面像（機能写）（術前）
中間位，屈曲位，伸展位でC1-2 angleに変化をほとんど認めなかった．

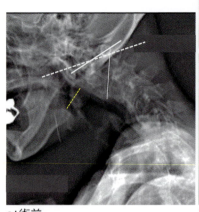 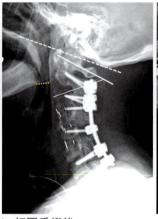 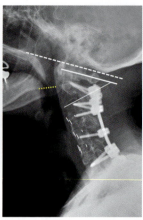

a：術前
O-C1 angle：14°,
C1-2 angle：50°
nPAS：17 mm

b：初回手術後
O-C1 angle：-12°,
C1-2 angle：45°
nPAS：10 mm

c：再手術後
O-C1 angle：2°,
C1-2 angle：43°
nPAS：15 mm

図2 図1と同症例の単純X線側面像
O-C1 angle は初回手術後に後弯位に変化していたが(b)，再手術によってC2-7 angle が20°から10°に減少したことにより再度前弯位に戻った（c）．それに付随して，nPAS は初回手術で17 mm から10 mm に減少していたが，再手術後には15 mm まで回復した．
一方，C1-2 angle は拘縮により，術前，初回手術後，再手術後で大きな変化を示さなかった．
O-C1 angle は，赤点線（McGregor line）と太い白線とのなす角，C1-2 angle は，太い白線と細い白線とのなす角，色点線は nPAS を示す．

椎弓根スクリューへのロッド設置と骨移植を行った．手術時間は540分，出血量は462 m*l* であった．

術後経過：術後のX線撮影では，C2-7 angle は前弯20°に矯正されていた（図2b）．S-line は-であった[3]．術翌日から，患者は飲水が不可能であり，術後のVEスコアは11（3-2-3-3）と高度の嚥下障害を認めた．誤嚥性肺炎を繰り返すため，術後21日目に気管切開と胃瘻造設術が行われた．しかし，嚥下リハビリテーションを行っても嚥下機能の改善は得られなかった．

再手術：インフォームド・コンセントを得た後，術後2カ月の時点で再手術を行った．すなわち，ロッドの除去，アライメントの変更（前弯の減弱）とロッドの再設置を行った．再手術後，C2-7 angle は前弯10°に減少していた（図2c）．

初回および再手術後のX線像を比較したところ，下記パラメータで2群間の差を認めた（図2）．①C2-7の角度：20°→10°，②最狭窄部でのPAS（narrowest PAS：nPAS）：10 mm→15 mm，③O-C1 angle（McGregor line と C1前・後弓中央を結ぶ線のなす角度）：-12°→2°であった．

最終結果：患者は再手術の翌日に飲水可能となり，徐々に食事を摂取することができるようになった．気管切開と胃瘻は，再手術後3カ月で閉鎖し得た．

筆者の経験も含めた過去の報告より，DHSに対する矯正固定術後に発生する嚥下障害のリスクファクターとしては，O-C1 angle，O-C2 angle，S-line，矯正角度，前後方合併手術が挙げられる．DHSに対する矯正固定術後に発生した嚥下障害の過去の報告は希少であるため，自験例を中心にその発生に関与する危険因子について検討を行った．

自験例における術後嚥下障害の危険因子の検討

1 対象と方法

DHSに対する矯正固定術を単一術者（H. M.）によって施行された42例（男性7例，女性35例，平均年齢71.5歳）を対象とした．DHSの平均罹病期間は17.8カ月（1～120カ月）であった．固定の範囲は，C2-7またはC2-T1が29例，頸胸椎固定が13例であった．OCFは含まれていない．術式としては，19例で前後方合併（APまたはPAP）手術を，23例で後方手術（P）を施行した[7]．術後，42人の患者全員が水平視可能となった．

42例中3例が術後嚥下障害を訴えた．AP併用アプローチを受けた1人の患者は前述した症例である．ほかの2人はAP併用アプローチ後に左反回神経麻痺による一過性の嚥下障害を呈したが，追加の介入なしに1カ月以内に完全に回復した．

2 結果

手術によりC2-7 angleは51.6±23.2°矯正されていた．術前のnPASは15.0±4.1 mmであったが，術後は11.4 mm±3.6 mmに有意に減少した．術前O-C1 angleは7.8±7.1°であったが，術後は−7.2±6.6°に減少し，その変化量は15.0±10.2°であった．術前と術後のC1-2 angleはおのおの38.9±5.8°と34.8±5.8°であり，その変化量は3.7±5.3°と少なかった．これはC1-2 angleが，おそらくC1-2間での拘縮により術後もまだ過前弯位のままであることを示唆している．

S-lineは5例（12%）で陽性であり，5例すべてにおいてS-lineはC2椎骨の前縁と交差していた．しかし，これらの患者はいずれも術後の嚥下困難を示さなかった．性別あるいは外科的アプローチに関しては，nPASの統計学的な差は認めなかった．

ピアソンの相関係数を用いた検討では，術後nPASは術後O-C1 angleと相関していた（r=0.55，$p<0.015$，**図3**）．一方，術後nPASは，術後C1-2 angle（r=0.24）やO-C2 angle（r=0.42），頸椎アライメントの矯正角度（r=−0.12），年齢（r=−0.30），罹病期間（r=0.34）との相関を示さなかった．

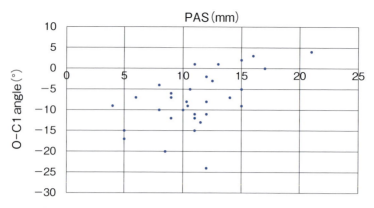

図3 術後 O-C1 angle と術後 nPAS との相関

3 考察

本研究により，DHS に対して矯正固定術を施行すると，nPAS は術前・後で4mm 減少することが明らかとなった．また，O-C1 angle も手術により 15°減少することがわかった．

頭蓋頸椎間部は，頸椎後弯患者における代償部位として非常に重要である[6]．すなわち前方注視が困難な DHS 患者は，上位頸椎を過前弯位にすることにより水平視を取得しようとする．しかし，この代償メカニズムにおいて O-C1 angle と C1-2 angle のどちらがより重要であるかは不明であった．

本研究の結果，術前の C1-2 angle は過前弯位（38.9°）をとっており，手術後も拘縮によりアライメントの変化に乏しかった[5]．すなわち，中・下位頸椎部での後弯矯正手術を受けた DHS 患者では，C1-2 angle ではなく O-C1 angle で相互変化（reciprocal change）を生じた可能性がある（図2）．また，本研究では，術後の O-C1 angle が術後の nPAS と相関していることが明らかになった（図3）．つまり，O-C1 angle の減少が nPAS の減少を惹起し，これが DHS における術後嚥下障害の発生に関連している可能性があると推測された．

最後に

頸椎の術後嚥下障害のメカニズムはまちがいなく多因子性であり，実際，本自験例でも術後 PAS の狭窄例で術後嚥下障害を訴えなかったケースも含まれていた．しかし筆者は，DHS の治療において，気道の閉塞が術後気道合併症の発生原因となり得ると考えており，PAS の狭窄を引き起こす危険因子を知ることは，生命維持に関わる重大な合併症を回避するうえで重要であると考える．すなわち頸椎後弯が rigid であり，C1-2 間で過前弯

位の拘縮が存在する症例では，中・下位頸椎での過矯正に注意を要する．

文 献

1) Cavagnaro MJ, et al：Surgical management of dropped head syndrome：a systematic review. *Surg Neurol Int* **13**：255, 2022
2) Hyodo M, et al：New scoring proposed for endoscopic swallowing evaluation and clinical significance. *Nihon Jibiinkoka Gakkai Kaiho* **113**：670-678, 2010
3) Kaneyama S, et al：The prediction and prevention of dysphagia after occipitospinal fusion by use of the S-line（Swallowing line）. *Spine*（*Phila Pa 1976*） **42**：718-725, 2017
4) 光山哲滝，他：首下がり症候群に対する手術における術後嚥下障害および instrumentation failure についての検討. *J Spine Res* **12**：917-925, 2021
5) Miyamoto H：Occurrence of dysphagia after correction surgery in the cervical spine for dropped head syndrome. *Cureus* **16**：e55067, 2024
6) Miyamoto H, et al：Effect of correction surgery for cervical kyphosis on compensatory mechanisms in overall spinopelvic sagittal alignment. *Eur Spine J* **26**：2380-2385, 2017
7) Miyamoto H, et al：An algorithmic strategy of surgical intervention for cervical degenerative kyphosis. *J Orthop Sci* **23**：635-642, 2018
8) Miyata M, et al：O-C2 angle as a predictor of dyspnea and/or dysphagia after occipitocervical fusion. *Spine*（*Phila Pa 1976*） **34**：184-188, 2009
9) Sakai K, et al：A prospective cohort study of dysphagia after subaxial cervical spine surgery. *Spine*（*Phila Pa 1976*） **46**：492-498, 2021

第4章
疾患各論

❶特発性首下がり症候群

▶ 特発性首下がり症候群

磯貝宜広・石井　賢

疾患概念

　一般的に首下がり症候群（dropped head syndrome：DHS）の原因となる疾患は，パーキンソン病や筋萎縮性側索硬化症などの脳神経内科疾患，多発筋炎や関節リウマチなどの自己免疫性疾患，うつ病などの精神疾患などが挙げられるが，実臨床では明らかな原因疾患を有さない症例の比率も高い．1996年にKatzらは，原因疾患を有さないDHSの病態をisolated neck extensor myopathy（INEM）と提唱した[7]．しかし，その後の研究でもINEM患者の頸部伸筋群に特異的な病理学的所見は同定されず，局所のミオパチーとしては説明がつかない病態ではないかと考えられている．そのため，原因疾患を伴わないDHSを特発性DHSと分類する概念が提唱されている．

　特発性DHSは疫学として高齢女性に多いことが知られているが，その病態についてはいまだに不明な点も多い．サルコペニアとの関連を示唆する報告もあるが，特発性DHSのみとコントロール群を比較したわれわれの研究ではサルコペニアの有病率に差はなかった[3]．そのため，体幹筋肉量以外にも多くの要素が特発性DHSの発症に複雑に関与していることが推測されるが，詳細についてはいまだに不明な点が多い．

臨床症状

　前方注視障害を呈する症例がDHSと定義される．したがって，画像上頸椎後弯変形を呈していても，胸腰椎などの代償により首下がりによる前方注視障害を呈していない場合はDHSには含めないのが一般的である．

　発症様式別に分類すると，急性発症する場合と徐々に首下がりが進行する慢性発症のケースがある．

　急性発症は，家事・書字・読書などで頸椎を前屈させたうつむき姿勢を長時間継続した時に発症するケースが多い．前屈させた状態から自力で首

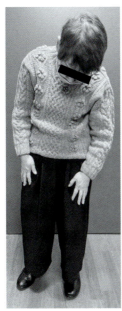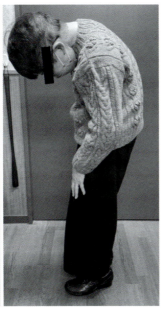

図1 特発性首下がり症候群の外観
軽度回旋を伴って前傾となるのが典型例である．

を持ち上げられなくなったという主訴で発症する．多くの場合，頸椎の可撓性は保たれているので，徒手的に矯正は可能であり，また仰臥位では通常のアライメントに戻ることが多い．発症時に強い頸部痛を呈することが多いのも特徴的である．

慢性発症の場合は罹患期間が数年間に及ぶこともあり，明確な発症日は不明なことが多い．急性発症に比べて頸部の拘縮が強く，X線で可撓性が低下していることも少なくない．

前方注視障害に対する代償として，前方を向くために首を傾げて片目だけでも前を見ようとする姿勢をとることが多い．そのため頸部が前方に落ち込むだけでなく，やや頭部の回旋を伴って首下がりを呈しているのが典型的な外観である（図1）．また，首下がりが持続することで顔面，特に眼瞼の浮腫が生じやすくなることもある．

嚥下障害も典型的な症状の一つである．重度の後弯位でなくても，咽頭部の食物の残存感や嚥下の遅延は生じやすい．嚥下は多因子が絡み合った非常に複雑な機構であるため，嚥下障害の病態の詳細は多岐にわたるが，DHSでは頸椎後弯による咽頭の弛緩，開口障害，頸部筋の補助運動の障害，廃用などがその原因として考えられる．

頸椎由来の神経症状は，脊髄症状・神経根症状のいずれも合併しない症例が多数である．稀に頸椎の後弯変形に伴い脊髄圧迫症状を合併するが，その場合は早期の手術適応が検討されることになる．

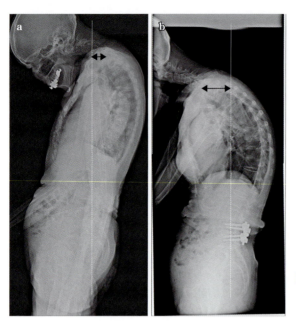

図2 頸椎型（a）と胸椎型（b）の首下がり症候群
SVA（↔）の－と＋も代償姿勢の評価としては重要な指標である．

病態・X線学的特徴

　画像上の分類では，頂椎が頸椎に限局する頸椎型と，胸椎に及ぶ胸椎型に分けるのがシンプルである[5]．HashimotoらはDHS患者のX線学的特徴として，sagittal vertical axis（SVA）がプラスかマイナスかで分類している[2]．SVA －の症例が頸椎型に該当し，首下がりが原因でその代償として胸腰椎が過前弯になっている状態である．一方でSVA ＋の症例は胸椎型に該当する．胸腰椎の後弯変形が背景にあり，その影響で頸椎が支えきれずに首下がりを呈している状態である（図2）．

　頸椎型は首下がりの治療が奏効すれば胸腰椎の代償は改善し，良好な脊柱バランスを獲得することができる．一方で胸椎型は，首下がりの治療のみで症状が改善される症例もあるが，胸腰椎の変形が高度な症例では土台となる胸腰椎の変形矯正手術まで必要となる場合もある．胸腰椎の変形には骨粗鬆症性椎体骨折を合併していることが多く，背景の骨粗鬆症治療も並行して行う必要がある．また，胸腰椎の後弯変形に強直性脊椎炎（ankylosing spondylitis：AS）やびまん性特発性骨増殖症（diffuse idiopathic skeletal hyperostosis：DISH）などの脊椎の強直を伴うことも多い．可撓性が低下したこのような病態では，変形も高度で首下がり症状も難治化しやすい．しかし，高齢患者の多いDHSに対する骨切り術などの胸腰椎変形矯正手術は，侵襲が大きくリスクの面からも適応は慎重を期すべきである．

　われわれは特発性DHS患者のX線パラメータを解析した研究で，首下がり症状が改善した症例では，頸椎型・胸椎型いずれでもC2-7 angle，C2-7 SVAに加えて上位胸椎（T1-5）の後弯も有意に改善したことを報告して

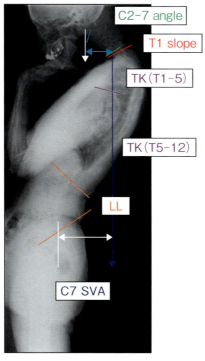

図3 特発性DHSにおいて重要なX線パラメータ
上位胸椎の後弯矯正を介して，T1 slopeを改善させることが重要である．
TK：thoracic kyphosis　　LL：lumbar lordosis

いる[6]．これはC2-7 angleの改善のみでは首下がりの治療には不十分であることを示しており，頸部を支えるT1 slopeが病態の発症に大きく関わっていると考えられる．そのため頸椎型・胸椎型を問わず，体幹部からアライメントを改善し，T1 slopeを適正な値とすることがX線学的には重要な治療目標になると考えられる（図3）．

また，セロトニン・ノルアドレナリンなどの神経伝達物質と首下がり症状の関連も指摘されている．そもそもドパミンアゴニストは，薬剤性パーキンソニズムとしての二次性DHSの原因の一つである．そのため生体内でのこれらの神経伝達物質の変動は，特に急性発症のDHSに関与している可能性がある（第5章「②神経伝達物質との因果関係」参照）．

治療

特発性DHSにおいては，保存療法でも良好な成績をあげる症例が存在

する．初診時のX線での重症度は必ずしもこの治療奏効率とは相関しない．頸椎後弯の程度だけでなく，前述の頸椎型・胸椎型，頸胸腰椎の可撓性は治療成績の向上において重要なポイントである．また，下肢関節の拘縮や筋力低下，人工関節の有無はアライメントの変化を引き起こし，治療成績への影響が懸念される．パーキンソン病に代表される脳神経内科疾患は長期間経過後に診断がつく場合も稀ではないため，一度検査で否定されたあとであっても，症状悪化時などは常にその存在を念頭に置いておくことが必要である．

1 保存療法

DHSに対する保存療法として運動療法・装具療法・薬物療法が該当する．

運動療法の奏効率は報告によってかなり幅があるが，20〜70%で症状の改善が見込めるとされている．過去の報告では，頸部単独の運動療法での奏効率は低いとされてきた．その中でもわれわれは，集学的なリハビリテーション（リハ）プログラムとして short and intensive rehabilitation program（SHAiR プログラム）を考案し，積極的に取り入れている[4]（図4）．これは頸部伸筋群だけでなく，体幹筋の筋力強化や，胸腰椎の可撓性向上，骨盤傾斜運動，日常動作指導などからなるプログラムで，およそ70%以上の非常に高い治療奏効率を報告している．ただし，本プログラムでも継続的なリハが治療効果の維持には必要である．また再発を防止するため，急性発症をきたしやすい前屈姿勢を避ける日常生活指導は非常に簡便かつ重要である．

装具療法についても明確な指針はないが，頸椎カラー単独での治療効果は不十分である．これは本項の「病態・X線学的特徴」で前述したとおり，頸椎のアライメントのみの改善では前方注視障害の改善は得られないためである．上位胸椎も含めたアライメントの改善が可能となる体幹装具は，頸椎の可撓性が保たれていれば，高率に前方注視障害を改善させる効果がある．上位胸椎により注目した装具として鎖骨バンドも同様の効果は期待できるが，治療効果の詳細や限界についてはいまだに議論の余地のあるところである．また，装具を離脱するためには運動療法の併用は不可欠であり，装具療法は現状維持のための治療と位置付けられるものである．

薬物療法については頸部痛に対しての鎮痛薬や筋弛緩薬の対症療法は広く行われているが，首下がり症状に対する直接的な改善効果は期待できない．われわれは神経伝達物質であるセロトニン・ノルアドレナリンに注目し，特発性DHSに対してセロトニン・ノルアドレナリン再取り込み阻害薬であるデュロキセチンが奏効したことを報告している[1]．奏効率や治療効果の予測因子は今後の検討課題であるが，本疾患に対する治療の選択肢の一つになり得ると考えている．

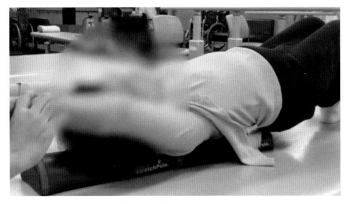

▲図4 SHAiR プログラムの一例
ストレッチポール上で頸胸椎可動域エクササイズを行っているところ．

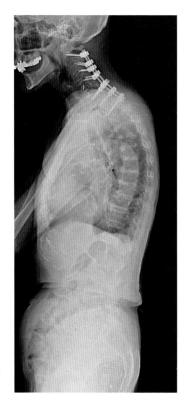

▶図5 首下がり症候群の患者の変形矯正固定術後のX線画像
前方注視障害は改善し，良好なADLを得ることができている．

2 手術療法

　上記の保存療法を少なくとも3カ月以上継続しても治療効果が得られない症例，もしくは重篤な脊髄症状が生じている症例が手術適応である．手術は後方からの変形矯正固定術が主流である（図5）．これもやはり頸椎のみの固定では首下がり症状の改善が不十分であり，少なくともC2-T2までは固定範囲に含めることが必要である．頸椎の可撓性が低下している症例では，前方解離を行う前後方固定術が選択されることも多い．

　しかし，手術療法の合併症率は決して低くない．特に術後の嚥下障害や呼吸障害はときとして致死的となり得る合併症である．また，固定下端でのdistal junctional kyphosis（DJK）も重要な合併症である．DJKは追加手術で複数回の固定範囲延長を要することもあり，高齢患者への負担は非常に大きい．そのため胸腰椎の変形矯正固定術と同様に，術前後にテリパラチド製剤などによる骨粗鬆症治療の強化を行うことが望ましい．

　固定範囲については明確な指針はいまだに示されてはいないが，頸椎型では一般的にC2-T2で十分な症例が多い．一方で，胸椎型では胸腰椎の変形に対処するため，より長範囲の固定を選択する報告もある．しかし，固定範囲を延長することはDJKのリスクを高めることにもなるため，われわれはT5より尾側への固定範囲の延長は極力避けている．

おわりに

　特発性 DHS の治療成績にはいまだに不明な点が多い．日常生活での障害が強い症状ではあるが，手術療法のリスクは高く，保存療法が現実的な範囲で奏効することから，初療は十分に保存療法を行うことが重要である．そのうえで二次性の DHS を否定し，骨粗鬆症治療を強化することが治療の安全性を高めるポイントである．

　超高齢患者も多く，患者や家族の治療ニーズも多岐にわたる．そのため治療方針の決定には十分なインフォームド・コンセントと，さまざまな可能性を想定した対応が求められる疾患である．

文 献

1) Funao H, et al：The potential efficacy of serotonin noradrenaline reuptake inhibitor duloxetine in dropped head syndrome：a case report and review of the literature. *Heliyon* **6**：e04774, 2020
2) Hashimoto K, et al：Radiologic features of dropped head syndrome in the overall sagittal alignment of the spine. *Eur Spine J* **27**：467-474, 2018
3) Igawa T, et al：Prevalence of sarcopenia in idiopathic dropped head syndrome patients is similar to healthy volunteers. *Sci Rep* **11**：16213, 2021
4) Igawa T, et al：Establishment of a novel rehabilitation program for patients with dropped head syndrome：short and intensive rehabilitation（SHAiR）program. *J Clin Neurosci* **73**：57-61, 2020
5) 石井　賢, 他：首下がり症候群の病態と治療. 脊椎脊髄　**30**：569-572，2017
6) Isogai N, et al：Radiographic outcomes of the short and intensive rehabilitation（SHAiR）program in patients with dropped head syndrome. *JBJS Open Access* **8**：e23.00016, 2023
7) Katz JS, et al：Isolated neck extensor myopathy：a common cause of dropped head syndrome. *Neurology* **46**：917-921, 1996

❷ 症候性（二次性）首下がり症候群

▶▶ 脳神経内科疾患による首下がり

錐体外路系疾患
―パーキンソン病を中心に

関　守信

歴史

パーキンソン病（Parkinson's disease：PD）患者にみられる特徴的な姿勢は，肘および膝を軽く屈曲し，首は前方に突き出してやや下がり，背中を軽く丸めた前傾前屈姿勢（stooped posture：円背）である．軽度の頸部前屈は stooped posture に伴って高頻度にみられるが，ときに顎が胸につきそうになるくらいの高度の頸部前屈姿勢がみられることがあり，首下がりとよばれる．1817年に発刊された James Parkinson の著書『An Essay on the Shaking Palsy』の中にも，進行期 PD 患者の状態として「the chin is now almost immovably bent down upon the sternum（顎は胸骨に頑固としてついている）」との記載がすでにある[26]．首下がりという症状が病的な状態として注目されたのは1880年代であるが，パーキンソニズムと首下がりの関係については，1985年に熊倉らが「パーキンソン病患者にみられた斜頸の発症機序に関する一考察」という論文を発表した[19]．そして1989年に Quinn が，剖検で診断された多系統萎縮症（multiple system atrophy：MSA）で高頻度に disproportionate antecollis が認められることを報告した[28]．

頻度

報告により首下がりの定義や患者背景は異なるが，2023年に発表されたシステマティックレビューによれば，PD 患者における首下がりの頻度は 7.9％とされている[6]．一方，MSA 患者における首下がりの頻度は，本邦からの報告では 7.7％[25]，海外の報告では 36.8％[18]，50％[29] と非常に高頻度であり，PD より頻度が高い．2015年に発表された PD の診断基準では，「発症から10年以内に，顕著な首下がりを認める」ことは PD の相対的除外基準の一つとされている[27]．また，首下がりは PD ではなく MSA を疑う手がかりとなる特異症状，red flag の一つとしている報告もある[12]．なお，進行性核上性麻痺では頸部後屈が特徴的な姿勢異常であり，その頻度は

17%[3]，40%[5]と報告されている．

特徴

これまでは何度以上の頸部前屈を"高度"とするかは定まっておらず，45°以上[7]，50°以上[10]など報告ごとに違いがあった．そんな中，2022年にMovement Disorder Society Task Forceは45°より大きい前屈を"antecollis"，35〜45°を"anterior neck flexion"とよぶことを提案した[34]．また，首下がりはその機序によってもその特徴は異なる．Savicaらは首下がりがジストニアによる場合は，頸部前屈が重力により軽快すべき姿勢（例えば仰臥位）においても頸部前屈を認め，頸部の受動的な動きに対して抵抗を示すとしている[31]．一方，ミオパチーが原因の場合は，頸部に筋力低下があり，重力がかかる姿勢（仰臥位）で軽快するとしている．

既報告によると，PD患者における首下がりの特徴として，「男性より女性に多い」「PD発症から首下がり発症までは平均5.5年である」「Hoehn & Yahr分類3以上が多いが，運動症状の発現に先行した例もある」「亜急性に出現することもある」「振戦優位型より筋強剛-無動型のPDに多い」といった点が挙げられる[9,16,25,39]．

MSAでは疾患の中期〜末期に首下がりが出現することが多いが，亜急性に出現することもある．首を他動的に正常の位置に戻すのには強い力を要し，後頸筋の筋力低下が原因ではないとされている[28]．

PDとMSAにおける首下がりを比べた時，PDの首下がりはほとんど首を傾けることなくまっすぐ前屈しているのに対して，MSAの首下がりは前屈あるいは傾きを伴った前屈（前屈に斜頸の要素が加わった異常姿勢）であるとの報告もある[9,28]．動きを伴うことはなく比較的固定した姿勢異常である点で，痙性斜頸と区別される．

病態機序

PD患者の体幹にみられる姿勢異常の病態機序は，中枢性機序としてジストニア，固有感覚の障害，筋強剛，薬剤性が，末梢性機序としてミオパチー，脊柱/軟部組織異常が推定されているが[7]，首下がりの病態機序は主に前頸筋と後頸筋の筋緊張のアンバランス（頸部屈筋の筋緊張亢進）と頸部伸筋の筋力低下である．錐体外路系疾患による首下がりは前者の機序によるものが多い．なお，antecollisという用語は頸部屈筋の筋緊張亢進（ジストニア）による頸部前屈をさすのに対し[28]，dropped head syndromeはジストニア以外の病態による首下がりを包含して用いられることが多い．ちなみに，『パーキンソン病診療ガイドライン2018』ではdropped head syndrome は首下がり，antecollis は頸部前屈症と訳されている.

1 前頸筋と後頸筋の筋緊張のアンバランス（頸部屈筋の筋緊張亢進）

PD の首下がりの病態機序はジストニアであるとする報告が多く，表面筋電図の結果や感覚トリックが有効な症例があることがその根拠として挙げられる[9]. ジストニアの場合，胸鎖乳突筋（sternocleidomastoideus：SCM）をはじめとする両側の頸部前屈筋の緊張が高く，前額部に手を当てて他動的に頸部を挙上させようとしても完全に伸展することは困難なことが多い.

また，PD における首下がりの病態機序は筋強剛であると述べている論文もある[25]. Yoshiyama らは首下がりを呈した MSA および PD 患者の頸部筋の表面筋電図および SCM へのγブロックの効果を検討している[39]. 頸部伸筋の筋力低下はなく，表面筋電図において，屈曲位では SCM の筋活動はみられなかったが，頭部を他動的に正常位に戻そうとすると SCM の筋活動がみられ，伸張反射の亢進（筋強剛）があることが示された. ただし，抗 PD 薬の効果などは，通常の四肢の筋強剛における場合とは異なる可能性があるとも述べられている.

2 頸部伸筋の筋力低下

PD における首下がりの病態機序が，頸部伸筋の筋力低下であると述べている論文もいくつかある. Hemmi らは，筋電図および MRI にて頸部伸筋に限局した活動性のミオパチーの所見を認め，ステロイドにて改善した首下がりを呈した PD 患者を報告した[13]（第 4 章の「筋疾患」の項も参照）. 頸部伸筋群に限局したミオパチーによる首下がりを呈した PD 患者の報告はそのほかにもあるが[20]，筋生検で得られた筋原性変化は持続的な過伸展，加齢，頸椎症などに伴う非特異的な所見であるとの反論もある.

3 薬剤性

PD 患者の首下がりは薬の副作用で出現することもある. 抗 PD 薬による姿勢異常の全国疫学調査が 2010 年に実施され，2.08％で抗 PD 薬に起因する姿勢異常を認めた. 首下がり 19 例，猫背 13 例，腰曲がり 80 例，側屈 44 例，背屈 1 例という内訳であった[11]. この調査では，原因薬剤として非麦角系ドパミンアゴニストが多かった. 今日まで，首下がりの原因薬剤としては，ペルゴリド，カベルゴリン，プラミペキソール，ロチゴチン，アマンタジン，ドネペジルなどが報告されている[8,23,35]. 薬剤性の首下がりの機序としては，後頸筋に比べて前頸筋でドパミン受容体の感受性が亢進している可能性や，筋によりドパミン受容体刺激薬の感受性が異なる可能性が指摘されているが，詳細な検討はなされていない. なお，錐体外路系疾患者に限らなければ，抗精神病薬による遅発性ジストニアとして首下が

錐体外路系疾患—パーキンソン病を中心に　189

りを呈した症例[21,33]や，ドネペジル，dipeptidyl peptidase（DPP）-4阻害薬[1,24]などの報告があり，急速な経過で姿勢異常が出現した際は，常に薬剤を疑うべきである．

治療

　PD患者の首下がりに対して定まった治療法はなく，病態機序に応じたさまざまな治療が試みられているが，しばしば治療抵抗性で，患者の生活の質（QOL）を大きく損なう．治療法としては抗PD薬の調整，前頸筋群に対するリドカイン注射，前頸筋群に対するボツリヌス毒素（botulinum toxin：BTX）注射，脳深部刺激療法（deep brain stimulation：DBS），ステロイド療法などがある．

1 抗PD薬の調整

　1989年にレボドパ内服にて首下がりが軽快したPD患者がLancetに報告された[15]．その後も，滑川ら，堀内ら[14]により同様の症例が報告されたが，レボドパに反応しない症例も多く，その効果は一定ではない[16,36]．
　一方，抗PD薬，特にドパミンアゴニストに関連して首下がりが出現することがあり，薬剤性が疑われた場合は中止，他剤への変更を検討する．ほかにも，カベルゴリン増量をきっかけに首下がりが出現し，レボドパに変更して首下がりが軽快した報告などがある[22]．この症例はSCMの筋緊張の亢進を認めること，後頸筋群の筋力低下を認めないことから，頸部屈筋の筋緊張亢進に伴う首下がりと考えられた．

2 前頸筋群に対するリドカイン注射，BTX注射

　頸部の前屈にはSCM，前斜角筋，広頸筋が，後屈には僧帽筋上部，肩甲挙筋，頭板状筋，上頭斜筋，頭半棘筋，頸半棘筋が関与するため，これらの筋肉が注射のターゲットとなる．
　頸部筋の緊張異常が原因の症例では，前頸筋群に対するリドカインなどを用いたmuscle afferent block（MAB）の有効性が報告されている[2,25,39]．一般的にリドカインの作用機序は2つある．一つはリドカイン筋注が筋炎や壊死を起こし，筋肉に直接的影響を及ぼすもので，効果発現には時間がかかる．もう一つは神経軸索のNaチャネル阻害によってγ運動神経をブロックし，筋紡錘の求心性運動を低下させるというもので，筋強剛を選択的に軽快させることができる．首下がりに対するMAB療法は効果が早期に発現することから，後者の作用機序が主であると思われる．
　報告ごとに投与量や注射部位が異なるが，BTX筋注の有効性を示した報告もある[32,36,38]．一側または両側の肩甲挙筋，SCM，頭板状筋，長頸筋および前・中斜角筋をターゲットとした2つの研究[32,38]では，首下がりの軽

微な改善と痛みの軽減が報告されている．BTX は神経終末におけるアセチルコリン放出蛋白の阻害によって，主として α 運動神経を遮断し筋力を低下させる．すなわち，MAB は筋強剛を選択的に改善するのに対して，BTX は筋力自体を低下させるといった違いがある．

　浅井らは，PD 患者における首下がりに対しては BTX より MAB のほうが安全であると述べている[2]．その理由としては，MAB では筋力低下作用は少なく筋力低下の要素が疑われる症例でも使用可能であること，効果持続時間が最大 4 週間と短いので症状の変動をみながら使用できること，MAB は注射液が筋膜内に留まるが，BTX は周囲への浸潤があり，両側 SCM に注射すると嚥下障害や呼吸筋麻痺が生じる可能性があることが挙げられている．

3 脳深部刺激療法（DBS）

　視床下核，淡蒼球の DBS が，PD 患者の頸部屈筋の筋緊張亢進に有効であったという症例報告がある[25]．ただし，DBS が有効であった機序が術後の減薬効果か，運動症状改善効果か，姿勢異常への特異的効果かは今後の検討が必要である．PD 患者の腰曲がり（camptocormia）は L-dopa に反応性がある病態，たとえばオフ時のジストニアが機序である場合に DBS の効果が期待できる可能性が指摘されており，首下がりも頸部伸筋の筋力低下が主な機序であるような場合は DBS の効果は期待できないものと推察される．

4 ステロイド療法

　頸部伸筋に限局した炎症性ミオパチーが原因の症例では，ステロイドの有効性が報告されている[13]．

5 脊椎手術

　PD 患者に対する脊椎手術の成績は総じてよくない．高い合併症率と再手術率，低い骨癒合率が報告されており，手術の適応はきわめて慎重に検討する必要がある[30,37]．術後の合併症としては偽関節，固定具の緩み・脱転，隣接椎間障害，変形の悪化などが報告されている．脊椎手術の中でも一番転帰不良とされるのが，脊椎変形に対する脊柱矯正固定術である[17]．5 椎体以上の脊柱矯正固定術を施行した 48 例の PD 患者を解析した結果，42%（20 例）の患者で計 35 回の再手術を行ったという結果であった[4]．PD 患者の脊椎手術の成績がよくない原因は明らかではないが，PD 患者における姿勢異常の病態機序が多様なことも原因の一つなのではないだろうか．

6 その他

　クロナゼパム，抗コリン薬，バクロフェン，テトラベナジンなどの有効

錐体外路系疾患—パーキンソン病を中心に　**191**

例が報告されているが，多数例での検討はなされていない[16]．

おわりに

　PDおよびMSA患者において軽度の姿勢異常はしばしば認められる症状だが，ときに首下がりを含めた高度の姿勢異常を呈してADL（activities of daily living）を大きく低下させる．首下がりの病態機序は多彩で，ジストニアや局所性ミオパチーなどが推測されている．病態機序をよく把握し，それに応じた治療法の選択を行う必要がある．

文献

1) 赤石哲也，他：DPP-4阻害薬が原因として疑われた首下がり症候群の1例．日内学誌　**102**：1464-1466，2013
2) 浅井宏英，他：パーキンソン病の首下がりに対する muscle afferent block の有効性について．総合リハ　**33**：557-561，2005
3) Barclay CL, et al：Dystonia in progressive supranuclear palsy. *J Neurol Neurosurg Psychiatry*　**62**：352-356, 1997
4) Bouyer B, et al：Evolution and complications after surgery for spine deformation in patients with Parkinson's disease. *Orthop Traumatol Surg Res*　**103**：517-522, 2017
5) Brusa A, et al：Progressive supranuclear palsy 1979：an overview. *Ital J Neurol Sci*　**1**：205-222, 1980
6) Cao S, et al：Prevalence of axial postural abnormalities and their subtypes in Parkinson's disease：a systematic review and meta-analysis. *J Neurol*　**270**：139-151, 2023
7) Doherty KM, et al：Postural deformities in Parkinson's disease. *Lancet Neurol*　**10**：538-549, 2011
8) Dohm CP, et al：Dropped head sign induced by transdermal application of the dopamine agonist rotigotine in parkinsonian syndrome：a case report. *J Med Case Rep*　**7**：174, 2013
9) Fujimoto K：Dropped head in Parkinson's disease. *J Neurol*　**253**：VII21-VII26, 2006
10) 藤本健一：パーキンソン病における首下がり症状．山本光利（編著）：パーキンソン病 臨床の諸問題．中外医学社．2006, pp118-128
11) 藤本健一，他：Parkinson病治療薬による姿勢異常．厚生労働科学研究補助金 神経変性疾患に関する調査研究班．平成22年度報告書．188-190，2011
12) Geser F, et al：Disproportionate antecollis：a warning sign for multiple system atrophy. *Mov Disord*　**22**：1986, 2007
13) Hemmi S, et al：Dramatic response of dropped head sign to treatment with steroid in Parkinson's disease：report of three cases. *Intern Med*　**50**：757-761, 2011
14) 堀内正浩，他：治療に反応良好な首下がりを示した高齢発症パーキンソン病の1例．日老医誌　**38**：693-695，2001
15) Jorens PG, et al：Antecollis in Parkinsonism. *Lancet*　**1**：1320-1321, 1989
16) Kashihara K, et al：Dropped head syndrome in Parkinson's disease. *Mov Disord*　**21**：1213-1216, 2006
17) Kimura H, et al：Lumbar spinal surgery in patients with Parkinson disease：a multicenter retrospective study. *Clin Spine Surg*　**30**：E809-818, 2017
18) Köllensperger M, et al：Red flags for multiple system atrophy. *Mov Disord*　**23**：1093-1099, 2008
19) 熊倉　忍，他：パーキンソン病患者にみられた斜頸の発症機序に関する一考察．神経内科　**22**：377-379，1985

20）Lava NS, et al：Focal myopathy as a cause of anterocollis in Parkinsonism. *Mov Disord* **16**：754–756, 2001

21）Maeda K, et al：Severe antecollis during antipsychotics treatment：a report of three cases. *Prog Neuropsychopharmacol Biol Psychiatry* **22**：749–759, 1998

22）松井秀彰，他：Cabergoline 増量後に首下がりが出現し，L–dopa 製剤によって軽快した Parkinson 病の 1 例．神経内科　**60**：658–661，2004

23）Oh YS, et al：Donepezil induced antecollis in a patient with Parkinson's disease dementia. *Neurol Sci* **34**：1685–1686, 2013

24）大田貴弘，他：Dipeptidyl peptidase（DPP）–4 阻害薬の関与が疑われた首下がり症候群の 1 例．臨床神経学　**61**：329–331，2021

25）Oyama G, et al：Mechanism and treatment of dropped head syndrome associated with parkinsonism. *Parkinsonism Relat Disord* **15**：181–186, 2009

26）Parkinson J：An essay on the shaking palsy. 1817. *J Neuropsychiatry Clin Neurosci* **14**：223–236, 2002

27）Postuma RB, et al：MDS clinical diagnostic criteria for Parkinson's disease. *Mov Disord* **30**：1591–1601, 2015

28）Quinn N：Disproportionate antecollis in multiple system atrophy. *Lancet* **1**：844, 1989

29）Rivest J, et al：Dystonia in Parkinson's disease, multiple system atrophy, and progressive supranuclear palsy. *Neurology* **40**：1571–1578, 1990

30）Sapkas G, et al：Complications after spinal surgery in patients with Parkinson's disease. *Open Orthop J* **15**：46–52, 2021

31）Savica R, et al：Parkinsonism and dropped head：dystonia, myopathy or both? *Parkinsonism Relat Disord* **18**：30–34, 2012

32）Seliverstov Y, et al：A methodological approach for botulinum neurotoxin injections to the longus colli muscle in dystonic anterocollis：a case series of 4 patients and a literature review. *J Clin Neurosci* **80**：188–194, 2020

33）Sharma V, et al：Antecollis, lingual dystonia, and mutism secondary to risperidone. *J Neuropsychiatry Clin Neurosci* **24**：E42–E43, 2012

34）Tinazzi M, et al：Task force consensus on nosology and cut–off values for axial postural abnormalities in Parkinsonism. *Mov Disord Clin Pract* **9**：594–603, 2022

35）Uzawa A, et al：Dopamine agonist–induced antecollis in Parkinson's disease. *Mov Disord* **24**：2408–2411, 2009

36）van de Warrenburg BP, et al：The phenomenon of disproportionate antecollis in Parkinson's disease and multiple system atrophy. *Mov Disord* **22**：2325–2331, 2007

37）Watanabe G, et al：Degenerative spine surgery in patients with Parkinson's disease：a systematic review. *World Neurosurg* **169**：94–109.e2, 2023

38）Yahalom G, et al：The downside of botulinum injections for anterocollis：a case series and a review of the literature. *Clin Neuropharmacol* **46**：89–94, 2023

39）Yoshiyama Y, et al：The dropped head sign in parkinsonism. *J Neurol Sci* **167**：22–25, 1999

❷ 症候性（二次性）首下がり症候群

▶▶ 脳神経内科疾患による首下がり

運動ニューロン疾患
―筋萎縮性側索硬化症（ALS）を中心に

北國圭一

　本項では筋萎縮性側索硬化症（amyotrophic lateral sclerosis：ALS）を中心に，運動ニューロン疾患に関連する首下がり症候群（dropped head syndrome：DHS）について概説する．ALSでは早期診断が重要であり，頻度は低いものの，DHSにおける鑑別疾患の一つとして挙げることが重要である．

運動ニューロン疾患（MND）の概念

　DHSは，最近位筋の一つである頸部伸筋の筋力低下に起因する症候群であり，近位筋を障害する神経原性疾患，筋原性疾患，神経筋接合部疾患のいずれの疾患によっても起こり得る[9,15]．ALSを代表とする運動ニューロン疾患（motor neuron disease：MND）も，近位筋を障害することでDHSの原因となり得る．MNDは，運動ニューロンの変性を本態とする疾患群の総称である．上位運動ニューロン（upper motor neuron：UMN）障害により錐体路徴候，腱反射亢進，病的反射がみられ，下位運動ニューロン（lower motor neuron：LMN）障害では筋萎縮，腱反射低下・消失がみられる．筋線維束攣縮はLMN障害の一所見とされるが，ALSでは高頻度にみられるものの，ほかの運動ニューロン疾患や頸椎症などの疾患では認めにくい．典型的なALSでは，UMN障害とLMN障害が併存し，後述の球脊髄性筋萎縮症や脊髄性筋萎縮症ではLMN障害のみが認められる．

ALSとそのほかのMND

　ALSは成人のMNDで最も高頻度で，遺伝性のものもあるが孤発性のものが最も多く（90％以上），本邦での発症頻度は1〜1.5人/10万人で好発年齢は65.4±10.7歳とされる[1]．ALSではUMN障害およびLMN障害が脳神経領域（舌，球筋群など），頸髄領域（上肢），胸髄領域（体幹），腰仙髄領域（下肢）の複数の領域にまたがって認められるのが基本である．しかし

194　第4章　疾患各論

臨床的な多様性があり，UMN障害を欠く進行性脊髄性筋萎縮症（progressive muscular atrophy：PMA）や，LMN障害を欠き比較的緩徐な経過を示す原発性側索硬化症（primary lateral sclerosis：PLS）と称される群もある．また，初発症状や障害分布に関してもバリエーションがある．初発症状に関してYokoiら[18]による本邦からの報告では，上肢筋力低下が45.7%，下肢筋力低下が28.5%，構音障害が25.3%，嚥下障害が6.2%，頸部筋力低下が2.2%，呼吸障害が0.6%と報告されている．特徴的な障害分布を呈する例もあり，球症状が主体の進行性球麻痺，両上肢に限局するflail arm型，両下肢に限局するflail leg型などが知られる．そのほか，認知症や失語症などの種々の高次脳機能障害を併発する群もある[3]．そのほかのMNDとして，球脊髄性筋萎縮症や脊髄性筋萎縮症が挙げられる．これらの疾患ではLMNが障害され，近位筋を障害する点でDHSをきたす可能性はあるが，過去に報告はされていない．ALSと同様に，DHSを主体とするよりも全身の筋力低下の進行とともに首下がりが合併してくると捉えたほうがよいと思われる．

ALSの診断

ALSの診断において確立された画像検査，血液・脳脊髄液の特異的バイオマーカーは存在しない．よって現在においても，ALSの診断は系統的な神経学的診察と針筋電図を中核とする電気生理学的検査によってなされている．

ALSの診断基準としては，1998年に発表された改訂 El Escorial（Revised-EEC：R-EEC）基準が広く用いられている．脳幹，頸髄，胸髄，腰仙髄の4領域についてUMN徴候とLMN徴候（**表1**）を判定し，それらがいくつの領域に存在するかによって，clinically definite（各3領域），clinically probable（各2領域），clinically probable-laboratory-supported（UMN徴候1

表1 主要な上位運動ニューロン・下位運動ニューロン徴候

	脳幹	頸髄	胸髄	腰仙髄
上位運動ニューロン徴候	下顎反射の亢進 咽頭反射・喉頭反射・ 吸啜反射の亢進 仮性球麻痺	深部腱反射の亢進 Hoffmann反射 痙縮 萎縮筋の深部腱反射 温存	腹壁反射の消失	深部腱反射の亢進 Babinski徴候 Chaddock徴候 痙縮 萎縮筋の深部腱反射 温存
下位運動ニューロン徴候	舌萎縮・筋線維束攣縮 咽頭反射・喉頭反射の 減弱，消失	上肢筋の萎縮・筋線 維束攣縮 深部腱反射の低下， 消失	体幹筋の萎縮・ 筋線維束攣縮	下肢筋の萎縮・筋線 維束攣縮 深部腱反射の低下， 消失

運動ニューロン疾患―筋萎縮性側索硬化症（ALS）を中心に　**195**

表2 ALS 診断基準のまとめ

	R-EEC 診断基準	Awaji 診断基準	Updated Awaji 診断基準
Definite	U+L が 3 領域	U+L が 3 領域 U+EMG が 3 領域	U+L が 3 領域もしくは U+EMG が 3 領域
Probable	U+L が 2 領域	U+L が 2 領域 U+EMG が 2 領域	U+L が 2 領域 U+EMG が 2 領域
Clinically probable- laboratory-supported	U+L が 1 領域＋EMG が 2 領域	該当カテゴリーなし	U+L が 1 領域＋EMG が 2 領域
Possible	U+L が 1 領域 U が 2 領域以上	U+L が 1 領域 U+EMG が 1 領域	U+L が 1 領域 U+EMG が 1 領域

U：上位運動ニューロン徴候　　　L：下位運動ニューロン徴候　　　EMG：針筋電図異常

・改訂 EI Escorial（R-EEC）基準：
　上位運動ニューロン徴候＋下位運動ニューロン徴候が 3 領域⇒Definite
　上位運動ニューロン徴候＋下位運動ニューロン徴候が 2 領域⇒Probable
　上位運動ニューロン徴候＋下位運動ニューロン徴候が 1 領域＋針筋電図異常が 2 領域
　⇒Clinically probable-laboratory-supported
　上位運動ニューロン徴候＋下位運動ニューロン徴候が 1 領域，ないし上位運動ニューロン徴候が 2 領域
　⇒Possible
・Awaji 診断基準：R-EEC 診断基準の下位運動ニューロン徴候に針筋電図異常を代用できるようにしたもの．
　ただし Clinically probable-laboratory-supported の分類はない．
・Updated Awaji 診断基準：Awaji 診断基準に Clinically probable laboratory-supported の分類を取り入れた
　もの．

領域と針筋電図で定義された LMN 徴候 2 領域），clinically possible（各 1 領域，ないし UMN 徴候 2 領域）の 4 つの診断カテゴリーに分けられる．そして clinically probable-laboratory-supported 以上のカテゴリーが，臨床試験などのエントリー基準を満たす clinically confirmed であると規定されている．この R-EEC 診断基準は，ALS 診断の概念，その後に提唱された診断基準を理解するうえで重要である．しかし，あくまで治験など研究目的に構築された基準で，病初期の ALS 患者ではなかなか基準を満たさない．そのため，ALS の診断基準は，診断能の改善のためいくつかの変遷を経てきた．詳細は成書に譲るが，2008 年の Awaji 診断基準では，針筋電図上の線維束自発電位（fasciculation potential：FP）を LMN 所見として用いることができるようになった．また，2016 年の Updated Awaji 診断基準では，Awaji 基準では廃止された clinically probable-laboratory-supported のカテゴリーが再度用いられるようになった[14]．これら診断基準の概要を**表2**に示す．最新の基準である 2020 年の Gold Coast 診断基準はよりシンプルなもので除外診断が基本となるが，1 領域以上で UMN 障害と LMN 障害が認められるか，あるいは 2 領域以上で LMN 障害があれば ALS と診断することが可能となった[17]．ただ，いずれにしても ALS では感覚障害を伴わず，頸椎症や末梢神経障害では説明困難な脳幹，頸髄，胸髄，腰仙髄領域に及ぶ広範な分布の筋力低下がみられるのが重要である（**表3**）．後述する

196　第 4 章　疾患各論

表 3 ALS と頸椎症との比較

	筋萎縮性側索硬化症	頸椎症
筋萎縮・筋力低下	広範囲	髄節性
障害の分布	広範囲	髄節性
針筋電図の異常所見	広範囲	髄節性
・線維自発電位や陽性鋭波	みられる	みられる
・線維束自発電位	みられる	非常にまれ
・神経原性変化	正常〜高振幅のさまざまな運動単位電位	高振幅の運動単位電位が主体

針筋電図異常所見もやはり広範に分布するのが特徴である。そのほかに arm sparing sign（三角筋・第 1 背側骨間筋が強く障害され，上腕二頭筋・三頭筋は保たれる），split finger sign（第 1 深指屈筋が，第 4 深指屈筋よりも強く障害される），split hand sign（母指球筋が小指球筋よりも障害される）など，ALS に特徴的な筋力低下の分布も報告されており，日常臨床では参考になる[6,13]。

ALS の電気生理学的検査

　球症状があり，UMN・LMN 障害がそろうような典型例の診断は，診察のみでも比較的容易である。しかし，ALS の病初期や臨床的亜型の診断，封入体筋炎，重症筋無力症，脱髄性ニューロパチー（多巣性運動ニューロパチー，慢性炎症性脱髄多発神経炎），頸椎症などとの鑑別に，電気生理学的検査は不可欠である。ALS で行われる電気生理学的検査は主に神経伝導検査，神経反復刺激試験，針筋電図である。

1 神経伝導検査

　ALS の神経伝導検査では通常，運動神経伝導検査にのみ異常が認められ，感覚神経伝導検査は正常である。運動神経伝導検査では軸索変性，筋萎縮に伴う複合筋活動電位の振幅低下，前角細胞の変性による F 波出現頻度の低下が認められる。ときに著しい軸索の減少で軽度の伝導速度の低下や潜時延長を呈し得るが，脱髄性ニューロパチーでみられる著しい異常はみられない。

2 神経反復刺激試験

　神経反復刺激試験は一般に重症筋無力症の診断法として用いられている。重症筋無力症では 3 Hz の低頻度刺激による漸減現象がみられるが，ALS においても類似の漸減現象がみられることが明らかとなっている。特に僧帽筋の漸減現象は頸椎症との鑑別に有用で，ALS では 51% で認められたのに対し，頸椎症では認められなかったことが報告されている[7]。当施

運動ニューロン疾患—筋萎縮性側索硬化症（ALS）を中心に　197

設では主に副神経-僧帽筋，腋窩神経-三角筋，正中神経-短母指外転筋で検査を行っている．

3 針筋電図検査

　針筋電図検査は ALS における LMN 障害の証明に最も重要な検査である．安静時所見として，活動性の脱神経を反映して線維自発電位や陽性鋭波が認められる．また，ALS の特徴ともいえる線維束自発電位（fasciculation potential：FP）が脳幹領域から腰仙髄領域をまたがって広範な筋に認められる．特に FP は神経原性疾患でしかみられず，また，その中でも ALS にかなり特異的な所見である．われわれの検討では，FP の出現頻度は ALS で 68%（94/139）であり，頸椎症 0.3%（1/362），腰椎症 4%（3/77），球脊髄性筋萎縮症 0%（0/9）であった[8]．随意収縮時所見では，亜急性の経過を反映して正常な運動単位電位（motor unit potential：MUP），多相性 MUP，高振幅・長持続時間 MUP が混在し得る．ALS では進行が速く，脱神経に対して再支配の機序が追いつかないため，神経原性変化に特徴的な高振幅・長持続時間 MUP を認めにくいことがしばしばあるので注意する．そのような場合でも，ALS では MUP の減少を反映し，少数の MUP が不釣り合いに高頻度で発火する運動単位の動員減少（reduced recruitment）がみられ，封入体筋炎などのミオパチーとの鑑別に重要である．針筋電図の重要な被検筋として僧帽筋が挙げられる．僧帽筋は安静が取りやすく，異常安静時活動の出現率が高い．また，頸椎症では僧帽筋に安静時活動がみられることはないので，ALS と頸椎症の鑑別にきわめて有用である[12]．いずれにしても ALS の針筋電図所見の要点は筋力低下と同様に，頸椎症，末梢神経障害では説明困難な脳幹から腰仙髄領域に及ぶ広範な分布で安静時異常放電（特に FP）と神経原性変化が認められる点にある．これは先述の R-EEC 診断基準，Awaji 診断基準，Updated Awaji 診断基準，Gold Coast 診断基準などの ALS 診断基準の基礎となる概念である．

ALS による首下がり症候群（DHS）

　ALS における DHS の報告は少ない．一方，頸部屈筋の筋力低下はその後の予後不良と相関する因子の一つとして報告されている[10]．これについては屈筋群の支配髄節（C1-C8，主に C2-C4）と呼吸筋群の支配髄節とがオーバーラップしており，呼吸不全に関与し得ること，近接する延髄への病変進展が球症状を惹起し得ることなどが推測されている．この点について，首下がり・DHS に関係する頸部伸筋群の支配髄節も，屈筋群と同様に上位頸髄である．経験的には頸部伸筋が障害されている ALS 例では，頸部屈筋も同様に障害されていることが多い．したがって，ALS における DHS は頸部屈筋の筋力低下と同様に予後不良を示唆する可能性があり，注意す

べき所見の一つと考えられる.

　ALS は，全身の筋萎縮・筋力低下が進行していく疾患であり，四肢の筋力低下で発症したとしても，進行すれば，いずれ頸部筋力低下から DHS を呈する．しかし，発症早期から DHS をきたす ALS の症例は稀である．ALS の DHS に関する報告は数える程度であるが，以下のようなものがある．Lange ら[9]は首下がりを呈した floppy head syndrome 12 例を報告し，診断が確定した 9 例のうち 4 例が重症筋無力症，ALS と筋炎，筋ジストロフィーが各 1 例ずつ含まれていたとしている．Gourie-Devi ら[5]によると，683 例の ALS 患者のうち 9 例に DHS を認めたと報告している．これら 9 例のうち比較的早期（発症から 2 年以内）に DHS を認めたのは 6 例で，残りの 3 例は発症から 3～8 年という時期に DHS を認めたとしている．このことから，ALS 発症早期からの DHS の出現頻度は 1% 未満ということになる．本邦からの報告として，Uemura ら[16]は 105 例の孤発性 ALS 患者のうち，3 例において DHS が認められ，出現頻度は 2.9% であったとしている．先述の Yokoi ら[18]の報告では首下がり・頸部伸展障害についての言及はないが，neck weakness の初発例は 2.2% とある．当科の自験例では 1999 年～2018 年 9 月までにおいて 63 例の DHS が経験されたが，そのうち ALS 例は 5 例（8%）であった[2]．5 例中の 4 例は四肢筋力低下あるいは球症状で発症し，病状の進行とともに DHS を呈していた．一方，DHS のみの症状で発症したのは 1 例のみ（1.6%）であった．下記に実例を示す．

1 症例① 　69 歳，男性，球症状で発症 ─────────────

　X 年 1 月頃からろれつが回りづらく，速くしゃべれなくなったことに気づいた．症状は緩やかに進行し，X+1 年 12 月頃には電話などで聞き返されてしまうことが増え，水分を飲み込む際にむせてしまうことがあった．X+2 年 8 月になり，会話の内容がわからないほど悪化してきたため近医を受診し，神経疾患の疑いで当科へ紹介された．診察では著しい構音障害，舌の萎縮・筋線維束攣縮を認めていた．四肢筋力はほぼ保たれていたが，両側の背側骨間筋に筋力低下が認められた（MMT 4）．頸部屈曲の筋力低下があり（MMT 4），一方で伸展は保たれていた（MMT 5）．下顎反射は正常で，四肢の腱反射は軽度亢進していたが，明らかな病的反射は認められなかった．神経反復刺激試験では，短母指外転筋，三角筋，僧帽筋のうち僧帽筋にのみ waning 現象を認めた．針筋電図では安静時に僧帽筋，上腕三頭筋，内側広筋，前脛骨筋で FP を認め，僧帽筋，前脛骨筋では少量の線維自発電位や陽性鋭波を認めていた．随意収縮時には各筋で軽度の神経原性変化を認めた．診察所見，針筋電図所見から，Awaji 診断基準のprobable ALS（UMN 徴候：頸髄，腰仙髄の 2 領域，LMN 徴候：針筋電図で脳幹・頸髄・腰仙髄の 3 領域）を満たし，球症状初発の ALS と診断した．リルゾール内服を開始したが，球症状は進行し，経口摂取困難となり，X+3 年 3 月に胃瘻造設を行った．同時期には頸部筋力低下が明らかとな

運動ニューロン疾患―筋萎縮性側索硬化症（ALS）を中心に　**199**

動画 4-1

DHS を伴う ALS 患者の歩行

り，立位・歩行時には首下がりのため前方を見づらくなった（▶▶動画 4-1）．また四肢・体幹の筋力も低下し，杖が必要となった．しだいに通院に支障が出始めたため，訪問診療が開始された．

2 症例② 55歳，女性，首下がりで発症

Y−10年頃から首の違和感や頭を支えていられないといった症状があった．他院整形外科を受診し，右肩周囲の筋萎縮があり，頸椎症性筋萎縮症と診断されていた．Y年1月頃から頭の上げづらさに加え，右上肢の力の入りづらさも自覚するようになった．飲食店に勤めていたが，同年3月には首を上げて前方を向くことができないため配膳の仕事が困難になった．頭を保持するために頸椎カラーを用いるようになった．同年6月には階段が上りづらくなり，同年7月には左上肢の筋力も低下し始め，同年8月に精査目的にて当院へ紹介された．来院時，明らかな首下がりを認めていた．診察では頸部伸筋・屈筋の両者に筋力低下（MMT 2レベル）を認めていた．さらに，上肢近位から遠位にかけてびまん性に筋力低下を認めた．上肢腱反射は萎縮に比し保たれており，これは亢進と捉えられた．下肢腱反射は正常で病的反射はみられなかった．神経反復刺激試験では，僧帽筋，三角筋，短母指外転筋のいずれにおいても waning 現象を認めた．針筋電図にて，安静時に僧帽筋，上腕三頭筋，内側広筋，前脛骨筋で少量の線維自発電位と陽性鋭波，豊富な FP を認め，随意収縮時には各筋で中等度の神経原性変化を認めた．診察所見，針筋電図所見から Updated Awaji 診断基準の clinically probable-laboratory-supported を満たし（UMN 徴候：頸髄で1領域，LMN 徴候：針筋電図で脳幹，頸髄，腰仙髄の3領域），ALS と診断した．リルゾール内服を開始したが，呼吸機能の低下が進行し，Y＋1年2月に NPPV を導入，同年8月に呼吸不全により死亡した．

提示した2例のように，ALS の DHS では純粋な首下がりではなく脳神経系，四肢にも症候が出現することに留意すべきである．すなわち，DHS は ALS の部分症ともいえる．そのため，詳細な病歴聴取，神経診察を行い，頸部以外の脳神経系，四肢筋の異常を検出することが ALS を診断する鍵となる．ALS を疑うのであれば前述の電気生理学的検査を行い，診断を進める．重症筋無力症や多発筋炎では頭板状筋の針筋電図の施行が検討される[2]．しかし提示した2例を参考にすると，ALS であれば比較的施行しやすい僧帽筋や四肢筋の検索で ALS を示唆する異常が検出される可能性がある．必ずしも頭板状筋にこだわらず，まずは従来の被検筋で検査を始めればよいと思われる．

ALS の治療

ALS の治療薬として，病態の根本的解決と症状改善を期待できるものは残念ながら開発されていない．しかしながら 2024 年，従来から用いられているリルゾール内服以外に，エダラボンの静注・経口療法，高用量ビタミン B_{12} 筋肉注射が認可され，日常臨床で用いられるようになってきた．そのほかの薬剤の研究も進行中で，治療の選択肢は広がってきている[11]．いずれの治療においても，主眼は病状の進行抑制にあり，発症早期からの薬剤の導入が重要である．

また，ALS のケアは QOL 向上のために薬物療法のみならずリハビリテーション，理学療法，社会的支援，延命に関わる処置（人工呼吸器など）への意思決定の補助など，包括的に行われる必要がある．これらのサポートを迅速に行うためにも，やはり早期の診断が重要と考えられる[4]．

文献

1) Atsuta N, et al：Age at onset influences on wide-ranged clinical features of sporadic amyotrophic lateral sclerosis. *J Neurol Sci* **276**：163-169, 2009
2) 千葉隆司, 他：ALS および重症筋無力症による首下がり症候群―その病態と分類, 治療. 脊椎脊髄 **31**：1049-1054, 2018
3) Chiò A, et al：Phenotypic heterogeneity of amyotrophic lateral sclerosis：a population based study. *J Neurol Neurosurg Psychiatry* **82**：740-746, 2011
4) 土井 宏, 他：孤発性 ALS の早期診断. 神経内科 **86**：9-16, 2017
5) Gourie-Devi M, et al：Early or late appearance of "dropped head syndrome" in amyotrophic lateral sclerosis. *J Neurol Neurosung Psychiatry* **74**：683-686, 2003
6) Hamada Y, et al：Weak shoulder and arm sparing signs in amyotrophic lateral sclerosis. *Muscle Nerve* **65**：311-316, 2022
7) Hatanaka Y, et al：Utility of repetitive nerve stimulation test for ALS diagnosis. *Clin Neurophysiol* **128**：823-829, 2017
8) Higashihara M, et al：Fasciculation potentials in amyotrophic lateral sclerosis and the diagnostic yield of the Awaji algorithm. *Muscle Nerve* **45**：175-182, 2012
9) Lange DJ, et al：The floppy head syndrome［abstract］. *Ann Neurol* **20**：133, 1986
10) Nakamura R, et al：Neck weakness is a potent prognostic factor in sporadic amyotrophic lateral sclerosis patients. *J Neurol Neurosurg Psychiatry* **84**：1365-1371, 2013
11) 日本神経学会（監），筋萎縮性側索硬化症診療ガイドライン作成委員会（編）：4. 薬物治療. 筋萎縮性側索硬化症（ALS）診療ガイドライン 2023. 南江堂, 2023, pp90-104
12) Sonoo M, et al：Utility of trapezius EMG for diagnosis of amyotrophic lateral sclerosis. *Muscle Nerve* **39**：63-70, 2009
13) Sonoo M, et al：Split-finger syndrome in amyotrophic lateral sclerosis. *J Neurol Neurosurg Psychiatry* **91**：1235-1236, 2020
14) 園生雅弘：電気生理学的検査 Update. 神経治療 **35**：401-406, 2018
15) Suarez GA, et al：The dropped head syndrome. *Neurology* **42**：1625-1627, 1992
16) Uemura M, et al：Dropped head syndrome in amyotrophic lateral sclerosis. *Amyotorph Lateral Scler Frontotemporal Degener* **14**：232-233, 2013
17) Vucic S, et al：Gold Coast diagnostic criteria：Implications for ALS diagnosis and clinical trial enrollment. *Muscle Nerve* **64**：532-537, 2021
18) Yokoi D, et al：Age of onset differentially influences the progression of regional dysfunction in sporadic amyotrophic lateral sclerosis. *J Neurol* **263**：1129-1136, 2016

❷ 症候性（二次性）首下がり症候群

▶▶ 脳神経内科疾患による首下がり

神経筋接合部疾患
―重症筋無力症を中心に

千葉隆司，畑中裕己

神経筋接合部疾患による首下がり

　わが国での首下がりに関する最初の報告は，1894年の三浦によるもので，東北地方における首下がりという風土病を指摘している[4]．首下がりは発作性，麻痺性，再発性であり，しばしば家族性といわれた．症状としては，複視や眼瞼下垂，嚥下障害，四肢の不全麻痺などの随伴症状を認め，重症筋無力症と共通する症状を認めている．

　首下がりの症状を呈する疾患はさまざまであるが，本項では，神経筋接合部疾患について取りあげる．神経筋接合部疾患としては，重症筋無力症やランバート・イートン症候群が代表例であり，それら2疾患について取りあげる．

重症筋無力症（MG）による首下がり

　重症筋無力症（myasthenia gravis：MG）は，アセチルコリン受容体（acetylcholine receptor：AChR）抗体や筋特異的受容型チロキンナーゼ（muscle-specific kinase：MuSK）抗体，さらに近年意見は分かれるが，LDL受容体関連蛋白4（LDL-receptor related protein 4：LRP4）抗体といった自己抗体により，神経筋接合部が障害されることによって起こるとされている．首以外の，例えば三角筋などの筋力低下を生じる症例のほうが多いが，頸部筋では伸筋群より屈筋群のほうが障害されやすく，首下がり症候群（dropped head syndrome：DHS）の病型は一般的ではない．

　MGに伴うDHSをLangeらが1986年に報告した[3]．floppy head syndromeとして報告した12例のうち9例で診断が確定しており，そのうち4例がMG，3例が筋萎縮性側索硬化症（amyotrophic lateral sclerosis：ALS），筋炎と筋ジストロフィーが各1例ずつ含まれていた．その後，2005年にStrickerらにより，DHSを主徴としたMGの報告が多数なされ[7]，以降もDHSが初発症状，あるいは，単独の症状であったとするMGの報告は多数

散見される．これらの報告では，AChR 抗体や MuSK 抗体が陽性であることが大きな診断根拠となっているが，首下がりとより相関が強いのはどちらの抗体かはまだ結論がついていない[2,7]．電気生理学的検討やエドロホニウム（テンシロン）試験の結果は報告ごとに異なる．

2014 年にわれわれは DHS を主徴とした患者について症候，抗体検査，単線維針筋電図検査（single fiber electromyography：SFEMG）を含む電気生理学的所見を後方視的に検討し，特に高齢者において DHS を単独の症状とする MG の一群が存在する可能性を示し[5]，その報告から追加した症例を加え，2018 年に後方視的に再度検討した[2]．

首下がり症候群（DHS）を呈した MG の自験例の検討

1999 年 4 月〜2018 年 9 月までの期間において，63 例（男性 14 例，女性 49 例）の DHS の症例を経験した．①MG 関連の自己抗体陽性（AChR 抗体，MuSK 抗体，LRP4 抗体），②神経反復刺激試験（repetitive nerve stimulation study：RNS）での waning 現象が陽性，③SFEMG での jitter 現象の増大あるいは jitter and blocking 現象陽性のいずれか 1 つ以上を満たし，ほかの疾患が除外されたものを MG と診断し，後方視的に検討した．

最終的に MG と診断された症例が 63 例中 32 例と最多であり，そのうちパーキンソン病の合併が 2 例に認められた．その他の疾患として，パーキンソン病 8 例（MG との合併はなし，ただし，2 例に筋炎との合併があった），筋炎 4 例，ミオパチー 2 例，ALS 5 例，ジストニア 3 例，isolated neck extensor myopathy（INEM）4 例，放射線治療後 1 例，原因不明 4 例が含まれていた．この検討で MG が多くなったのは，SFEMG など電気生理学的検査を目的に受診する患者が多いという自施設の特徴が，バイアスとして働いた可能性がある．

MG と診断された 32 例の内訳は女性 23 例，男性 9 例で，全例で発症は 60 歳を超えていた．半数の 16 例は首下がりが初発かつ単独の症状であった．一方，残る 16 例では経過中に眼瞼下垂や嚥下障害といったほかの症状を呈した．32 例中 29 例で AChR 抗体が検索されており，6 例が陽性であった．うち 4 例は 0.5 nmol/l 以上で強陽性であった．それらの症例では DHS 以外にも，眼瞼下垂や複視など MG に典型的な症状も認められていた．弱陽性（各 0.4 nmol/l と 0.3 nmol/l）の 2 例では，首下がりの症状のみを呈していた．MuSK 抗体は 22 例で検索されていたが，全例で陰性であった．LRP4 抗体は 2 例で測定され，2 例とも陽性であり，いずれの例も DHS のみの症候を呈していた．RNS は 31 例で施行されており，AChR 抗体が強陽性（0.5 nmo/l 以上）の 4 例のうち，3 例で有意な waning 現象が認められた．AChR 抗体陰性例で RNS が施行された 22 例では，3 例で waning 現象が認められた．同芯針筋電図は 26 例において板状筋または三角筋において

神経筋接合部疾患—重症筋無力症を中心に　**203**

表 1 首下がりをきたした重症筋無力症の自験例

全症例	性別 男：女	DHS を発症 した年齢 平均±SD	DHS の みの症例	AChR 抗体 強陽性	AChR 抗体 弱陽性	MuSK 抗体 陽性	LRP4 抗体 陽性	RNS 陽性	安静時 異常放電 陽性	SFEMG 陽性
32 人	9：23	71.1±8.5	16/32 人 (50%)	4/29 人 (13.8%)	2/29 人 (6.9%)	0/22 人 (0%)	2/2 人 (100%)	6/31 人 (19.4%)	4/26 人 (15.4%)	28/29 人 (96.6%)

注）各種抗体測定，RNS，針筋電図，SFEMG は全例で施行されていなかった．
DHS：dropped head syndrome　　　AChR：アセチルコリン受容体　　　MuSK：筋特異的受容型チロキンナーゼ
LRP4：LDL 受容体関連蛋白 4　　　RNS：神経反復刺激試験　　　SFEMG：単線維針筋電図検査

施行されていた．4 例で線維自発電位や陽性鋭波などの安静時異常放電が認められていたが，recruitment は正常であり，MG として矛盾しない所見であった．MG 例において安静時異常放電が認められたことについては，頸部の限局性筋炎やミオパチー，あるいは機械的な筋の損傷などの機序が推定されたが，病理学的検索は行われておらず言及はむずかしかった．SFEMG は 29 例で施行されており，1 例で眼輪筋，7 例で前頭筋，19 例で板状筋，2 例で指伸筋において記録されていた．ほぼ全例において有意な jitter 現象の増大もしくは jitter and blocking 現象を認めたが，1 例のみ正常の所見であった．これらの検査結果のまとめを**表 1** に示す．

　臨床的・電気生理学的特徴から MG と診断された 32 例中 9 例で，免疫グロブリン大量療法が施行されていた．7 例では一時的に数週間〜数カ月の症状の改善を得られたが，残る 2 例では著明な変化はなかった．また，2 例では自然に軽快を認めた．

　以上の検討により電気生理学的異常，免疫治療に対する反応などから，筆者らは高齢女性に多い DHS を主徴とする MG の一群がある可能性を考えている．ただし，その中においても，軽微だがほかの症候を伴う例があったり，AChR 抗体陽性例，LRP4 抗体陽性例，自己抗体陰性例など免疫学的機序の異なる病態が混在している可能性も示唆されている．このような heterogeneity をどう捉えるかについては，今後の課題である．

症例提示

　患者：70 歳，女性．
　病歴：69 歳時の秋頃から首下がりの症状を認め，首が重くて痛くなった．首が下がっているため，歩きにくさも認めていた．70 歳時の 7 月に近医からの紹介で当科を受診した．両側の眼瞼下垂を認めたが，眼球運動は障害なく複視も認めなかった．徒手筋力テスト（manual muscle test：MMT）では頸部後屈は 4，頸部前屈は 5，三角筋は左右ともに 5 で，10 回反復して負荷をかけると左右ともに 4 に低下した．腸腰筋は左右ともに 5 であった．頸部や四肢に筋強剛はなく，安静時振戦，四肢失調もなかった．

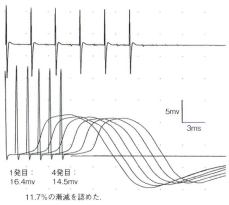

図1 首下がりを主訴に受診した70歳女性の神経反復刺激試験
三角筋での漸減現象を示す.

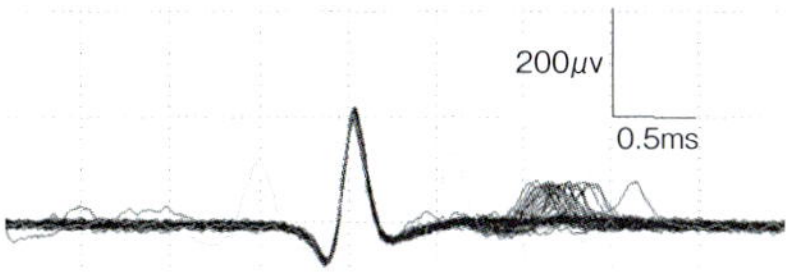

図2 首下がりを主訴に受診した70歳女性の単線維針筋電図

首下がりの日内変動は認めた．前医で頸椎X線を施行していたが，特記すべき所見は認めなかった．右側でRNSを行ったところ，短母指外転筋と三角筋にて漸減現象を認めた（図1）．顔面筋は強い刺激が必要で，随意運動が除外できなかった．また，右板状筋で針筋電図を施行し，安静時において少量のfibrillation potentialsを認めたが，随意収縮ではrecruitmentは保たれていた．SFEMGは，自施設では通常20ペア施行しているが，6ペア施行時点でjitter現象が2ペア，jitter and blockingが4ペア認められたため，明らかな異常として終了した（図2）．AChR抗体，MuSK抗体はともに陰性であったが，症状と電気生理学的検査からMGと診断した．同日よりコリンエステラーゼ阻害薬を開始とした．内服にて経過をみていたが，症状の改善に乏しかったため，71歳時に入院して免疫グロブリン療法（intravenous immunoglobulin：IVIg）を施行したところ，筋力は改善を示し，首を上にあげ，その状態を維持できるようになった．退院後，数カ月すると症状が再燃するので，その際にはIVIgを行っている．免疫抑制薬やステロイドは合併症や副作用のため，導入できなかった．

DHSにおけるMGの診断

　MGの診断において，頸部伸筋群以外にも眼症状などの典型的な症候を認めたり，RNSでのwaning現象や自己抗体陽性などの所見があれば，鑑別が問題となることは少ない．しかし，首下がりのみが唯一の症状で，通常の電気生理学的検査で異常がなく抗体が陰性の場合には，診断に苦慮することが多い．このような場合，われわれは板状筋などでのSFEMGが診断に有用であると考えている[5]．SFEMGはMGの診断において抗体検査，RNSなどと比べ，最も感度にすぐれる検査である．ただし，汎用される検

査ではなく，施行には技術や経験を要するのが欠点である．このような点で，DHSを呈するMGの診断は，やはり他疾患との鑑別，除外診断が重要となる．また，SFEMGの特異性は完全ではなく，例えば筋炎でも異常値が出てしまうため，必ず通常の針筋電図との併用が必須である．

　DHSにおいて，ALSやパーキンソン病などとの鑑別は臨床症状から問題となることは少ない．多くの場合，MGとの鑑別が問題になるのはミオパチーである．INEMにおいては，MRIの異常高信号が診断根拠として挙げられている．注意点として，DHSでは常に頭部の重量を支えているため，機械的に筋に障害が起こる可能性もあり，特に高齢者ではその画像所見の解釈は慎重に行う必要がある．針筋電図での安静時異常放電の存在はミオパチーを示唆する重要な所見である．一方，随意収縮時所見に関してはMGでもミオパチー様の所見を呈することがあり，鑑別には有用ではない．

ランバート・イートン症候群による DHS

　ランバート・イートン症候群（Lambert-Eaton myasthenic syndrome：LEMS）は，シナプス前終末からのアセチルコリン放出の障害により，四肢の筋力低下や自律神経障害をきたす．高頻度に肺小細胞癌を合併し，肺小細胞癌に発現しているPQ型電位依存性カルシウムチャネル（P/Q型VGCC）に対する免疫反応で生じた自己抗体が症状を呈していると考える．RNSでは，最初はcompound motor action potential（CMAP）振幅の低下が認められるが，高頻度刺激によりCMAP振幅の漸増がみられるといった特徴的な所見を呈する．LEMSが鑑別の念頭にあれば，診断に苦慮することは少ない．

　LEMSでは，四肢筋力低下（主に下肢近位筋）や歩行緩慢，ふらつきといった症状を呈し，首の筋力低下をきたすこともあるが，当科におけるLEMS患者17名（2002〜2024年）で首下がり症状を呈した患者はいなかった．

　過去の報告では，LEMS患者の首下がりは2例報告がある．2009年のUedaらの報告[8]によると，P/Q型VGCCに対する抗体が陽性の67歳男性のLEMS患者が，症状や電気生理学的検査の異常は，血漿交換とその後のプレドニゾロンで改善したという．また，2013年のRáczらの報告[6]によると，N型VGCCに対する抗体を認めた86歳女性のLEMS患者に首下がりを認めた．症例は，夕方になると筋力低下が顕著になり，エドロホニウムの静脈内投与により突然の筋力低下は部分的に改善した．MGの抗体は陰性であり，seronegative MGと診断され，ピリドスチグミンやメチルプレドニゾロンで治療された．筋力低下は一時改善したが4週間後，頸部の筋力低下，進行性の全身の筋力低下，構音障害，嚥下障害を認めた．検査中であったN型VGCCに対する抗体が判明した．同様の治療を行ったが，症

状は改善し抗体価は正常値まで下がった．ステロイドの投与により治療開始直後は症状が増悪したものであったと考えられた．N型VGCCに対する抗体を認め，治療で改善し，抗体価は正常値まで低下している．

　LEMSの患者数はMGの100分の1といわれており，症例の報告が少ないため，今後の検討課題である．

おわりに

　神経筋接合部疾患による首下がりの症例ではMGが多く，複視や眼瞼下垂などの合併する症状があればその診断は行いやすい．しかし，首下がりのみの症状で抗体陰性例もあるので，そうした際には他疾患との鑑別が重要である．DHSは日常生活動作に支障をきたし，前を向いて歩けない，頸部の痛みを起こす，嚥下の妨げとなるなど，患者のQOLを大きく損ねてしまう．原因となる疾患によって治療法も異なるため，正確な診断が重要である．

文献

1)　千葉隆司，他：ALSおよび重症筋無力症による首下がり症候群—その病態と分類，治療．脊椎脊髄　**31**：1049-1054, 2018
2)　Feng HY, et al：The high frequency and clinical feature of seronegative myasthenia gravis in Southern China. *Neurol Sci* **34**：919-924, 2013
3)　Lange DJ, et al：The floppy head syndrome［abstract］. *Ann Neurol* **20**：133, 1986
4)　三浦謹之助：首下がり病研究報告. 中外医学新報　**350**：1225-1229, **351**：1298-1302, **352**：1362-1365, 1894
5)　小川　剛，他：重症筋無力症に伴う首下がり症候群. 神経内科　**81**：75-80, 2014
6)　Rácz A, et al：Lambert-Eaton myasthenic syndrome presenting with a "dropped head syndrome" and associated with antibodies against N-type calcium channels. *Neurol Sci* **34**：1253-1254, 2013
7)　Stricker DE, et al：Musk-antibody positive myasthenia gravis：clinical and electro-diagnostic patterns. *Clin Neurophysiol* **116**：2065-2068, 2005
8)　Ueda t, et al："Dropped head syndrome"caused by Lambert-Eaton myasthenic syndrome. *Muscle Nerve* **40**：134-136, 2009

❷ 症候性（二次性）首下がり症候群

▶▶ 脳神経内科疾患による首下がり

筋疾患

逸見祥司

首下がりとは，頸部が異常に前屈して頭を挙上し続けることが困難な状態である[15]．その程度はさまざまであるが，立位・座位で前が見づらくなるばかりでなく，高度なものでは呼吸や嚥下がしづらくなり，日常生活に重大な支障をきたす．首下がりはさまざまな機序で生じ，首下がり症候群（dropped head syndrome：DHS）と呼称される．DHS の原因は，①頸部伸筋群の筋力低下によるものと，②頸部を前屈させる頸部屈筋群の緊張亢進によるものに大別される．筋力低下を伴わず，頸部屈筋群の緊張亢進によるものは，錐体外路疾患が関与しており，disproportionate antecollis と呼称される[27,29]．

筋疾患によって生じる DHS は前述の①に該当するが，**表 1** に挙げたように多くの原因疾患があるため，診断は必ずしも容易ではない．また，筋疾患のほかにも症候性（二次性）DHS をきたす疾患は多岐にわたるため，ポイントを押さえた病歴聴取を行い，的確な神経診察・検査を行って原因を絞り込まないと正しい診断に辿り着けない[11~13]．そのため，本稿ではまず，DHS を有する患者の診断手順について概説し，続いて自験例を通して筋疾患による DHS 診断の要点を述べる．さらに，各論では DHS をきたし得る筋疾患について解説する．

首下がり症候群（DHS）の診断手順

1 病歴聴取

病歴聴取は DHS の診断において非常に大切である．まず，首下がりが急性に発症したのか緩徐に発症したのかを確かめる．限局性頸部伸展筋ミオパチー（isolated neck extensor myopathy：INEM）による DHS では，急性～亜急性に現れることが多い．筋萎縮性側索硬化症（amyotrophic lateral sclerosis：ALS）など変性疾患に基づく DHS では，数カ月の経過で現れることが多い．一方，筋ジストロフィーや先天性ミオパチーなど遺伝性疾患に基づく DHS では，年単位で緩徐に現れる傾向がある．

表1　首下がり症候群をきたしうる筋疾患（文献 17 より改訂引用）

①炎症性ミオパチー
　　多発筋炎，皮膚筋炎，封入体筋炎
　　免疫介在性壊死性ミオパチー
　　全身性強皮症に伴う筋炎（scleromyositis）
　　局所性筋炎
②非炎症性ミオパチー
　　限局性頸部伸展筋ミオパチー（INEM）
③内分泌・代謝性疾患
　　甲状腺機能低下症に伴うミオパチー
　　副甲状腺機能亢進症に伴うミオパチー
　　Cushing 症候群
　　カルニチン欠乏症
　　低カリウム血症
④医原性
　　薬剤関連ミオパチー
　　　・低カリウム血症をきたす薬剤（漢方薬など）
　　　・DPP-4 阻害薬
　　　・MEK 阻害薬
　　放射線誘発性
　　ボツリヌス毒素療法
⑤筋ジストロフィー
　　筋強直性ジストロフィー（MyD），顔面肩甲上腕型筋ジス
　　トロフィー（FSHD）
⑥先天性ミオパチー
⑦ミトコンドリア病

　DHS はさまざまな疾患や病態に伴って起こるため[19]，錐体外路疾患，運動ニューロン疾患，筋疾患，神経筋接合部疾患，頸椎疾患，膠原病などの自己免疫性疾患，内分泌・代謝性疾患の既往等について聴取する（「4 頁「表 1　首下がり症候群発症の原因」参照）．医原性による DHS を見逃さないために，首下がり発症前に開始または変更された薬剤がないかチェックする．ドパミンアゴニスト，アマンタジン，DPP-4（dipeptidyl peptidase-4）阻害薬，低カリウム血症をきたす薬剤（漢方薬など）は DHS を起こし得る薬剤である．癌患者に対しては放射線治療の有無を確認しておく．

2 神経診察

徒手筋力テスト

　徒手筋力テスト（manual muscle testing：MMT）で頸部伸筋群の筋力を正しく評価することは，首下がりの機序を把握するだけでなく，DHS の鑑別診断においても重要である．頸部が前屈して頭を挙上できないのが，①頸部伸筋の筋力低下によるものなのか，②頸部屈筋群の過大な緊張亢進（頸部ジストニア）によるものなのかをしっかりと見極める．錐体外路疾患による DHS は基本的に頸部の筋力低下を伴わないので，頸部伸筋の筋力低下が明らかな場合は神経筋疾患による DHS を考えたほうがよい．パーキンソン型多系統萎縮症（multiple system atrophy, parkinsonian variant：

筋疾患　**209**

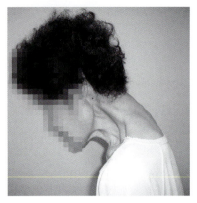

図1 首下がり写真（INEM患者）
立位にて膨隆した肩甲挙筋が観察される．

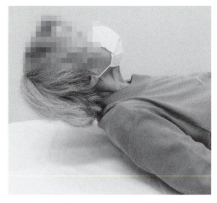

図2 首下がり写真（パーキンソン病患者の頸部ジストニア）
後頭部がベッドに接しておらず，「エアー枕」を呈している．また，背臥位にもかかわらず，胸鎖乳突筋が過度に緊張して著しく膨隆している．

MSA-P）やパーキンソン病は高い頻度でDHSを伴うため，首下がりの診察において，筋固縮，寡動，振戦など錐体外路徴候の確認は必須である．ただし後述のように，錐体外路疾患のなかには筋疾患であるINEMが原因で首下がりをきたすものもあり[2,10,16]，必ずしも「パーキンソニズムに伴う首下がり＝頸部ジストニア」ではないことに気をつけなければならない．なお，高度な首下がりで頸部の異常姿勢が長期・慢性化した場合には，頸椎の骨癒合，胸鎖乳突筋の短縮が加わり，頸部の可動が著しく制限され，可動域全体にわたって伸展できなくなるため，MMTの評価には注意を要する．

筋活動

首下がりを診察する時に，背臥位にしたり，他動的に頸部を後屈させたりすると，胸鎖乳突筋の緊張が過度に高まり，頸部ジストニアの存在に気づくことがある．DHS患者では，前述の①，②の発症機序にかかわらず，立位（または座位）にて膨隆した肩甲挙筋が観察される（図1）[†1]．これは，頭部がさらに前方へ倒れることを防ぐように頸部伸筋（肩甲挙筋）が代償性収縮しているためと解釈される[9,27]．この姿勢では（意外にも頸部ジストニアにおいても），頸部屈筋である胸鎖乳突筋に顕著な筋活動はみられない．ところが背臥位にすると，頸部ジストニアにおいては，本来弛緩すべき頸部屈筋（胸鎖乳突筋）の筋活動が活発になり，胸鎖乳突筋が緊張してレリーフ状に盛り上がってみえることがある．さらに頸部ジストニアの一部では，背臥位でも頸部前屈の姿勢を保ち，頭部が宙に浮いたまま「エアー枕」を呈するものがある（図2）．

林ら[9]は，斜面台を用いて身体の傾斜が頸部の筋活動に及ぼす影響について検証している（MSA-P：5例，パーキンソン病：5例，頸椎症：3例，

Key Word

[†1] 肩甲挙筋の膨隆
立位（または座位）における肩甲挙筋の膨隆は，DHSの発症機序にかかわらず普遍的に認められる所見である．肩甲挙筋が膨隆しているからといって，頸部ジストニアとは限らない．なお，筆者はINEM患者において首下がりが改善すると，肩甲挙筋の膨隆が目立たなくなることをよく経験している．

その他：3例の DHS 患者にて）．背臥位で斜面台を 30 度以下のなだらかな角度にすると，胸鎖乳突筋に顕著な筋活動が現れるが，60 度以上の急な角度にすると，胸鎖乳突筋の筋活動がみられなくなり，代わって頸部伸筋（肩甲挙筋，僧帽筋）の筋活動が現れてくる．背臥位で胸鎖乳突筋に顕著な筋活動が現れるのは，頸部ジストニアによる過剰収縮のためと考えられるが，頭部の重力によって短縮した胸鎖乳突筋が伸張され，伸張反射の亢進が起こったとの見解もある[9]．DHS の病態はなお不明であるが，経験的に INEM など筋疾患による首下がりでは，背臥位にしても胸鎖乳突筋の筋活動が変化しないことが多く，この違いが頸部ジストニアと区別するうえでキーとなるかもしれない．

筋力低下の分布

筋力低下の分布は，DHS の原因疾患を鑑別するうえで重要なポイントになる．INEM では筋力低下が頸部伸筋だけに限局するが，ほかの神経筋疾患（ALS，重症筋無力症，各種の筋炎など）による DHS では，筋力低下が頸部伸筋だけでなく屈筋にも及び，さらには四肢・体幹筋にも認められることが多い．筋強直性ジストロフィー（myotonic dystrophy：MyD）は成人発症の筋ジストロフィーで最も頻度が高く，経過中に首下がりをきたすことで知られている．顔面筋，咬筋，胸鎖乳突筋，四肢遠位筋に筋力低下がみられ，前頭部禿頭やミオトニア現象を伴っている．MyD は多くの共通した身体的特徴があり，以前に症例を経験していれば診断は比較的容易である．顔面肩甲上腕型筋ジストロフィー（facioscapulohumeral muscular dystrophy：FSHD）も経過中に首下がりを併発することで知られている．顔面筋，肩甲帯・上腕筋群に筋力低下があり，しばしば筋力に著しい左右差がみられる．前鋸筋の障害のため，上腕を前方へ挙上すると肩甲骨の内側縁が浮き上がり，翼状肩甲を呈する．FSHD も特徴的な筋力低下の分布が診断のきっかけになる[13]．ALS による DHS を疑った場合は，舌を含め全身の筋をよく観察し，筋萎縮・線維束性収縮の存在を確認する．重症筋無力症では，午後に首下がりが顕在化するなど，症状の日内変動がないか確かめることが大切である．

③ 臨床検査

血液検査では，①クレアチニンキナーゼ（CK）など筋原性酵素，②炎症反応，③免疫・筋炎関連として抗核抗体，抗 Jo-1 抗体を代表とする抗アミノアシル tRNA 合成酵素抗体（抗 ARS 抗体），抗 Mi-2 抗体，抗 TIF1-γ 抗体，抗 MDA5 抗体，抗 signal recognition particle（SRP）抗体，抗 HMG-CR 抗体など，④甲状腺・副甲状腺機能，⑤カリウム，カルシウムなど電解質，⑥抗アセチルコリン受容体抗体，抗 MuSK 抗体を測定する．筋ジストロフィーや先天性ミオパチーなど遺伝性疾患が疑われる場合は，遺伝子検査を行う．

画像検査としては，頸椎 X 線・CT・MRI を行い，頸椎症の影響を調べ

第 4 章

疾患各論

筋疾患　211

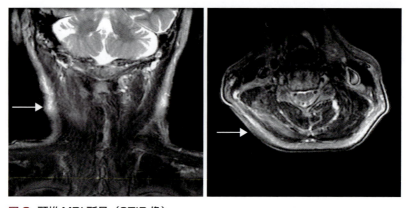

図3 頸椎MRI所見（STIR像）
右頭板状筋に高信号域（→）を認める．頸部に限局した単相性の炎症や浮腫をとらえたものと推定される．

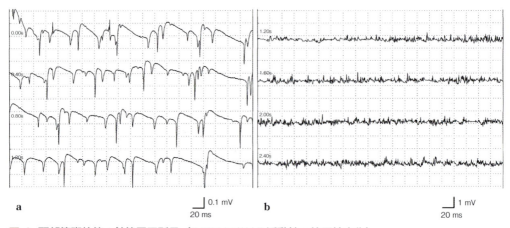

図4 頸部傍脊柱筋の針筋電図所見（INEMにおける活動性の筋原性変化）
a：安静時所見．陽性鋭波が豊富に認められる．b：随意収縮時所見．ごく軽度の随意収縮にて急速に運動単位が動員され（rapid recruitment），低振幅・短持続時間の運動単位電位が認められる．

🔑 Key Word

†2 頸部傍脊柱筋の針筋電図

側臥位で行い，正中より2～3 cm上（右側臥位なら左側の頸部傍脊柱筋）に針電極を刺入する．安静時の評価は，頸部を前屈させた姿勢で力を抜いてもらった状態で行うとよい．随意収縮時は検者の手を後頭部に当てて，頸部を後ろへ反らせてもらう（Oh SJ：Principles of Clinical Electromyography：Case Studies. Williams & Wilkins, Baltimore, 1998, pp218-220）

る．INEMをはじめとした筋疾患では，頸部伸筋にshort tau inversion recovery（STIR）像で炎症や浮腫をとらえた高信号域が認められることがある（図3）．

電気生理学的検査では，頸部傍脊柱筋の針筋電図が必須である（図4）[17]†2．頸椎症やパーキンソニズムのなかにはINEMが原因で首下がりをきたすものがあり，必ず針筋電図で筋原性変化の存否を確認しなければならない．ALSなど運動ニューロン疾患では，針筋電図で神経原性変化を確認することが必要となる．神経筋接合部疾患が疑われる場合は，神経反復刺激試験や単線維筋電図を行う[24]．

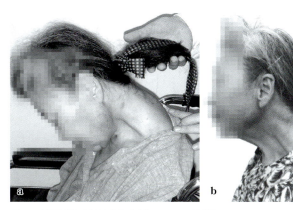

図5 首下がり写真（本症例，INEM 患者）
a：治療前，b：治療後．

筋疾患による DHS の自験例

1 症例提示

　網膜色素変性の既往のある 69 歳，女性．5 年前から徐々に歩行困難が進行し，姿勢保持が不安定になった．歩行速度が遅くなり，歩幅は狭く，左優位に腕の振りが乏しくなった．中等度の歯車様筋固縮，寡動，安静時振戦がみられた．レボドパ 100 mg/日，プラミペキソール 0.5 mg/日，セレギリン 7.5 mg/日を投与後に歩行が改善したことや，MIBG 心筋シンチグラフィーにて集積低下が認められたことから，MSA-P の可能性は除外され，パーキンソン病と診断された．このたび 2 カ月の経過で首が下がり始め，前が見づらく生活に支障をきたしたため，精査・加療目的で入院した．首下がり発症前に開始または変更された薬剤はなかった．入院時，頸部伸筋においては MMT 2 であったが，筋力低下は頸部伸筋にとどまり（図 5a），頸部屈筋や四肢・体幹筋の筋力は正常だった．頸部伸筋の筋力低下が明らかだったので，錐体外路疾患によるものよりも，筋疾患による首下がりの可能性が考えられた．血液検査では，CK は正常だが（131 U/L），ミオグロビンは軽度高値だった（157.5 ng/mL）．抗核抗体と抗アセチルコリン受容体抗体は陰性だった．血沈，血清免疫グロブリン，甲状腺機能は正常だった．頸椎 MRI は軽度の頸椎症性変化のみで，STIR 像で頭板状筋に明らかな高信号変化は認められなかったが，針筋電図を実施すると，左 C6・C7 傍脊柱筋に線維自発電位と陽性鋭波が豊富に現われた．また，ごく軽度の随意収縮で多くの運動単位が動員され，低振幅・短持続時間の運動単位電位が観察された．一方，左三角筋の針筋電図は正常所見であった[†3]．プレドニゾロン 20 mg/日を内服させたところ，直後から頸部伸筋の筋力に改善がみられ，2 週間後には首が上がるようになった（図 5b）．頸部の状態

Key Word

[†3] INEM の筋原性変化
INEM は病変が頸部伸筋に限局しほかの部位に及ばないため，頸部屈筋，四肢筋，胸腰部傍脊柱筋に筋原性変化が認められることはない．多発筋炎や皮膚筋炎などを除外診断するうえで，頸部伸筋のほかに異常が及んでいないことを確認することが重要なポイントとなる．筆者は INEM を疑った場合に，病変が頸部伸筋に限局していることを証明するため，追加で三角筋や上腕二頭筋などにも針筋電図を行っている．

Key Word

†4 頸椎疾患と DHS

頸椎症（脊髄症・神経根症）が DHS の主な原因と間違われてフォローされている症例をしばしば経験するが，実は頸椎疾患だけで DHS をきたすことは少ないと考えられている．頸部の伸展には，頭板状筋，頸板状筋，頭半棘筋，頸半棘筋，多裂筋など複数の筋が関与している．頭板状筋，頸板状筋は主に C3・C4 髄節が支配しており，頭半棘筋，頸半棘筋は主に C5・C6 髄節が支配している．このことから頸部伸展筋群の筋力低下によって首下がりをきたすためには，C3〜C6 髄節に及ぶ広範な障害が必要になる．実際に頸椎症でこれほど広範に髄節・脊髄神経後枝が障害されることは稀であり，頸椎症だけで頸部伸筋群に高度な筋力低下をきたす可能性は低いと考えられる．特に頸椎疾患のある高齢の DHS 患者では INEM の可能性を考慮し，針筋電図を行うべきである．

は 2 カ月間安定しており，プレドニゾロンは漸減・中止した．

2 症例の考察

症例は INEM と考えられた．Katz ら[15]は，病変が頸部伸筋に限局しほかの部位に及ばない非進行性ミオパチーを INEM と名づけ，一つの疾患単位として提唱した．①高齢発症（60 歳以上）で，②1 週間〜3 カ月で首下がりが現れた後に進行が停止する経過や，③高 CK 血症がみられないこと，④頸部伸筋の筋生検で筋線維の大小不同，内部構造の乱れなど非特異的なミオパチー所見が認められること（炎症細胞浸潤がないか，ほとんど認められないこと）が特徴とされている．本例の臨床像は従来の INEM の報告と概ね一致していた．INEM の発症機序は明らかになっていないが，首下がりが比較的急速に現れた後に進行が停止するという経過から，Katz ら[15]は単相性の経過をとる炎症性病変が頸部だけに生じて，その後炎症が改善した機序を推測している．INEM は一般的にステロイドが無効で[15]，標準的な治療法はないが，本例のようにステロイドですみやかに首下がりが改善した報告もある[10,20,23]．治療のタイミングが合えば，頸部に限局した単相性の炎症病変にステロイドが奏効するのかもしれない．反対に時間が経ってすでに炎症が治まった後では，症状は固定化しステロイドの効果は期待できない．そのため，INEM にステロイド治療を行う場合は首下がりの急性増悪期に限って行うべきで，漫然とステロイド投与を続けてはならない．

経験上，INEM は頸椎疾患をもつ高齢者に多くみられ，頸椎疾患に関連して発症している印象を受ける．針筋電図や筋病理検査で筋原性変化を呈するため，頸椎疾患が一次的な原因とは考えにくいが，頸部伸筋群への過大な負担が INEM の首下がりを増悪させるとの仮説があり[15,25]，頸椎のバランスが崩れたり支持性が失われたりすることで頸部伸筋群への慢性的な機械的伸展（mechanical stretching）が起こり，INEM をさらに悪化させる機序が考えられる[†4]．入院を契機に，発症早期の INEM の首下がりが自然に軽快することをしばしば経験するが，これは入院安静によって頸部伸筋群への負担が軽減し，炎症や浮腫が改善したためと解釈される．そのため，首下がりを発症したばかりの INEM 患者に頸椎安静を指示することは非常に大切である．なお，本例のように INEM は高齢者のパーキンソニズムに関連して発症することも多く[2,10,16]，筋緊張亢進に伴う頸部伸筋群への過大な負担が発症に関与していると考えられる．

DHS をきたしうる筋疾患

炎症性ミオパチーとしては，多発筋炎，皮膚筋炎，封入体筋炎，免疫介在性壊死性ミオパチーなどが知られている[26]．炎症性ミオパチーでは，一

214　第 4 章　疾患各論

般的に頸部伸筋よりも頸部屈筋のほうが障害されやすく[7,22]，頸部伸筋の筋力低下に基づく DHS は起こりにくいと考えられている[17]．ただし，まれであるが，全身性強皮症に伴う筋炎（scleromyositis）[8,26,28]や，頸部に限局した炎症性ミオパチーで[5,14]，DHS をきたしたという報告がなされている．Pijnenburg ら[26]は，DHS をきたす炎症性ミオパチーは，scleromyositis の割合が高く（40.8％），高齢で，上肢を主体に重度な筋力低下がみられ，歩行能力の低下や嚥下障害を伴いやすく，死亡率が高いと述べている．自己抗体としては，抗 Mi-2 抗体[26]，抗 SRP 抗体[18,26]，抗 HMGCR 抗体[26]や抗グルタミン酸脱炭酸酵素（GAD）抗体[4]陽性のミオパチーなどが報告されている．これらのなかには，ステロイド治療によって頸部伸筋の筋力が回復した症例も報告されている[5,8,14]．ステロイド反応性の病態が存在することを認識し，治療可能な症例を見逃さないことが臨床上大切である．

甲状腺機能低下症によるミオパチーは，通常は全身性だが，まれに頸部伸筋に筋力低下が限局して DHS を呈することがある．Askmark ら[1]は，甲状腺機能低下症で一般的にみられる倦怠感，冷え，便秘，徐脈を認めず，四肢の筋力も正常だったが，頸部伸筋の筋力低下を呈した症例を報告した．頸部伸筋の肥大を伴うことが，この病態の特徴とされる．甲状腺機能低下の治療をすると DHS が改善するので，治療可能な病態として必ず鑑別に挙げておくことが重要である．そのため，すべての症例においてルーチンで甲状腺機能を検査することが推奨される．

薬剤関連ミオパチーによる DHS としては，甘草を含む低カリウム血症をきたす薬剤（漢方薬）[30]，DPP-4 阻害薬[3]，セルメチニブなど MEK 阻害薬[6]などが知られている．原因薬剤の中止によって DHS が改善するので，薬剤情報を確認し，見逃さないことが大切である．

そのほか，ネマリンミオパチー[21]などの先天性ミオパチーや，MyD，FSHD などの筋ジストロフィー，ミトコンドリア病も DHS の原因疾患として認識しておく必要がある．

おわりに

本稿では，筋疾患による DHS について概説した．DHS をきたす原因疾患はほかにも多岐にわたり，多様な機序が関連して起こる．治療可能な症例を見逃さないため，診断において個々の症例ごとに慎重に検討していかなければならない．

文献

1) Askmark H, et al：Treatable dropped head syndrome in hypothyroidism. *Neurology* **55**：896–897, 2000
2) Askmark H, et al：Parkinsonism and neck extensor myopathy：a new syndrome or coincidental findings? *Arch Neurol* **58**：232–237, 2001

3) 赤石哲也, 他：DPP-4阻害薬が原因として疑われた首下がり症候群の1例. 日内会誌 **102**：1464-1466, 2013

4) Barbagallo G, et al：Anti-GAD-associated inflammatory myopathy presenting with dropped head syndrome. *Neurol Sci* **36**：1517-1519, 2015

5) Biran I, et al：Focal, steroid responsive myositis causing dropped head syndrome. *Muscle Nerve* **22**：769-771, 1999

6) Chen X, et al：Dropped head syndrome：report of three cases during treatment with a MEK inhibitor. *Neurology* **79**：1929-1931, 2012

7) Devere R, et al：Polymyositis：its presentation, morbidity and mortality. *Brain* **98**：637-666, 1975

8) Garcin B, et al：Dropped head syndrome as a presenting sign of scleromyosits. *J Neurol Sci* **292**：101-103, 2010

9) 林　欣霓, 他：種々の疾患にともなう首下がり症候群の病態生理学的分析―表面筋電図所見と理学療法の効果から―. 臨神経 **53**：430-438, 2013

10) Hemmi S, et al：Dramatic response of dropped head sign to treatment with steroid in Parkinson's disease：report of three cases. *Intern Med* **50**：751-761, 2011

11) 逸見祥司：首下がり症候群. 脊椎脊髄 **31**：127-133, 2018

12) 逸見祥司：神経筋疾患による首下がり症候群. 脊椎脊髄 **36**：456-461, 2023

13) 逸見祥司：姿勢異常・首下がり症候群. 園生雅弘（編）：脊椎脊髄・神経筋の神経症候学の基本―日常診療での誤診を防ぐ初めの一歩. 三輪書店, 2023, pp164-173

14) Kastrup A, et al：Dropped-head syndrome due to steroid responsive focal myositis：a case report and review of the literature. *J Neurol Sci* **267**：162-165, 2008

15) Katz JS, et al：Isolated neck extensor myopathy：a common cause of dropped head syndrome. *Neurology* **46**：917-921, 1996

16) Kurokawa K, et al：Focal myopathy in the neck extensor muscles in Japanese Parkinson's disease patients with dropped head syndrome. *Neurol Clin Neurosci* **1**：109-113, 2013

17) 黒川勝己, 他：ミオパチーによる首下がり症候群. 脊椎脊髄 **28**：951-956, 2015

18) 櫛村由紀恵, 他：首下がりで発症した抗SRP抗体陽性壊死性ミオパチーの1例. 臨神経 **53**：41-45, 2013

19) Lange DJ, et al：The floppy head syndrome（abstract）. *Ann Neurol* **20**：133, 1986

20) Larsen H, et al：A case of isolated neck extensor myopathy responding favorably to immunotherapy. *J Clin Neuromuscul Dis* **15**：73-76, 2013

21) Lomen-Hoerth C, et al：Adult-onset nemaline myopathy：another cause of dropped head. *Muscle Nerve* **22**：1146-1150, 1999

22) Mastaglia FL, et al：Inflammatory myopathies：clinical, diagnostic and therapeutic aspects. *Muscle Nerve* **27**：407-425, 2003

23) Muppidi S, et al：Isolated neck extensor myopathy：is it responsive to immunotherapy? *J Clin Neuromuscul Dis* **12**：26-29, 2010

24) 小川　剛, 他：重症筋無力症に伴う首下がり症候群. 神経内科 **81**：75-80, 2014

25) 大石健一, 他：頸部伸展筋群の負荷増大はisolated neck extensor myopathy（Katz）の首下がりをさらに進行させる. 臨神経 **40**：933-936, 2000

26) Pijnenburg L, et al：In inflammatory myopathies, dropped head/bent spine syndrome is associated with scleromyositis：an international case-control study. *RMD Open* **9**：e003081, 2023

27) Quinn N：Disproportionate antecollis in multiple system atrophy. *Lancet* **1**：844, 1989

28) Rosato E, et al：Dropped head syndrome and systemic sclerosis. *Joint Bone Spine* **76**：301-303, 2009

29) van de Warrenburg BP, et al：The phenomenon of disproportionate antecollis in Parkinson's disease and multiple system atrophy. *Mov Disord* **22**：2325-2331, 2007

30) Yoshida S, et al：Licorice-induced hypokalemia as a treatable cause of dropped head syndrome. *Clin Neurol Neurosurg* **105**：286-287, 2003

❷ 症候性（二次性）首下がり症候群

▶▶ 外傷による首下がり

山之内健人・石井　賢

首下がり症候群（dropped head syndrome：DHS）はさまざまな要因で生じることが知られている[2,7,9,14]．DHSの中でも明らかな外傷を契機に発症するものがあり[6,8]，これまで，外傷後に発症したDHSは13〜21％と報告されている[3,4,11]．一方で，過去に外傷を契機に発症したDHSについてのまとまった報告は少なく，その臨床的特徴についてはよく知られていない．本項では自験の研究結果を基に外傷性DHSの臨床的特徴について述べる[15]．

外傷性首下がり症候群（DHS）の臨床所見

一定の調査期間内にDHSと診断され，治療を施行した148名の患者を対象とした．対象から背景疾患がある患者や頸椎手術が原因でDHSを発症した患者を除外すると92名であり，さらにその中から明らかな外傷が契機となり発症した症例を抽出した．外傷性DHSの定義は"患者本人が明らかに自覚している外傷が契機となって発症したDHS"とした．契機となった外傷は，具体的には転倒転落，交通外傷などが含まれていた．外傷性DHSは計14例であった．

外傷性DHS 14例の年齢，性別，身長，体重，body mass index（BMI）などの患者背景，ならびに初発症状から首下がり発症までの期間，neck disability index（NDI），visual analogue scale of neck pain（VAS頸部痛）などの臨床所見について調査した．DHS発症までの期間は，頸部痛や首の違和感などの初発症状を自覚してから前方注視障害が発症するまでの期間と定義した．外傷性DHSの患者背景の内訳は男性1例と女性13例，初診時平均年齢は77.3±1.8歳，身長152.5 cm，体重47.2 kg，BMI 20.3 kg/m²であった（**表1**）．臨床所見の調査結果では，初発症状からDHS発症までの平均日数は0.4日で，平均NDIは13.4点，平均VAS頸部痛は38.9 mmであった（**表2**）．

表1 外傷性首下がり症候群の患者背景

	平均	標準偏差
患者数	14	
年齢（歳）	77.3	6.6
性別（男性：女性）	1：13	
身長（cm）	152.5	4.5
体重（kg）	47.2	9.4
BMI（kg/m^2）	20.3	4.0

BMI：body mass index

表2 外傷性首下がり症候群の臨床所見

	平均	標準偏差
初発症状から首下がり発症までの期間（日）	0.4	0.6
Neck disability index（点）	13.4	8.3
Visual analogue scale of neck pain（VAS頸部痛）（mm）	38.9	27.7

外傷性DHSのX線所見

Key Word

†1 C2-7 flexion angle, C2-7 extension, C2-7 ROM

C2-7 extension angle は後屈位でのC2-7 angle（a），C2-7 flexion angle は前屈位でのC2-7 angle（b），C2-7 range of motion（ROM）は C2-7 可動域（c）で，c＝a－b である．

X線におけるパラメータ〔chin-brow vertical angle（CBVA），C2-7 flexion angle[†1]，C2-7 extension[†1]，C2-7 angle，C2-7 range of motion（C2-7 ROM）[†1]，C7 sagittal vertical axis（C7 SVA），osteoarthritis grade（OA grade）〕について検討した．OA grade については，Kettler らが報告した頸椎における radiographic grading system を使用した[10]．具体的には，単純X線において"height loss"，"osteophyte formation"，"diffuse sclerosis"の3指標をスコアリングし，OA grade として 0～3 の4段階に分類した（**図1**）．

X線パラメータの解析結果を**表3**に示す．CBVA 51.8 mm，C7 SVA 1.2 mm，C2-7 flexion angle 37.3°，C2-7 extension angle 12.1°，C2-7 ROM 25.1°であった．また，OA grade については年齢と性別をマッチした 32 例の非外傷性 DHS をコントロール群として，外傷性 DHS 群 14 例と比較検討した．OA grade 0～2 を軽度から中等度，grade 3 を重度変性（OA）と定義し，両群において Mann-Whitney U test を行った．その結果，対象群においては 32 例中 11 例（34%），外傷性 DHS 群においては 14 例中 10 例（71%）が grade 3 であり，外傷性 DHS 群のほうが有意に重度 OA の割合が高かった（p＝0.011）．

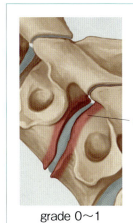
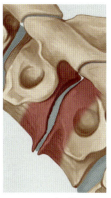
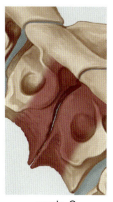

grade 0〜1　　　　　　　　　　grade 2　　　　　　　　　　grade 3

図1 頸椎 OA grade 分類
単純 X 線において"height loss","osteophyte formation","diffuse sclerosis"の3指標をスコアリングし，OA grade として0〜3の4段階に分類する（文献10参照）．

表3 外傷性首下がり症候群の X 線パラメータ

	平均	標準偏差
Chin-brow vertical angle（CBVA）	51.8 mm	10.7 mm
C2-7 flexion angle	37.3°	25.5°
C2-7 extension angle	12.1°	29.0°
C2-7 range of motion（ROM）	25.1°	13.0°
C7 sagittal vertical axis（C7 SVA）	1.2 mm	71.9 mm
	外傷群	コントロール群
OA Grade 3，症例数（％）	10（71％）	11（34％）

OA：osteoarthritis

外傷性 DHS の臨床的特徴のまとめ

　本研究における外傷性 DHS の臨床的特徴として，初発症状から首下がり発症までの期間が約半日と短く，重度変性が有意に多く，頸椎可動域が比較的小さいという3点が明らかとなった．

　過去の研究から，変性が進行した頸椎において頸椎 ROM が低下することが知られており，本研究はこれと矛盾しない結果であった[1,5,13]．また，過去にいくつかの論文で頸椎の変性と組織の脆弱性，外傷の関連について報告されている[1,12]．これらの報告では，いずれも変性した脊椎では組織の脆弱性に伴い，軽微な外力により骨折などの外傷を引き起こすと述べられている．Betsch らの報告によれば，上位頸椎の骨折は OA 患者において有意に割合が高かった[1]．脊椎の椎間関節の変性においては，関節嚢腫や滑膜炎により関節の脆弱性が生じて軽微な外力でも影響を受けやすいと考え

られている．本研究においても，外傷性 DHS における OA grade はコントロール群と比較して，有意に重度の変性が多かった．

本研究結果および過去の報告も踏まえると，頚椎の変性による ROM 制限により，頚椎の柔軟性が失われ，外傷性ストレスへの脆弱性につながることが示唆された．外傷性 DHS の発症機序として，受傷以前から頚椎の OA により ROM が小さく，外傷ストレスによる衝撃の影響を受けやすいため，軽微な外傷でも後方の組織が損傷を生じたと考えられる．つまり，頚椎変性による ROM 制限が外傷性 DHS を発症するうえで重要な要素であることが推察された．

本研究では外傷性 DHS の発症前の頚椎 X 線像がないため，頚椎の変性がいつから生じたかが不明である．したがって，頚椎の ROM 制限が発症したタイミングは不明で，外傷そのものが原因となって ROM 制限をきたした可能性がある．今後のさらなる病態解明として，特発性 DHS との比較検討，頚椎 ROM 制限と外傷の関連性などの検討が必要である．

おわりに

本項では自験研究結果を基に外傷性 DHS の臨床的特徴を明らかにした．外傷性 DHS の特徴として，初発症状から首下がり発症までの期間が短く，頚椎 ROM が制限され，重度変性が多いことが明らかとなった．変性の強い頚椎では軽微な外力に影響を受けやすく，後方支持組織の損傷を生じて，短期間で外傷性 DHS を生じる可能性が示唆された．頚椎変性による頚椎 ROM の低下は，外傷性 DHS 発症の重要なリスクファクターとなり得ると考えられた．

文献

1) Betsch M, et al：Association between cervical spine degeneration and the presence of dens fractures. *Z Orthop Unfall* **158**：46-50, 2020
2) Caruso L, et al：Pedicle subtraction osteotomy for the treatment of chin-on-chest deformity in a post-radiotherapy dropped head syndrome：a case report and review of literature. *Eur Spine J* **23**：634-643, 2014
3) Cho SH, et al：Dropped head syndrome after minor trauma in a patient with levosulpiride-aggravated vascular parkinsonism. *J Mov Disord* **9**：126-128, 2016
4) Endo K, et al：Overview of dropped head syndrome（Combined survey report of three facilities）. *J Orthop Sci* **24**：1033-1036, 2019
5) Hirsch BP, et al：Improving visual estimates of cervical spine range of motion. *Am J Orthop*（Belle Mead NJ）**43**：E261-265, 2014
6) Ishii K：Characteristic clinical manifestation and new disease-specific patient-based questionnaire of dropped head syndrome：a prospective observational study. In press, 2025
7) 石井 賢, 他：首下がり症候群の病態と治療. 脊椎脊髄 **30**：569-572, 2017
8) 石井 賢, 他：首下がり症候群の病態と治療. *MB Orthopaedics* **35**：81-89, 2022
9) Katz JS, et al：Isolated neck extensor myopathy：a common cause of dropped head syndrome. *Neurology* **46**：917-921, 1996

10) Kettler A, et al : Validity and interobserver agreement of a new radiographic grading system for intervertebral disc degeneration : part II. cervical spine. *Eur Spine J* **15** : 732–741, 2006

11) Kusakabe T, et al : Mode of onset of dropped head syndrome and efficacy of conservative treatment. *J Orthop Surg*（*Hong Kong*） **28** : 2309499020938882, 2020

12) Lomoschitz FM, et al : Cervical spine injuries in patients 65 years old and older : epidemiologic analysis regarding the effects of age and injury mechanism on distribution, type, and stability of injuries. *Am J Roentgenol* **178** : 573–577, 2002

13) Machino M, et al : Age–related and degenerative changes in the osseous anatomy, alignment, and range of motion of the cervical spine : a comparative study of radiographic data from 1016 patients with cervical spondylotic myelopathy and 1230 asymptomatic subjects. *Spine*（*Phila Pa 1976*） **41** : 476–482, 2016

14) Suarez GA, et al : The dropped head syndrome. *Neurology* **42** : 1625–1627, 1992

15) Yamanouchi K, et al : The clinical features of posttraumatic dropped head syndrome. 13th Annual Meeting of Cervical Spine Research Society Asia Pacific Section Yokohama, 2023

❷ 症候性（二次性）首下がり症候群

▶▶ 胸腰椎変形による首下がり

工藤理史

　首下がり症候群（dropped head syndrome：DHS）はもともと頸椎後方伸筋群の障害によって引き起こされる病態とされ[6,9]，頸椎由来の病態という概念が根づいている．2018年にHashimotoらはDHSの全脊椎アライメントを詳細に検討し，C7から引いた垂線と仙骨後上縁の距離（sagittal vertical axis：SVA）が＋か－かの2つに分ける分類を提唱した[5]．これはDHSの病態を頸椎のみではなく，脊柱全体から考えるという新しい概念であり，DHS治療のブレイクスルーとなった．

　その後筆者らは，SVAに加えてSRS-schwabの提唱したspinopelvic harmonyの近似値であるpelvic incidence（PI）-lumbar lordosis（LL）＝10°を加えて，DHSに対する代償機能の働きから3つのTypeに分類する治療戦略を提唱した[5,8]．すなわち，Type 1（SVA≦0 mm，PI-LL≦10°，代償機能良好群）に対しては頸椎（頸胸椎）の矯正手術，Type 2（SVA＞0 mm，PI-LL≦10°，代償機能不十分群，胸椎過後弯の存在）に対しては頸椎のみでなく胸椎過後弯の矯正も含めた手術，Type 3（PI-LL＞10°，代償不可能群，腰椎後弯の存在）に対しては頸椎のみでなく腰椎後弯の矯正も含めた手術が必要としている．本項で扱う胸腰椎変形による首下がりは，このType 2，3に該当する病態である（図1）．

　一般的にDHS患者では，腰椎を過前弯にする（PI-LLを減少させる）ことで荷重軸C7垂線を仙骨よりも後方にシフトさせ（SVAを－にする），頭を骨盤上に近づけるという代償機能が働く（図2a）．しかし，胸椎・腰椎アライメントは椎間板変性や椎体骨折を生じたのち加齢とともに後弯化している症例も少なからず存在する[1]．胸椎後弯が過度に増大すると，いくら腰椎前弯を大きくしても荷重軸を後方にシフトすることができず，全体的にはバランス不良（代償機能不全）となる（図2b）．また，もともと腰椎後弯が存在する場合や高度な脊柱管狭窄によって前弯化が困難な場合には，腰椎過前弯による代償機能を働かせることができず（代償不可能），荷重軸の前方偏位は残存し，全体的にはバランス不良となる（図2c）．

　DHSに対する手術治療に関しては過去に散見され，そのほとんどが頸椎に対する矯正手術であるが，いまだ治療戦略は確立していない[2~4]．われわれはDHSに対する頸椎（頸胸椎）矯正手術の治療成績を検討し，Type

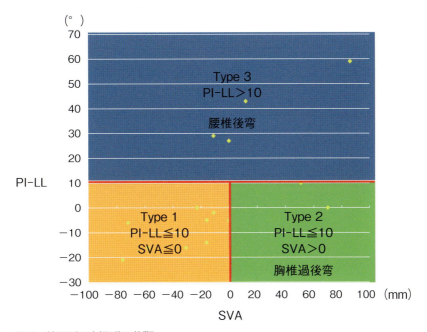

図1 首下がり症候群の分類
15症例（◆）を，pelvic incidence (PI)-lumbar lordosis (LL)＝10°および sagittal vertical axis (SVA)＝0を基準に3つのTypeに分類した．

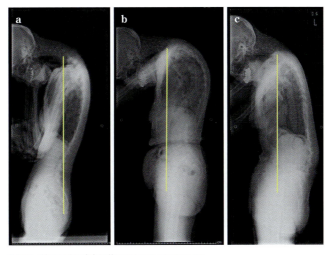

図2 首下がり症候群における3つのType
a：Type 1（PI-LL≦10°，SVA−）
b：Type 2（PI-LL≦10°，SVA＋）
c：Type 3（PI-LL＞10°）

2，3に関しては頸椎の矯正のみでは成績不良であり，土台となる胸椎後弯や腰椎後弯の矯正も同時に行う必要性を訴えてきた．その理由としては，Type 2，3では荷重軸の偏位が残存したまま頸椎後弯の矯正のみ行ってもレバーアームが長くなり，尾側端での破綻（distal junctional failure）が起こるということが考えられる．

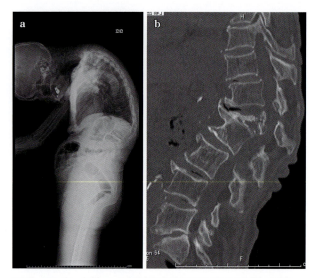

図3 79歳,女性,L1圧迫骨折後にDHSを発症した例
a：全脊椎立位X線側面像. C2-7 SVA 67 mm, SVA 81 mm, CL −51°, T1 slope 72°, TK 40°, LL 8°, PI 42°, PT 27°, PI-LL 34° であった.
b：腰椎CT矢状面像. L1骨折に伴う50°を超える局所後弯を認める.
SVA：sagittal vertical axis　　CL：cervical lordosis　　TK：thoracic kyphosis　　LL：lumbar lordosis　　PI：pelvic incidence　　PT：pelvic tilt

　胸腰椎変形に伴う首下がりで特に注意を要するのが骨粗鬆症性椎体骨折である.DHS患者の多くは高齢女性であり,椎体骨折を伴っていることが多い.ときに椎体骨折後に急激に首下がり症状を呈する症例も散見される.これは,骨折によって全脊柱アライメントの悪化やT1 slopeが増大することが原因と考えられる(**図3**).
　また,症例によっては胸腰椎の後弯矯正を行うことによって,頸椎の治療を行うことなく間接的に首下がりが改善するということも報告されている[7].しかし,これに関しては新しい概念であり,rigidな頸椎後弯が存在する症例に対する有効性や明確な手術適応など不明な点も多く,今後も多数例の長期成績を注意深く検討していく必要がある.

文献

1) Ailon T, et al：Progressive spinal kyphosis in the aging population. *Neurosurgery* **77**：S164-172, 2015
2) Bronson WH, et al：Correction of dropped head deformity through combined anterior and posterior osteotomies to restore horizontal gaze and improve sagittal alignment. *Eur Spine J* **27**：1992-1999, 2017
3) Caruso L, et al：Pedicle subtraction osteotomy for the treatment of chin-on-chest deformity in a post-radiotherapy dropped head syndrome：a case report and review of literature. *Eur Spine J* **23**：634-643, 2014
4) Gerling MC, et al：Dropped head deformity due to cervical myopathy：surgical

treatment outcomes and complications spanning twenty years. *Spine*（phila pa 1976）　**33**：E739-745, 2008

5）Hashimoto K,et al：Radiologic features of dropped head syndrome in the overall sagittal alignment of the spine. *Eur Spine*　**27**：467-474, 2018

6）Katz JS, et al：Isolated neck extensor myopathy：a common cause of dropped head syndrome. *Neurology*　**46**：917-921, 1996

7）Kudo Y, et al：Dropped head syndrome caused by thoracolumbar deformity：a report of 3 cases. *JBJS Case Connect*　**12**：e22.00280, 2022

8）工藤理史，他：首下がり症に対する手術治療戦略―どのタイプにどのような手術をすればいいのか？　臨整外　**55**：241-245，2020

9）Suarez GA, et al：The dropped head syndrome. *Neurology*　**42**：1625-1627, 1992

❷ 症候性（二次性）首下がり症候群

▶▶ 頸椎手術後の後弯変形症例

水谷 潤

　頸椎手術後に首下がり症候群が生じる例が報告されている．本項では他院での頸椎手術後に後弯変形が進行した症例で，当院にて再手術を行った2例を紹介し，考察を加える．

症例提示

1 症例1：C3-5椎弓切除術とC2棘突起縦割式椎弓形成術後の頸椎後弯

患者：68歳，男性

主訴：歩行困難，前方注視障害

既往手術：硬膜外膿瘍による四肢麻痺に対して他院にて緊急C3-5椎弓切除術とC2棘突起縦割式椎弓形成術が施行された．四肢麻痺は改善し独歩可能まで回復した．

現病歴：術後徐々に後弯変形が進行し，術後2年時に脊髄症状の再悪化，歩行困難となり，当院紹介受診となった．C2-7 angle 78°の後弯変形を認め（図1a），伸展にても32°の後弯が残存するrigidな変形を認めた（図1b）．MRIでは前方からの脊髄圧迫を認めた（図1c）．

手術計画：急激な神経症状悪化のため，まず除圧を優先に考え，1期目は除圧を目的とし2期目に変形再建手術を行う計画を立てた．

手術：1期目は，ハローベスト装着下にC4椎体亜全摘を行った．脊髄症状は改善を認めたが（図2），依然として22°の後弯が残存した（図1d）．2期目は後方-前方-後方手術を計画し，まず後方からC4/5，C5/6の椎間関節全切除（Grade 2骨切り）を行うことで，1期目の椎体亜全摘での前方リリースと相まって，rigidな変形がflexibleとなり，後弯変形矯正が可能となった（図1e, f）．アライメント矯正を行い，後方固定を行った．その際，後方インストルメントのセットスクリューはゆるゆるに締結しておき自由度をもたせた．次に前方からエクスパンダブルケージを用いて前方支柱再建を行い，再度後方へまわり，インプラントの最終締結を行った．

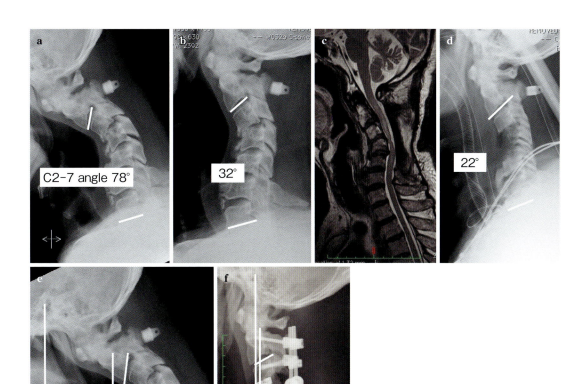

図1 症例1
a〜c：当院紹介受診時の頸椎画像．X線中間位側面像では78°（a），伸展位でも32°（b）の後弯変形を認め，MRI T2強調像では後弯変形のために前方からの脊髄圧迫が著明である（c）．
d：椎体亜全摘後の頸椎画像．前方から椎体亜全摘によって脊髄除圧を試みたが，22°の後弯が残存している．
e，f：術前後の単純X線像と頸椎パラメータ（e：術前，f：術後）．後弯の矯正とともに，頸椎矢状断アライメント不良もよく改善していることがわかる．

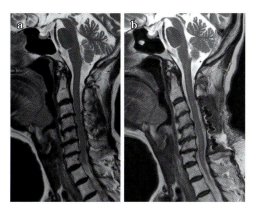

図2 症例1の術前後MRI画像
術前は多椎間にわたる脊髄圧迫を認めているが（a），術後良好な除圧が得られている（b）．

頸椎手術後の後弯変形症例　　**227**

2 症例2：頸椎椎弓形成術（C3椎弓切除，C4-6棘突起縦割式椎弓形成後）に後弯変形が認められた例

患者：75歳，女性
主訴：前方注視障害
既往歴：高血圧
既往手術：他院にて頸椎椎弓形成術（C3椎弓切除，C4-6棘突起縦割式椎弓形成術）が施行された．

現病歴：他院での椎弓形成術後，徐々に頸椎後弯化が認められていたとのことであったが，経過観察されていた．その後，強度の腰痛があり，当科を紹介受診した．頸椎後弯も認めたが（図3a），まず強度腰痛に対して胸腰変形矯正手術を行い，腰痛は軽減し numerical rating scale（NRS）は8から2となった（図4b）．

頸椎後弯に関しては当初手術を希望されなかったものの，前方注視障害に伴う日常生活動作（activities of daily living：ADL）障害が強くなり，手術を行うこととなった．

手術：C4/5，C5/6の前方固定手術による頸椎変形矯正術を施行した．前方視困難は解消した（図3b）．術前およびそれぞれの手術後のアライメント変化を図4に示す．

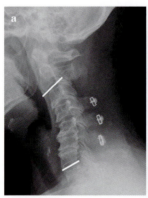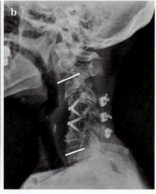

図3 症例2：頸椎椎弓形成術後（a）および頸椎変形矯正術（b）のX線像
頸椎変形矯正術3°の後弯が残存しているが，矢状断アライメントは良好に改善している（図4も参照のこと）．

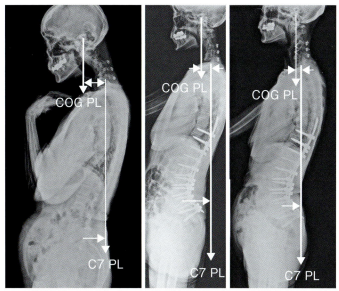

a：頸椎椎弓形成術後　　b：胸腰椎変形矯正後　c：頸椎変形矯正後

図4 症例2：術前と胸腰椎変形矯正後ならびに頸椎変形手術後のアライメント変化

頸椎後弯変形矯正によって後弯が改善するとともに，COG PL と C7 PL との距離（図に表記）も C2-7（表記は省略）も改善して頸椎サジタルバランスが良好となっていることがわかる．C7 PL も前方移動して脊柱全体のアライメントも改善することがよくわかる（c）．

術後後弯変形の危険因子

歴史的には，椎弓切除術は後方要素を破壊するため，いわゆる post laminectomy kyphosis として，術後頸髄症の再悪化要因の一つとされてきた．一方，椎弓形成術は後方要素を再建・温存するため，術後後弯変形のリスクに対しては優位であると考えられてきた[1]．しかしながら，近年後方要素を温存した椎弓形成術においても後弯変形が生じたという報告もあり，Fujishiro ら[2]は屈曲可動域と伸展可動域の差が 30°以上あることが術後後弯進行の危険因子であるとして報告した．

症例1はいわゆる post laminectomy kyphosis の症例で，症例2は椎弓形成術を行ったが後弯変形が進行した症例である．症例2は胸腰椎変形が併存しており（図5），特殊症例ではあるものの，頸椎局所因子に着目すると術前動態 X 線画像で屈曲位後弯 35°，中間位前弯 7°，伸展位前弯 15°であり，屈曲可動域 42°，伸展可動域 8°で，その差は 34°であり（図6），術後後弯変形の危険因子を有していたといえる．

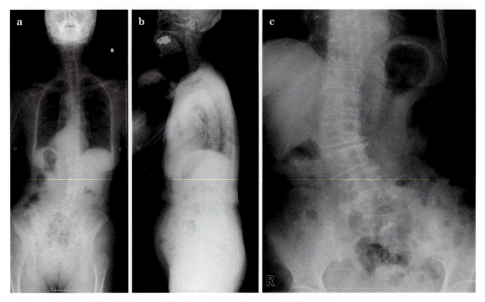

図5 症例2：立位全脊柱X線像（a, b）と腰椎X線正面像（c）
腰椎の前弯減少，変性側弯を認め，いわゆる成人脊柱変形が併存している．

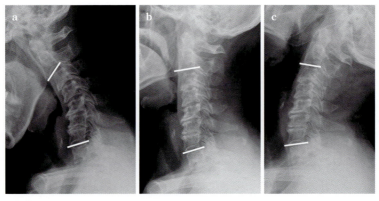

図6 症例2の椎弓形成術前の頸椎動態X線側面像
屈曲位後弯35°（a），中間位前弯7°（b），伸展位前弯15°（c）であり，屈曲可動域42°，伸展可動域8°で，その差は34°であり，術後後弯変形の危険因子を有している．
a：屈曲位，b：中間位，c：伸展位

文献

1) Samuel D, et al：Predictors for cervical kyphotic deformity following laminoplasty：a systematic review and meta-analysis. *J Neurosurg Spine* **38**：4-13, 2022
2) Fujishiro T, et al：Greater cervical kyphosis during flexion increases the risk of kyphotic deformity after laminoplasty in patients with cervical spondylotic myelopathy. *J Clin Neurosci* **125**：24-31, 2024

第5章
最新知見

① 有限要素解析

中平祐子・岩本正実・石井　賢

　有限要素解析は物理法則に基づいて変形・力・動作を計算する技術である．有限要素解析用に開発・検証された人体モデルを活用すれば，いまだ明らかでない DHS の発症メカニズムの解明や，新たな治療法の確立に繋がる知見が得られる可能性がある．

人体有限要素（Finite Element：FE）モデル

　自動車事故のような衝突時や高い所からの転落時に人体は損傷を受ける．そのような強い衝撃を受けたことによる外傷を予測するために，汎用非線形有限要素解析ソルバー LS-DYNA（Ansys 社）を用いて衝突傷害解析を行うことができる人体有限要素モデル「THUMS®（サムス：Total HUman Model for Safety)」「(トヨタ自動車（株)・株 豊田中央研究所）が開発された．THUMS® の骨や椎間板など各部の形状は人体と同様に作成し，硬さ（外力の大きさによる変形程度）や質量密度や厚さなどは実験データを基に設定した．THUMS® は骨や関節の損傷だけでなく，脳や内臓の損傷も予測できるという特徴がある．THUMS® には，体型の異なるモデルや解剖学的構造の詳細度が異なる複数のバージョンが存在する[12]．

　このように開発した THUMS® Version 3[3] に対して，身構えなどの筋活動を考慮した傷害予測を可能にするために，筋の三次元形状を有する筋 FE モデルを組み込んだ．これを「筋ソリッド THUMS」とよぶ（図 1）．筋ソリッド THUMS は AM50（成人男性標準体型，30〜40 歳代，身長 175 cm，体重 77 kg）相当の体型である．

筋コントローラ

　筋ソリッド THUMS の筋は全身で 320 個ある．各筋モデルに活性度を入力すれば，活性度の大小に応じた収縮力が発生する．筋の活性度は，筋電計測により得られる各筋の活動量を，その筋の最大力発揮時の活動量を用

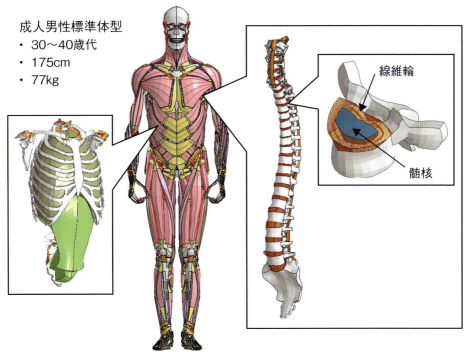

図1 人体全身有限要素モデルの例（筋ソリッドTHUMS）

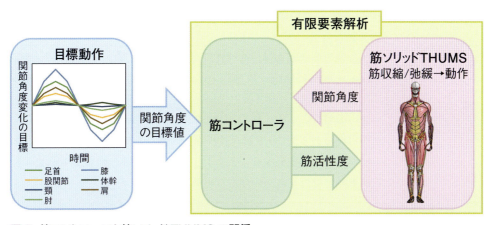

図2 筋コントローラと筋ソリッドTHUMSの関係

いて正規化することにより得られる．その値は 0～100％MVC（maximum voluntary contraction：MVC，最大随意収縮）の範囲である．しかし，筋電計測により得られるのは表層の筋の活動量のみで，深層の筋の活動量は何らかの方法を用いて推定する必要がある．筋の活動量を推定する方法としては，工学的によく用いられている最適化手法，PID（proportional-integral-derivative）制御，強化学習を用いた方法が挙げられる．ここでは，そのなかの一つである PID 制御を用いた筋コントローラ[5]について述べる．

図2に筋コントローラと筋ソリッドTHUMSの関係について，その概要

を示す．目標動作を入力すると，筋コントローラが目標の関節角度になるように，関節に作用する各筋の活性度を決定し，決定した筋活性度が筋ソリッド THUMS に入力されて，有限要素解析により筋が収縮または弛緩することで動作が計算される．このサイクルが計算機上で約 1×10^{-6} 秒ごとに実施される．

筋コントローラにより，外力（衝撃力や重力など）によって姿勢が崩れた場合に元の姿勢に戻るまで筋活性度が調整される．また，特定の筋の活性度を強制的に 0%MVC に設定すれば，その筋と同じ作用をするほかの筋の活性度を代償的に増加させる機能を有する．そのため，特定の筋の機能において，障害のある方の身体の使い方を再現する可能性をもっている．

筋ソリッド THUMS の特徴

筋ソリッド THUMS の特徴は主に 3 つある．1 つめの特徴は，個別の筋の形状が忠実に三次元で再現されている点である．三次元形状であるため，力こぶのように筋が膨らむなどの形状変形のシミュレーションが可能である[4]．2 つめの特徴は，筋同士がすり抜けないように接触を定義できる点である．この特徴により，関節の動きに応じた筋走行の変化を再現できる．3 つめの特徴は，等尺性収縮時に筋が硬くなる現象を再現できる点である[4,7]．

各筋の筋収縮力は，筋活性度だけでなく生理学的断面積（physiological cross-sectional area：PCSA）にも比例する．筋ソリッド THUMS の各筋の PCSA は実測データ[15]の中央値とした．高齢者は成人と比べて PCSA が小さいので，筋ソリッド THUMS の PCSA を小さくすれば高齢者の動作推定が可能である[9]．さらに，若年者と高齢者では骨の変形特性も異なる[17]．パラメータを変更することにより骨の変形特性の変更が可能であるため，高齢者の骨折リスクの推定も可能である[9]．

筋ソリッド THUMS を用いた衝突傷害予測

筋ソリッド THUMS を用いて，自動車事故における衝突前の身構え動作が乗員傷害に及ぼす影響を解析した結果，身構えにより衝突時の乗員姿勢や骨の応力分布に差が生じた（図 3）．乗員傷害について，筋活動がない場合（脱力時）の予測結果は献体実験の結果と同程度であり，筋活動がある場合（身構え時）の予測結果は，実際に起こる自動車事故の傷害の統計データと同程度であった．実際の事故の傷害を再現するためには，筋活動を考慮する必要があることが明らかとなった[8]．

立位姿勢の筋ソリッド THUMS を用いた歩行者衝突傷害解析の結果，膝

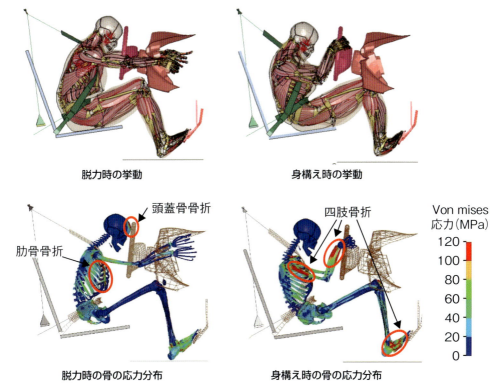

図3 筋ソリッドTHUMSを用いた身構えが乗員傷害に及ぼす影響解析

の靭帯破断を再現することもできた[10]．ダミー人形，献体，実際の人を用いて，身構えなどの筋活動を再現した衝突時の傷害を調べる実験を行うことはできない．しかし，解析事例のように人体有限要素モデルを用いたシミュレーションを行えば，実験では得られなかった知見が得られる可能性がある．

筋ソリッドTHUMSの日常動作への応用

筋ソリッドTHUMSの適用範囲を拡大するため，日常動作時の身体負担を予測し，予測精度を検証し，シミュレーション結果の妥当性を示した[11]．図4は約18 kgの箱を持ちながら中腰姿勢を維持するシミュレーション結果の例である．椎間板への負荷に関連する椎間板内圧（図4a），姿勢維持に寄与する各筋の収縮力（図4b），筋肉痛の要因といわれる筋の伸びひずみ（図4c）から，身体負担の可能性を調べることができる．

さらに，筋ソリッドTHUMSの医療分野への適用[16]を試み，脊椎固定術後の合併症である近位隣接椎間後弯変形（proximal junctional kyphosis：PJK）の低減には，棘突起にテザーを追加するだけでなく，椎骨強化も必要であることを示した．また，脊椎にある多裂筋，胸最長筋，胸腸肋筋，

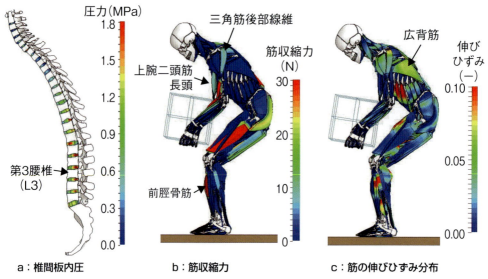

図4 筋ソリッドTHUMSを用いた作業時の身体負担の解析事例
a：椎間板内圧　　b：筋収縮力　　c：筋の伸びひずみ分布

腰腸肋筋も個別に活性度を制御できるように拡張したところ，計測困難な運動中の深部筋の活動量を推定できるようになった．これにより，座位時間を健康時間にするために開発された傾斜回転座面椅子には，深部筋の活動を促す効果があることが示された[12]．

脊椎変形症に関する応用

脊椎変形症の治療に有用な知見が得られるかを明らかにするために，筋ソリッドTHUMSを用いて「すべての筋の活動なし」と「すべての筋の活動あり」の2つの条件で計算して得られる立位姿勢を比較した．この際，姿勢の違いが顕著になるように，無重力状態から重力をかける負荷を与えた．計算の結果，「すべての筋の活動なし」は顔が下向きになり（▶動画5-1参照），「すべての筋の活動あり」は筋の収縮力により顔は前向きの姿勢を維持した（図5）．

▶ 動画5-1
「すべての筋の活動なし」の場合の解析結果

筋活動により姿勢に差が生じることがわかったので，次に，どの筋の活動がない場合に姿勢が崩れやすいかを推定するためのパラメータスタディを実施した．筋活動条件として「すべての筋の活動なし」と「すべての筋の活動あり」に加えて，「頭半棘筋の活動なし」「多裂筋の腰部（L1～S）の活動なし」「胸最長筋の活動なし」「大腰筋，腸骨筋の活動なし」「頭半棘筋，頸半棘筋，多裂筋の胸部（T1～T5）の活動なし」の7ケースを設定した．顕著な姿勢の違いを推定するために，筋の代償機能（「筋コントローラ」の項参照）を無効にした．すなわち，「活動なし」とした筋に入力する筋活性度のみを0%MVC一定に設定し，それ以外の筋には「すべての筋の

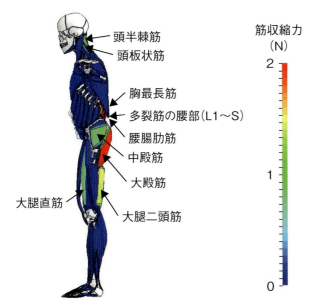

図5 「すべての筋の活動あり」の場合の筋収縮力分布

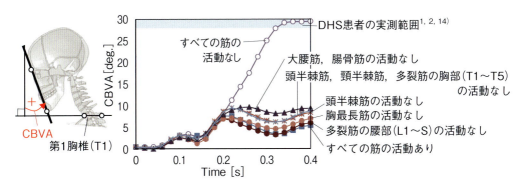

図6 筋の活動の有無を変えた場合のCBVAの計算結果

活動あり」の計算結果から得られた対応する筋の活性度の時刻歴を入力して計算を行った．

パラメータスタディの結果から，首下がり症候群（dropped head syndrome：DHS）の患者では値が大きくなるといわれているCBVA（chin-brow vertical angle）を算出して比較した（図6）．「すべての筋の活動なし」は時間とともにCBVAが大きくなり，DHS患者の実測範囲[1,2,14)]に収まった．次いで「大腰筋，腸骨筋の活動なし」の場合にCBVAが大きい結果を示した．計算結果から，DHS患者のようにCBVAが大きくなるには，頭半棘筋や頸半棘筋，多裂筋の胸部（T1～T5）の活動が影響するだけでなく，頸部から離れた位置にあり，骨盤傾斜に作用する大腰筋，腸骨筋の活動も影響することが示唆された[6)]．

人体有限要素モデルの今後

　本項で紹介した筋ソリッドTHUMSを用いることにより，30〜40歳代の標準的な体型をもつ成人男性を対象として，特定の姿勢や動作時の筋活動や骨折などの傷害リスクを推定できるようになってきた．筋ソリッドTHUMSにおいて，骨の変形特性や各筋の生理学的断面積を70〜80歳代の高齢者相当に変更すれば，高齢者に多い脊椎疾患のメカニズム解明に活用できる可能性がある．また，CTやMRI画像データをもとに患者個人の骨や筋の構造・形状や硬さなどを反映した有限要素モデルを構築することができれば，オーダーメイドの診断や治療に役立つツールとなる可能性を秘めている．さらに，筋ソリッドTHUMSは筋コントローラによるさまざまな姿勢や動作の再現と，それに伴う骨，関節，筋への負担を予測できるため，固定術やリハビリテーション治療の効果に対する事前評価にも適用できると期待される．

文　献

1) Igawa T, et al：Establishment of a novel rehabilitation program for patients with dropped head syndrome：Short and intensive rehabilitation（SHAiR）program, *J Clin Neurosci* **73**：57-61, 2020
2) 石井　賢, 他：首下がり症候群の病態と治療, 脊椎脊髄　**30**：569-572, 2017
3) Iwamoto M, et al：Recent advances in THUMS：development of individual internal organs, brain, small female, and pedestrian model. *Proceedings of the 4th European LS-DYNA Users Conference*, Ulm（Germany）, 2003, pp1-10
4) Iwamoto M, et al：Development of a human body finite element model with multiple muscles and their controller for estimating occupant motions and impact responses in frontal crash situations, *Stapp Car Crash J* **56**：231-268, 2012
5) Kato D, et al：A study of muscle control with two feedback controls for posture and reaction force for more accurate prediction of occupant kinematics in low-speed frontal impacts. *Proceedings of the 25th International Technical Conference on the Enhanced Safety of Vehicles*, Detroit（USA）, 2017, No. 17-0004
6) Nakahira Y, et al：Effect of individual spinal muscle activities on upright posture using a human body finite element model. *Sci Res*　**15**：3430, 2025
7) 中平祐子, 他：筋硬度の変化を考慮可能な上肢筋FEソリッドモデルの開発. 自動車技術会学術講演会前刷集, No. 81-09, 20095190, 2009, pp9-12
8) 中平祐子, 他：全身筋FEソリッドモデルを用いた乗員胸部傷害解析. 自動車技術会論文集　**42**：1321-1326, 2011
9) 中平祐子, 他：膝前面打撃時の大腿骨骨折発生メカニズムの考察：加齢に伴う骨や筋の力学特性変化を考慮可能な人体FEモデルの活用—, 自動車技術会論文集　**43**：1347-1352, 2012.
10) 中平祐子, 他：全身筋FEソリッドモデルを用いた歩行者の衝突傷害解析, 自動車技術会論文集　**46**：491-496, 2015
11) 中平祐子, 他：骨格筋の三次元形状を伴う全身有限要素モデルを用いた中腰姿勢で箱を保持したときの身体負担の推定. 日本機械学会論文集　**89**：23-00072, 2023
12) 小田島　正, 他：時変な微小座面傾斜によって生じる運動の評価. ロボティクス・メカトロニクス講演会予稿集, 2A2-H08, 2023
13) トヨタ自動車：THUMS® Total Human Model for Safety＜https://www.toyota.co.jp/thums/＞（2024年10月15日アクセス）
14) Urata R, et al：The short and intensive rehabilitation（SHAiR）program improves dropped head syndrome caused by amyotrophic lateral sclerosis：a case report.

Medicina **58**：452, 2022

15）Winters JM, et al（ed）：*Multiple Muscle Systems：Biomechanics and Movement Organization*. Springer, New York, 1990, pp726–749

16）Yagi M, et al：The effect of posterior tethers on the biomechanics of proximal junctional kyphosis：the whole human finite element model analysis, *Sci Rep* **10**：3433, 2020

17）Yamada H, Evans FG（ed）：Strength of Biological Materials. Lippincott Williams & Wilkins, Baltimore, 1970

2 神経伝達物質との因果関係

船尾陽生・石井　賢

パーキンソン病患者における姿勢制御の異常

　　われわれはこれまで，重度の姿勢不良を呈したパーキンソン病患者に対する抗パーキンソン病薬の投与によって姿勢不良が改善した例，また薬剤性パーキンソニズム患者において被疑薬を中止することで姿勢不良が改善した例などを経験した．すなわち，脊椎アライメント不良を伴う姿勢制御の異常は，単なる老化現象のみではない可能性が考えられる．以前よりドパミン量が低下しているパーキンソン病では，Pisa症候群（立位・歩行時の体幹側屈）やcamptocormia（立位・歩行時の顕著な前屈・前傾姿勢），首下がりなどの難治性の姿勢制御不良をきたすことが知られているが，姿勢制御不良に関してはいまだ病態が不明な点が多く，治療法も確立されていない．パーキンソン病におけるcamptocormiaが中枢神経系や神経伝達物質の異常による可能性を示唆する論文はあるものの，推測の域を出ていない[1]．

姿勢と歩行の制御に関与する神経機構

　　高草木[4]の「大脳皮質・脳幹-脊髄による姿勢と歩行の制御機構」に関する詳細なレビューによると，脳幹には姿勢調節や歩行に関連する神経機構，すなわち中脳歩行誘発野，視床下部歩行誘発野，小脳歩行誘発野が動物実験で同定されている[3]．また近年ではヒトの脳においても同様の神経機構が存在することが，脳機能画像研究により確認された[5]．中脳歩行誘発野の信号は，脳幹・脊髄の歩行リズム生成系と筋緊張促通系を活動させる．筋緊張促通系には，網様体脊髄路，前庭脊髄路，モノアミン作動性下行路が含まれる．脊髄側索には，セロトニン作動性の縫線核脊髄路やノルアドレナリン作動性の青斑核脊髄路などの筋緊張促通系があり，介在細胞群や運動細胞に作用する．一方，筋緊張抑制系は脚橋被蓋核のコリン作動性細胞から網様体脊髄路を下行し，脊髄反射を媒介する介在細胞群や運動

240　第5章　最新知見

細胞の活動を抑制する．これらの筋緊張促通系と筋緊張抑制系の相互抑制作用により，筋緊張を調節している．したがって，アセチルコリン作動系やモノアミン作動系で神経伝達物質の障害が起こると，筋緊張の異常により姿勢制御不良を呈する可能性が考えられる．加齢，うつ，認知症，パーキンソン病，また首下がり症候群（dropped head syndrome：DHS）においても，セロトニン神経系の活動低下やセロトニン遊離量の減少は，姿勢筋や抗重力筋の緊張低下を引き起こし，前傾姿勢や首下がり症状を呈する可能性があると考えている．

首下がり症候群と神経伝達物質との関連

われわれはDHS患者における血中モノアミン値を測定し，神経伝達物質の不均衡が存在するか検討している．preliminaryな結果では，DHS患者では血中セロトニン値が低く，一方で血中ノルアドレナリン値が高値で，神経伝達物質の不均衡が存在することが判明した．過去にわれわれは，首下がりを呈した患者において，同時期に訴えのあった腰痛に対して投与したセロトニン・ノルアドレナリン再取り込み阻害薬（serotonin noradrenaline reuptake inhibitor：SNRI）のデュロキセチンの投与により，腰痛の改善のみならず首下がりおよび姿勢バランスが改善した例を報告した[2]．現在デュロキセチンは，主に慢性腰痛やうつ病に対する薬剤として用いられている．デュロキセチンの投与により頸部痛や首下がりが改善された仮説機序として，下行性疼痛抑制系の機能を賦活し，一次侵害受容ニューロンからの痛み伝達物質の遊離抑制と二次侵害受容ニューロンの興奮抑制により，痛みの伝達を改善した可能性とともに，セロトニン量が増加してセロトニン神経系の活性が向上した可能性が考えられる．神経伝達物質の不均衡が首下がりなどの姿勢制御の異常に関与しているか，今後も研究を続け，明らかにしたいと考えている．

文献

1) Barone P, et al：Pisa syndrome in Parkinson's disease and parkinsonism：clinical features, pathophysiology, and treatment. *Lancet Neurol* **15**：1063-1074, 2016
2) Funao H, et al：The potential efficacy of serotonin noradrenaline reuptake inhibitor duloxetine in dropped head syndrome：a case report and review of the literature. *Heliyon* **6**：e04774, 2020
3) Takakusaki K, et al：Neurological basis of controlling posture and locomotion. *Advanced Robotics* **22**：1629-1663, 2008
4) 高草木薫：大脳皮質・脳幹-脊髄による姿勢と歩行の制御機構. 脊髄外科 **27**：208-215, 2013
5) Zwergal A, et al：Aging of human supraspinal locomotor and postural control in fMRI. *Neurobiol Aging* **33**：1073-1084, 2012

3 生活習慣と首下がり症候群発症の関連

加藤修三・磯貝宜広・石井　賢

　首下がり症候群（dropped head syndrome：DHS）の病態は未解明な部分も多い．突発的な発症や保存療法で軽快する症例の存在を考慮すると，患者の生活環境が少なからず発症や治療成績に影響を与えている可能性が示唆される．そこで今回われわれは，DHS発症と生活習慣の関係を検討するため，アンケート調査を行った．

首下がり症候群（DHS）患者へのアンケート調査と結果

1 対象・方法

　対象は，2020年8月～2022年1月までの間に，リハビリテーション目的に当院に入院したDHS患者57例とし，入院時にアンケートを取得した．質問内容は，医学的背景，身体活動，コミュニケーション，日常生活活動，生活環境，睡眠環境に関する44項目とした（表1）．

2 結果

　表2および図1にアンケート回答結果の概要を示す．
　対象患者57例の内訳は，性別が男性7名，女性50名で，平均年齢は76.0±8.0歳であった．また，医学的背景では，1つ以上の既往歴をもつ患者が53人（93%）と非常に多く，45人（79%）が1つ以上の内服薬を服用していた．矯正視力が1.0以上に保たれている症例が23人（40%）と比較的多かった．出産歴は39人（女性のうち78%）であった．
　身体活動に関しては，生活用品の買い物を自己で行う症例が42人（74%）であり，主な移動手段は徒歩が33人（58%）であった．しかし，毎日外出する習慣があるのは36人（63%）しかおらず，そのため1日のうちに30分以上日光を浴びている時間が20人（35%）と極端に少ない印象であった．また他者の介護をしている患者は8人（14%）のみであった．
　他者とのコミュニケーションに関する質問では，1日に他者と会話をする機会は49人（86%）にあり，社会性は比較的保たれている印象であった．

表1 アンケート項目

医学的背景	性別 年齢 既往歴 内服薬 喫煙歴の有無 脊椎の手術歴の有無 肩こりの既往の有無 片頭痛の既往の有無 出産の有無 閉経の年齢 更年期障害の経験の有無 視力 視力の左右差の有無 老眼鏡の使用の有無 DHSの家族歴	身体活動	自立歩行の可否 主な移動手段 歩行補助具の使用の有無 外出頻度 散歩の習慣の有無 生活用品の買い物に行く頻度 インターネットでの購買の有無 1日のうち日光を浴びている時間 他者の介護をしているか	日常生活活動	食事の時間帯が規則的か 食事の準備を自己で行うか 外食の習慣があるか 入浴頻度
				生活環境	居住環境（和式・洋式） 住居（戸建て・集合住宅） 同居人の有無 ペットの有無 職業
		コミュニケーション	人と会話する頻度 声を出して笑う頻度 1日のうち一人で過ごす時間 1日のうち画面を見ている時間 1日のうち読み書きをしている時間	睡眠環境	入眠時間 睡眠時間 寝るときの部屋の明るさ 睡眠薬の内服 寝具 枕の形状

表2 アンケート回答結果の概要 （N＝57）

	質問項目			質問項目	
医学的背景	性別（男性/女性）	7/50	コミュニケーション	1日1回以上人と話す	49
	年齢	76.0±8.0歳		1日1回以上声を出して笑う	38
	既往歴（1つ以上）	53		1日のうち一人で過ごす時間	9.3時間
	内服薬（1つ以上）	45		1日のうち画面を見ている時間	2.5時間
	喫煙歴あり ┬ 喫煙習慣あり	3		1日のうち読み書きをしている時間	1.2時間
	└ 禁煙した	7	日常生活活動	食事の時間帯が規則的	46
	脊椎の手術歴	5		食事の準備を自己で行う	45
	肩こりの既往	31		外食の習慣がない（月に数回程度以上）	34
	片頭痛の既往	10			
	出産経験あり	39		毎日入浴している	37
	閉経の年齢	50.4±4.4歳	生活環境	洋式の住居環境	43
	更年期障害の経験	19		集合住宅居住	20
	矯正視力1.0以上	23		独居	15
	視力の左右差	26		ペット飼育あり	7
	老眼鏡の使用	37		職業あり	10
	DHSの家族歴	6	睡眠環境	入眠時に部屋に灯りをつける	18
身体活動	自立歩行可	53		睡眠薬の内服 ┬ 毎日	4
	主な移動手段 ┬ 徒歩	33		└ 頓用	6
	├ 自転車	10		布団の使用	22
	├ 車（自分で運転）	10		高い枕の使用	12
	└ 車（他の人が運転）	4		硬い枕の使用	12
	歩行補助具の使用（杖/歩行器）	7/3			
	1日1回以上の外出習慣	36			
	週3日以上の散歩の習慣	21			
	自己での生活用品の買い出し	42			
	インターネットでの購買	15			
	1日30分以上の日光浴	20			
	他者の介護をしている	8			

第5章 最新知見

生活習慣と首下がり症候群発症の関連　243

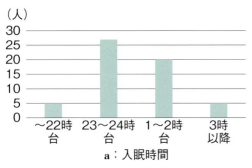
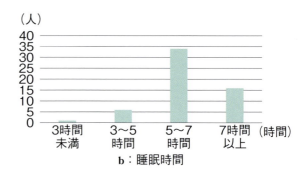

図1 睡眠に関するアンケート項目の結果
a：入眠時間．1時以降が25人（44％）を占める．
b：睡眠時間．7時間以上は16人（28％）のみであった．

　日常生活活動に関しては，46人（81％）が食事摂取の時間が規則的で，34人（60％）には外食の習慣がなかった．

　生活環境に関して，集合住宅の居住者が20人（35％）で，独居は15人（26％），ペットを飼っている症例は7人（12％）のみであった．

　また入眠時間が午前1時以降の非常に遅い時間である症例が25人（44％）と多く，睡眠時間が7時間以上とれているのは16人（28％）のみであった（図1）．しかし睡眠薬を内服しているのは毎日使用と頓用を合わせて10人（18％）であった．

　以上の結果より，DHS患者は外出が控えめで夜型の生活リズムが習慣となっている高齢女性というのが典型的な像である可能性が示唆された．

DHS患者の生活習慣—アンケート調査結果からの考察

1 DHS患者の特徴に関する考察

　本研究ではDHS患者の生活習慣に関してアンケート調査を行い，DHS患者のさまざまな特徴が抽出された．特に就寝時間が遅く，睡眠時間が短めで日光に当たる機会の少ない夜型の生活リズムの患者が多かったのは注目するべき点である．睡眠覚醒リズムについては神経伝達物質との密接な関わりがあり，主要な神経伝達物質としてはドパミンやノルアドレナリン，セロトニンなどのモノアミンが知られている．ドパミンやノルアドレナリンは上行性の覚醒機構に重要な役割を果たしているとされ[4]，セロトニンは視交叉上核からの情報伝達に関与し，睡眠覚醒リズム形成に関わっているとされる[5]．ドパミンアゴニストは薬剤性DHSの原因として知られており[3]，Funaoら[2]はDHSに対しセロトニン・ノルアドレナリン再取り込み阻害剤であるデュロキセチンが有効であったと報告している．これらのモノアミンはDHSの病態と関連している可能性が示唆されており，本

研究における入眠時間の遅さ・睡眠時間の短さは，これらのモノアミンと関連した睡眠覚醒リズム障害を反映している可能性がある．また，日中の光曝露がセロトニンからメラトニンへの代謝を促進し，概日リズムの振幅を高めることが知られており[6]，本研究における日光曝露の少なさも睡眠覚醒リズムの不調と関連している可能性が考えられる．さらに外食が少なく食事を三食規則的に摂取している者が多いという結果は，入眠時間の遅さがたんに本人の生活リズムの全体の乱れからきているものではない可能性を示唆している．これらのことはDHSの病態解明の一助となることが期待される．

また，食事をしに外出したり，自分で買い物をする患者は少なかった．DHS患者は頸部痛，前方注視障害，食事困難などの症状から，日常生活動作（activities of daily living：ADL）や生活の質（QOL）を著しく低下させることが指摘されているが[1,7]，本研究におけるこれらの結果からも疾患による日常生活の活動性の低下が示唆され，これまでの報告を裏づける形となった．活動性の低下がDHSの原因なのか結果なのかについては議論の余地はあるが，DHSがロコモティブシンドロームとも密接な関わりがある可能性が示唆された．ロコモティブシンドロームの予防には毎日の運動習慣が推奨されており，DHSの予防についても，この観点からの介入が重要であると考えられた．

本研究の限界として，コントロール群がないこと，対象が入院患者に限定されていることによる選択バイアスが生じる可能性があること，自己申告式のアンケートであるため自覚的な生活習慣と実際の生活習慣の間に乖離がある可能性があること，そして症例数が十分でないことが挙げられる．また，本研究は都市部の病院で収集されたデータであり，その影響か，主な移動手段が徒歩であった．車移動が主体の地域部では生活習慣も大きく異なる可能性があり，これも検討課題である．今後は症例を集積し，より厳密な生活習慣の調査を行うこと，コントロール群の調査を行うこと，同一患者において有症状時と治療によりDHSが改善した後で生活習慣に変化を生じるかなど追加の検討を行う必要がある．また，ドパミンやセロトニンといったDHSとの関連が疑われる物質に関して，動物実験などの生理学的検討を行うことも考慮される．追加の検証により，今回同定された因子が発症や症状進行に寄与するかどうかを評価できれば，DHSに対する新たな治療や予防医療につながる可能性が期待される．

まとめ

DHS患者に対して生活習慣に関するアンケートを行った．DHSの発症と睡眠習慣の乱れの関連性が疑われた．また，DHSによる症状とADLの低下には密接な関わりがあることが示唆された．生活習慣の改善，運動習

慣の獲得により，DHSの予防と治療に新たな展望が開けることが今後は期待される．

文献

1) Drain JP, et al：Dropped head syndrome：a systematic review. *Clin Spine Surg* **10**：423-429, 2019
2) Funao H, et al：The potential efficacy of serotonin noradrenaline reuptake inhibitor duloxetine in dropped head syndrome：a case report and review of the literature. *Heliyon* **6**：e04774 2020
3) 藤本健一：パーキンソン病による首下がり症候群. 脊椎脊髄 **28**：943-949, 2015
4) 丸山　崇：モノアミン・アセチルコリン系と睡眠. 日本臨床 **78**：703-711, 2020
5) Miyamoto H, et al：Serotonergic integration of circadian clock and ultradian sleep-wake cycles. *J Neurosci* **32**：14794-14803, 2012
6) Pulivarthy SR, et al：Reciprocity between phase shifts and amplitude changes in the mammalian circadian clock. *Proc Natl Acad Sci USA* **104**：20356-20361, 2007
7) Sharan AD, et al：Dropped head syndrome：etiology and management. *J Am Acad Orthop Surg* **20**：766-774, 2012

索　引

数字・欧文

3D-CT（three dimensional-computer tomography）
56

antecollis　*188, 189*

anterior cervical corpectomy and fusion：ACCF
148

arm sparing sign　*197*

Awaji 基準　*196*

AWGS（Asian Working Group for Sarcopenia）2019
31

Babinski 反射　*23*

bioelectrical impedance analysis（BIA）　*31*

BMI（bodymass index）　*8, 217*

BTX　*190*

C1-2 angle　*174*

C2-7 angle（CL の項も参照）　*49*

C2-7 SVA（C2-7 sagittal vertical axis）　*37, 49*

C2 PL（C2 plumb line）　*48*

C2 slope　*61*

C5 麻痺　*144*

C7 PL（C7 plumb line）　*48*

C7 SVA（C7 sagittal vertical axis）　*37, 50*

camptocormia　*77, 191, 240*

CBVA（chin-brow vertical angle）　*4, 22, 48, 103, 111, 218, 237*

chin-on-chest deformity　*2, 9, 10, 22, 37, 45, 99, 153, 173*

CIDP（chronic inflammatory demyelinating polyneuropathy）　*75*

CL（cervical lordosis）（C2-7 angle の項も参照）　*37*

Cobb 角　*4*

COG-C7 SVA　*49*

COG PL（center of gravity plumb line）　*48*

compound motor action potential（CMAP）　*206*

computer tomography（CT）　*54*

CT ナビゲーション　*143*

Cushing 症候群　*209*

DBS（deep brain stimulation）　*191*

DHS スコア（dropped head syndrome スコア）　*24, 27*

DHS テスト（dropped head syndrome test）　*45*

disproportionate antecollis　*2, 187, 208*

distal junctional kyphosis（DJK）　*140, 165, 167, 185*

DPP-4（dipeptidyl peptidase-4）阻害薬　*209*

DXA（dual-energy X-ray absorptiometry）法　*24, 31, 144*

EAT-10（Eating Assessment Tool-10）　*69*

empiric immune-modulating therapy（経験的免疫調節法）　*89*

EVG 染色　*83*

fibrillation potential　*79, 205*

floppy head syndrome　*2, 199, 202*

FP（fasciculation potential）　*78, 196*

Gold Coast 診断基準　*196*

gROM　*52*

HAL®（Hybrid Assistive Limb®）　*121*

HE 染色　*83*

Hoffmann 反射　*23, 195*

HR-QOL（health-related quality of life）　*49*

implant failure　*99*

INEM（isolated neck extensor myopathy）　*3, 54, 77, 80, 88, 97, 180, 203, 208, 210, 212*

instrumentation failure　*161*

Jackson テスト　*23*

jitter and blocking 現象　*203*

jitter 現象　*203*

Kubisagari 病　*2*

LDL 受容体関連蛋白 4（LDL-receptor related protein 4：LRP4）抗体　*202*

LEMS（Lambert Eaton myasthenic syndrome）　*4, 76, 202, 206*

LL（lumbar lordosis）　*37, 51*

LMN（lower motor neuron）　*194*

Luschka 関節　*54*

MAB（muscle afferent block）　*190*

Magerl 法　*143*

McGS（McGregor's slope）　*48*

MEK 阻害薬　*209*

MG（myasthenia gravis）　*76, 202*

Mild-DHS　*108*

MMP-3（Matrix Metalloproteinase-3）　*92*

MND（motor neuron disease）　*194*

Moderate-DHS　*108*

Modic 変化　*58*

MRI（magnetic resonance imaging）　*58*

MRP（multi-planer reconstruction）画像　146

MSA（multiple system atrophy）　2, 18, 23, 95, 187, 209

MUP（motor unit potential）　198

myopathic unit　78

NDI（neck disability index）　24

NRS（numerical rating scale）　24, 26

O-C1 angle　174

Osteoarthritis（OA）　218

OT（occiput-trunk）concordance　49

Parkinson's disease（PD）　4, 8, 16, 19, 77, 80, 82, 88, 95, 105, 180, 184, 187, 206, 210, 213, 240

pedicle subtraction osteotomy（PSO）　89

PEEK ケージ　148

PI（pelvic incidence）　37, 52

PID（proportional-integral-derivative）制御　233

PI-LL（pelvic incidence-lumbar lordosis）mismatch　5

Pisa 症候群　240

PLS（primary lateral sclerosis）　195

PMA（progressive muscular atrophy）　195

positive sharp wave　79

post laminectomy kyphosis　229

PQ 型電位依存性カルシウムチャネル（P/Q 型 VGCC）　206

PT（pelvic tilt）　52

recruitment　205

R-EEC 診断基準　196

RNS（repetitive nerve stimulation study）（RNST の項も参照）　197, 199, 200, 203, 212

RNST（repetitive nerve stimulation test）（RNS の項も参照）　75

scleromyositis　209, 215

SFEMG（single fiber electromyography）　203

SHAiR プログラム（short and intensive rehabilitation program）　89, 100, 184

S-line　172

sphinx prone position　45, 109

split finger sign　197

split hand sign　197

SPPB（short physical performance battery）　31

Spurling テスト　23

SS（sacral slope）　52

STIR（short tau inversion recovery）　58

stooped posture　187

sublaminar wiring/taping　143

SVA　5

T1 slope　37, 49, 167

T1S（T1 slope）-CL（cervical lordosis）　50

THUMS®（サムス：Total HUman Model for Safety）　232

TK（thoracic kyphosis）　37, 51

total uncinectomy　148

Trömner 反射　23

UMN（upper motor neuron）　194

Updated Awaji 診断基準　196

VAS（visual analog scale）　24, 26

waning 現象　199

X 線　48

young adult mean（YAM）　144

和文

あ

アセチルコリン受容体（acetylcholine receptor：AChR）抗体　202

い

位相角（phase angle）　32

胃瘻造設術　174

インジゴカルミン　141

咽頭気道スペース（pharyngeal airway space：PAS）　172

咽頭クリアランス　70

咽頭浮腫　164

インプラント　148

う

うつ病　3, 8, 9, 98, 105, 180

運動単位電位　198

運動ニューロン疾患　194

え

エアー枕　210

栄養サポートチーム（nutrition support team：NST）　139

エドロホニウム（テンシロン）試験　203

嚥下機能　128

嚥下困難　18

嚥下障害　18, 69, 99, 139, 140, 143, 144, 146, 147, 149, 162, 163, 166, 172, 181
　──の危険因子　175

嚥下造影検査（videofluoroscopic examination of swallowing：VF）　71

嚥下内視鏡検査（videoendoscopic evaluation of swallowing：VE）　69

嚥下反射　70

か

下位運動ニューロン　*194*
開口制限　*93*
外側塊スクリュー　*143*
改訂 EI Escorial（Revised-EEC：R-EEC）基準　*195*
咳反射　*70*
カイロプラクティック　*100*
下甲状腺動脈　*147*
カフリークテスト　*144*
仮面様顔貌　*16*
眼瞼下垂　*203*
患者報告型アウトカム（patient-reported outcome：PRO）　*24, 104*
関節リウマチ　*92*
顔面肩甲上腕型筋ジストロフィー（facioscapulohumeral muscular dystrophy：FSHD）　*209, 211*
眼輪筋　*204*

き

偽関節　*166*
気管切開　*174*
球脊髄性筋萎縮症　*76, 194, 195, 198*
胸鎖乳突筋　*17, 22, 60, 74, 77, 141, 147, 189, 210*
矯正固定手術　*132, 172*
強直性脊椎炎（ankylosing spondylitis：AS）　*182*
胸椎型の首下がり症候群　*182*
胸椎後弯角（thoracic kyphosis：TK）　*37, 51*
胸腰椎圧迫骨折　*19*
棘上靱帯　*63*
棘突起　*63*
起立性低血圧　*162*
筋萎縮性側索硬化症　*76, 194, 208*
　　──の診断基準　*195*
　　──による首下がり症候群　*198*
近位隣接椎間後弯変形（proximal junctional kyphosis：PJK）　*235*
筋強直性ジストロフィー（myotonic dystrophy：MyD）　*209, 211*
筋原生変化　*79*
筋コントローラ　*232*
筋ジストロフィー　*199*
筋線維束攣縮　*194*
筋線維密度　*78*
筋ソリッド THUMS　*232*
筋電図（electromyography：EMG）　*38*
筋特異的受容型チロキンナーゼ（muscle-specific kinase：MuSK）抗体　*202*

く

クッシング症候群　*19*
クラビクルバンド　*117*
クレアチニンキナーゼ（CK）　*211*
群発放電　*77*

け

頸胸椎移行部角度　*45*
頸胸椎のモビライゼーション　*101*
頸髄症　*54, 158, 229*
痙性歩行　*23*
頸椎型の首下がり症候群　*182*
頸椎カラー　*116, 117, 121, 184*
頸椎周囲筋面積　*60*
頸椎症性神経根症　*23, 24*
頸椎症性脊髄症　*23, 60, 165*
頸椎前方手術　*146*
頸椎前弯角　*37*
頸椎装具　*116*
頸椎椎弓形成術　*229*
頸椎椎弓根スクリュー（cervical pedicle screw：CPS）　*130*
頸椎フォーミュラ　*168*
頸半棘筋　*59, 63*
頸板状筋　*60, 63*
頸部ジストニア　*209*
頸部伸筋群　*82*
頸部傍脊柱筋エクササイズ　*101*
限局性頸部伸展筋ミオパチー（INEM の項参照）
健康関連指標　*49*
肩甲挙筋　*6, 22, 59, 63, 74, 111, 190, 210*
肩甲舌骨筋　*147*
言語聴覚士（speech-language-hearing therapist：ST）　*139*
減衰現象　*76*
原発性側索硬化症　*195*

こ

抗 CCP 抗体　*92*
抗 HMGCR 抗体　*211*
抗 Jo-1 抗体　*211*
抗 MDA5 抗体　*211*
抗 Mi-2 抗体　*211*
抗 MuSK 抗体　*211*
抗 signal recognition particle（SRP）抗体　*211*
抗 TIF1-γ 抗体　*211*
抗アセチルコリン受容体抗体　*211*
後咽頭腔　*144*

抗核抗体　*211*
後鋸筋　*63*
抗グルタミン酸脱炭酸酵素（GAD）抗体　*215*
広頸筋　*190*
甲状腺機能低下症　*18, 209*
項靱帯　*63*
項靱帯再建・棘突起間制動術　*67, 152*
後側弯症　*22*
鈎椎関節　*146, 147*
後頭頸椎固定術（occipito-cervical fusion：OCF）　*172*
後方矯正固定術　*93, 137, 162*
誤嚥性肺炎　*144*
呼吸障害　*164*
骨棘形成　*136*
骨形成促進薬　*128*
骨粗鬆症　*24, 128, 139, 140, 144, 185*
骨粗鬆症性椎体骨折　*24, 182, 224*
骨盤傾斜角（pelvic incidence：PI）　*37, 52*
固定下位端（lowest instrumented vertebra：LIV）　*166*
固定上位端（upper instrumented vertebra：UIV）　*166*
固定範囲　*167*
孤立性頸部伸筋群ミオパチー（INEM の項参照）

=============== さ ===============

サービカルフレームカラー　*117*
最大随意収縮（maximum voluntary contraction：MVC）　*233*
サルコペニア　*30, 180*
三次元動作解析　*42*
三次元歩行解析　*37*

=============== し ===============

四肢骨格筋指数（skeletal muscle index：SMI）　*30*
ジストニア　*18, 74, 77, 188, 191, 203, 209*
斜頸　*187*
シャルコー・マリー・トゥース病（Charcot-Marie-Tooth：CMT）　*75*
重症筋無力症　*76, 202*
術式決定のためのアルゴリズム　*130*
上位運動ニューロン　*194*
上甲状腺動脈　*147*
上喉頭神経　*147*
上頭斜筋　*190*
食道　*147*
除脂肪指数　*32*
術後嚥下障害　*163, 172*

神経原生変化　*79*
神経伝達物質　*98*
神経伝導検査（nerve conduction study：NCS）　*87, 197*
神経反復刺激試験（反復神経刺激試験の項も参照）　*197, 199, 200, 203, 212*
人工靱帯　*62*
進行性核上性麻痺　*23, 187*
進行性脊髄性筋萎縮症　*195*
深層頸部屈筋エクササイズ　*101*

=============== す ===============

錐体外路症状　*92*
睡眠　*26, 113, 244*

=============== せ ===============

生活習慣　*242*
成人脊柱変形　*230*
生体電気インピーダンス法（bioelectrical impedance analysis：BIA）　*32*
声門閉鎖反射　*70*
生理学的断面積（physiological cross-sectional area：PCSA）　*234*
脊髄性筋萎縮症　*76, 194, 195*
脊髄損傷　*8, 122*
脊柱管狭窄　*130*
脊椎圧迫骨折　*22, 91*
セロトニン　*245*
セロトニン・ノルアドレナリン再取り込み阻害薬（serotonin noradrenaline reuptake inhibitor：SNRI）　*97, 98, 183, 241, 244*
線維自発電位　*78*
線維束自発電位　*196*
前後方手術　*146*
前後合併矯正固定術　*138*
前縦靱帯（anterior longitudinal ligament：ALL）　*58*
全身性強皮症　*209*
全脊柱アライメント　*167*
前頭筋　*204*
前方解離　*130, 146, 169*
前方除圧固定術（anterior cervical discectomy and fusion：ACDF）　*148*
前方注視障害　*33, 37, 42, 48, 103, 117, 121, 140, 162, 166, 180, 184, 217, 226, 245*
前方椎間解離　*148*

=============== そ ===============

造影 3D-CT　*56*
装具療法　*92*

250　索引

僧帽筋　22, 39, 60, 63, 74, 111, 190, 210
側方経路腰椎椎体間固定術（lateral lumbar interbody fusion：LLIF）　160

た

体幹筋量　30
代償　132
代償不全　132
体組成　30
大腰筋　236
多系統萎縮症　2, 18, 23, 95, 187, 209
多発筋炎　4, 180, 200, 209, 213
多裂筋　60, 79
単線維針筋電図（single fiber electromyography）　76, 203

ち

中心静脈栄養　164
超音波検査（エコー）　62
腸骨筋　236

つ

椎間関節　54, 143, 219
椎間孔拡大術　130
椎間孔狭窄　56
椎間スプレッダー　141
椎弓形成術　130
椎弓根スクリュー　130
椎弓切除術　226, 229
椎骨骨切り術（vertebral column resection：VCR）　166
椎骨動脈　56, 148
椎体亜全摘　142

て

デュロキセチン　97, 184, 241, 244
テリパラチド製剤　185

と

頭最長筋　79
等尺性運動　109
頭半棘筋　60, 63, 79
頭板状筋　22, 59, 63, 67
頭部下垂　2
特発性首下がり症候群　9, 27, 88, 180, 184
徒手筋力テスト（manual muscle test：MMT）　152, 204, 209
ドパミンアゴニスト　183, 189, 190, 244
ドパミン受容体刺激薬　189

に

日常生活動作（activities of daily living：ADL）　20, 30, 91, 118, 162, 245

ね

ネブライザー　164

の

脳梗塞　3, 8
脳深部刺激療法　191

は

パーキンソニズム　187
パーキンソン型多系統萎縮症　209
パーキンソン病　4, 8, 16, 19, 77, 80, 82, 88, 95, 105, 180, 184, 187, 206, 210, 213, 240
肺炎　164
バイオマーカー　32
ハイドロキシアパタイト　148
橋本病　18, 19
針筋電図（needle electromyography）　75, 77
ハローベスト　116, 118, 226
反復神経刺激試験（repetitive nerve stimulation test：RNST）（神経反復刺激試験の項も参照）　75

ひ

皮膚筋炎　209
びまん性特発性骨増殖症（diffuse idiopathic skeletal hyperostosis：DISH）　11, 182
兵頭スコア　69
表面筋電図（surface electromyography）　76

ふ

封入体筋炎　209
複合筋活動電位（compound muscle action potential：CMAP）　75
副甲状腺機能亢進症　18, 209
複視　203
プレドニゾロン　206

ほ

ボトックス　190
ポリオ後症候群　18

み

ミオパチー　78, 198
ミトコンドリア筋炎　18
ミトコンドリア病　209

む

無気肺 *164*

め

メイフィールド *143*
メラトニン *245*
免疫介在性壊死性ミオパチー *209*
免疫グロブリン療法（intravenous immunoglobulin：
　IVIg） *205*

も

モールド式頸椎装具 *117*

ゆ

有限要素解析 *232*

よ

陽性棘波 *79*

腰椎前弯角（lumbar lordosis：LL） *37, 51*
腰痛 *10, 16, 27, 97, 157, 241*
腰部脊柱管狭窄症 *167*

ら

ランバート・イートン（無力）症候群（LEMS）
　4, 76, 202, 206

り

理学療法 *88*
リドカイン *790*
菱形筋 *59, 63*

れ

レボドパ *190, 213*

ろ

ロコモティブシンドローム *245*

編者略歴
石井 賢
いしい けん

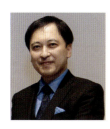

1993年慶應義塾大学医学部卒業，同大学整形外科入局，2000年米国ジョージタウン大学メディカルセンター，2002年米国ハーバード大学附属マサチューセッツ総合病院，2004年慶應義塾大学整形外科助手，2009年専任講師，2015年脊椎脊髄班チーフ，2017年国際医療福祉大学医学部整形外科学初代主任教授，同大学三田病院整形外科部長・脊椎脊髄センター長，慶應義塾大学医学部特任教授，2018年三田病院副院長（兼務），2020年同大学成田病院整形外科部長・脊椎脊髄センター長（兼務），2021年成田病院副院長（兼務），2023年慶應義塾大学医学部整形外科特任教授，New Spineクリニック東京総院長．

主な学会活動
最小侵襲脊椎治療（MIST）学会前理事長，日本整形外科学会前代議員，日本脊椎脊髄病学会評議員，国際頚椎学会日本機構幹事，首下がり研究会幹事，国際頚椎学会（アジア太平洋セクション）ボード，日本低侵襲脊椎外科学会幹事，日本側弯症学会評議員，日本抗加齢医学会評議員，日本腰痛学会評議員，日本脊椎インストゥルメンテーション学会評議員，日本脊髄障害医学会評議員，その他多数．

主な資格
日本専門医機構整形外科専門医，日本整形外科学会脊椎脊髄病医・脊椎内視鏡下手術技術認定医・リウマチ専門医，日本脊椎脊髄病学会脊椎脊髄外科指導医，臨床修練指導医，難病指定医．

首下がり症候群の診療マニュアル─病態・診断・治療まで
【web動画付き】

発　行	2025年4月25日　第1版第1刷Ⓒ
編　集	石井　賢
発行者	青山　智
発行所	株式会社 三輪書店
	〒113-0033 東京都文京区本郷6-17-9 本郷綱ビル
	TEL 03-3816-7796　FAX 03-3816-7756
	http://www.miwapubl.com/
装丁	新家崇文（有限会社エム・サンロード）
イラスト	中野朋彦　今﨑和広
印刷所	三報社印刷 株式会社

本書の内容の無断複写・複製・転載は，著作権・出版権の侵害となることが
ありますので，ご注意ください．

ISBN 978-4-89590-842-9　C 3047

JCOPY ＜出版者著作権管理機構 委託出版物＞
本書の無断複製は著作権法上での例外を除き禁じられています．複製される
場合は，そのつど事前に，出版者著作権管理機構（電話 03-5244-5088, FAX
03-5244-5089, e-mail：info@jcopy.or.jp）の許諾を得てください．